EU CONSIGO EMAGRECER

Para:
Raphaella Almeida
Em:
21/Agosto/15

EU CONSIGO EMAGRECER

A DIETA QUE ESTÁ FAZENDO
OS ESTADOS UNIDOS EMAGRECEREM

dr. Joel Fuhrman

TRADUÇÃO
ANA CAROLINA BENTO RIBEIRO
JULIANA CUNHA

AGIR

Título original: Eat to Live

Editora Nova Fronteira Participações S.A.
Rua Nova Jerusalém, 345 – Bonsucesso – 21042-235
Rio de Janeiro – RJ – Brasil
Tel.: (21) 3882-8200 – Fax: (21) 3882-8212/8313
www.ediouro.com.br

CIP-Brasil. Catalogação na fonte
Sindicato Nacional dos Editores de Livros, RJ

F959e Fuhrman, Joel
Eu consigo emagrecer: a dieta que está fazendo os Estados Unidos emagrecerem / Joel Fuhrman; [tradução de] Juliana Cunha, Ana Carolina Bento Ribeiro. – Rio de Janeiro: Agir, 2013.

Tradução de: Eat to Live
ISBN 978-85-220-1516-0

1. Emagrecimento. 2. Dieta. 3. Alimentação-aspectos da saúde. I. Cunha, Juliana. II. Ribeiro, Ana Carolina Bento. III. Título

CDD 613.2
CDU 612.3

Para minha mãe, Isabel, por todo seu amor e sacrifício
em memória de meu pai, Seymour, por ter incutido em mim
o interesse por uma alimentação saudável.

Este livro não pretende ser um substituto para orientações e conselhos médicos. Pessoas que estão sob uso de medicação ou que tiverem qualquer sintoma que exija diagnóstico ou cuidados médicos devem procurar um especialista. Por causa do progresso das pesquisas, das novas experiências e das mudanças nos produtos disponíveis no mercado, alguns dos dados aqui contidos podem se tornar desatualizados. O leitor deve buscar informações mais atualizadas com seu médico ou profissional de saúde.

Sumário

Prefácio

Embora os Estados Unidos sejam a nação mais poderosa do mundo, a saúde é uma área em que o país não vai bem. O futuro não é nada animador. Quase um terço das crianças americanas é obesa e muitas não se exercitam. Não importa a quantidade de informação divulgada sobre os perigos do sedentarismo e de uma dieta baseada praticamente em alimentos processados: as pessoas não mudam seus hábitos. Em um mundo ideal, deveríamos ser capazes de traduzir nossa confortável situação econômica em hábitos que nos fizessem viver mais e melhor, sem as dores de cabeça causadas por doenças crônicas que geram altos custos e são difíceis de tratar. Mesmo assim, tanto nos Estados Unidos quanto na Europa Ocidental, Rússia e em muitos outros países prósperos, a maioria dos adultos está acima do peso e desnutrida. Ainda que alimentos de excelente valor nutricional estejam disponíveis em todo lugar, o cidadão, pobre ou rico, é praticamente levado a não seguir uma alimentação saudável. De fato, a lista das maiores fontes de caloria da dieta americana inclui diversos itens que não considero comida "de verdade", incluindo leite, refrigerante, margarina, pão branco, açúcar e queijo processado.

Embora o cigarro tenha recebido muita atenção por causa dos perigos que traz à saúde pública e de todo o lobby feito contra o fumo, a obesidade é o indicador mais importante na hora de prever quem terá doenças crônicas e de medir a qualidade de vida dos indivíduos do que qualquer outro flagelo social. Uma pesquisa recente feita com 9.500 americanos mostrou que 36% deles estavam acima do peso e 23% eram obesos. Em comparação, apenas 19% eram fumantes diários e

6% bebiam muito. Já foram dadas muitas explicações para essa epidemia moderna de obesidade. Uns dizem que a culpa é da publicidade, presente em todos os lugares da sociedade ocidental. Outros culpam a perda da coesão familiar e social, a adoção de um estilo de vida sedentário e a falta de tempo para preparar alimentos frescos. Em 1978, 18% das calorias eram ingeridas fora de casa, hoje esse número corresponde a 36%. Em 1970, os americanos fizeram seis bilhões de refeições em fast-foods. Em 2000, esse número subiu para 110 bilhões.

A má nutrição pode ainda gerar uma queda na produtividade no trabalho e na escola, desenvolver hiperatividade em crianças e adolescentes, e oscilações de humor, aumentando a sensação de estresse, isolamento e insegurança. Até distúrbios corriqueiros, como a constipação, resultam da má alimentação. O resultado é que se gasta US$ 600 milhões por ano em laxante só nos Estados Unidos.

Com o tempo, os malefícios da obesidade fazem com que um homem em sua idade adulta seja predisposto a ter depressão, diabetes e hipertensão, e aumentam os riscos de morte em todas as idades e em praticamente todo e qualquer grupo étnico ou gênero. Segundo o Surgeon General, órgão equivalente ao Ministério da Saúde nos Estados Unidos, trezentas mil mortes por ano são causadas ou estão relacionadas à obesidade. Somente a incidência de diabetes cresceu em um terço desde 1990 e seu tratamento custa US$ 100 bilhões por ano. Doenças causadas pela obesidade fazem as pessoas faltarem mais dias de trabalho do que qualquer outra enfermidade isolada e aumentam os custos farmacêuticos e hospitalares para amenizar doenças degenerativas e sem tratamento.

As políticas do governo americano não têm conseguido conter a onda de obesidade, ainda que pesquisas e relatórios oficiais tenham sido feitos alertando a população, e incentivando a divulgação, para os riscos do sobrepeso. Uma dessas iniciativas foi o programa Healthy People 2010, quando o governo americano propôs vários passos para a redução de doenças crônicas associadas ao peso e aos hábitos alimentares, em uma tentativa de trazer mais saúde e melhores hábitos nutricionais para a população. O programa estabeleceu orientações alimentares e encorajou a prática de exercícios físicos, mas esses esforços não conseguiram mudar a mentalidade nem fortalecer o coração da maior parte dos americanos. Parece óbvio para o público que uma pequena alteração de hábitos alimentares dificilmente transformará a vida de uma pessoa assim tão facilmente. É por isso que as pessoas procuram métodos mágicos, pílulas, suplementos, bebidas e dietas que simplesmente não funcionam ou são perigosos. Depois de alguns fracassos, as pessoas perdem as esperanças.

Diferentemente de várias outras doenças, nós conhecemos a cura para obesidade. Estudos com milhares de participantes provam que a combinação de mudanças dramáticas nos hábitos alimentares e exercícios diários resultam em perda de peso e em uma redução de 60% nas chances de desenvolver doenças crônicas como diabetes. Divulgar informações detalhadas sobre esse assunto é relativamente fácil, mas uma infinidade de livros de dieta e remédios criou um conjunto de opções complexas e contraditórias para aqueles que estão desesperados para emagrecer. Acredito que, com a publicação do livro do dr. Joel Fuhrman — que apresenta uma dieta perfeitamente racional, simples e possível de ser mantida —, estejamos testemunhando um avanço médico. Se o leitor se comprometer inteiramente com este processo, não tenho dúvidas de que funcionará.

Ao criar este plano de dieta, o dr. Fuhrman — um dos maiores especialistas em nutrição e obesidade do mundo — foi além das orientações alimentares fornecidas pelos Institutos Nacionais da Saúde (National Institutes of Health, ou NIH na sigla em inglês, agência governamental do departamento de Saúde e Serviços Humanos dos Estados Unidos) e pela Sociedade Americana do Coração (American Heart Association). Além disso, *Eu consigo emagrecer* dá um passo adiante em relação a essas normas previamente estabelecidas. Enquanto as normas convencionais são feitas para o consumo de massa e oferecem apenas pequenos ajustes para se adequarem aos nossos hábitos alimentares atuais, as recomendações do dr. Fuhrman foram elaboradas para aqueles que buscam resultados mais avançados. Já recomendei pacientes a ele e pude ver em primeira mão como seu poderoso método empolga e motiva as pessoas. Testemunhei resultados maravilhosos tanto em relação à perda de peso como em relação à reabilitação da saúde.

Sou um cirurgião cardiovascular apaixonado pelos desafios e promessas da medicina "high-tech" e das possibilidades cirúrgicas. Todavia, estou convencido de que a ferramenta mais negligenciada em nosso arsenal médico é aproveitar a capacidade de cura do nosso corpo através da excelência nutricional.

O dr. Fuhrman, que também é professor, faz com que a ciência nutricional seja aplicável em nossas vidas, fácil de aprender, atraente, prática e divertida. Seu bom senso, aliado a suas soluções cientificamente comprovadas para tratar diversas doenças causadas pela má alimentação, permitirá que muitos leitores atinjam níveis surpreendentes de bem-estar de maneira simples e rápida. Fuhrman nos lembra de que nem todas as gorduras e carboidratos são bons ou ruins e que a proteína animal leva a muitos efeitos colaterais prejudiciais à saúde. Ele nos faz procurar comidas frescas ricas em nutrientes fitoquímicos em vez da comida processada. Por fim, ele oferece um cardápio saboroso e fácil de ser seguido. Mas não se engane: as informações contidas neste livro vão desafiar você; as evidências científicas que ele apresenta farão com que seja ainda mais difícil ignorar os impactos da dieta tipicamente americana a longo prazo. De fato, esse é um alerta para todos nós, para que possamos mudar nossas vidas de maneira radical. Essa é a hora de acordar e colocar essas informações em prática, trazendo uma saúde melhor para todos. Mãos à obra!

Mehmet C. Oz

Mestre em medicina e diretor do Instituto Cardiovascular
do Centro Médico Presbiteriano da Universidade de Columbia

Introdução

Deixe-me contar sobre um dia típico em minha rotina como médico: verei de dois a cinco novos pacientes como Rosalee. Na primeira vez que entrou em meu consultório, ela pesava 97,5kg, tomava dois remédios (Glucophage e Glucotrol) para controlar a diabetes e outros dois (Accupril e Maxide) para controlar a pressão arterial. Ela já tinha tentado todas as dietas disponíveis e feito exercícios, mas mesmo assim não tinha conseguido perder o peso que queria. Ela chegou desesperada para alcançar um peso saudável, mas duvidava que meu programa pudesse lhe dar mais do que ela já conhecia bem — o fracasso.

Perguntei a ela qual seria, em seus sonhos mais loucos, seu peso ideal e quanto tempo deveria levar para atingi-lo. Ela achava que seu peso ideal era 56kg e gostaria de atingi-lo em um ano. Sorri e disse que poderia prescrever uma dieta que a fizesse perder 2kg no primeiro mês ou uma dieta que a fizesse perder 9kg no primeiro mês *e* reduzisse sua medicação. Claro que ela escolheu a segunda opção.

Ao ouvir minha explicação sobre o programa que preparei para ela, Rosalee ficou empolgada. Apesar de tudo que ela tinha aprendido lendo sobre dieta, nunca tinha percebido como todas aquelas informações embaralhadas a tinham levado pelo caminho errado. O plano que tracei para Rosalee fazia sentido para ela. Ela disse: "Se eu posso mesmo comer toda essa comida gostosa e ainda assim perder tanto peso, então com certeza vou seguir suas instruções rigorosamente." Quando Rosalee voltou ao meu consultório no mês seguinte, tinha perdido 10kg, largado o Glucotrol havia quatro semanas e o Maxide, duas. Sua pressão arterial estava normalizada e a taxa de glicose estava mais controlada mesmo com menos medicação. Era o momento de reduzir ainda mais a quantidade de remédios e partir para a próxima fase da dieta.

Rosalee é um caso típico entre os milhares de pacientes que ajudei durante minha carreira, homens e mulheres que superaram o sobrepeso e as doenças crônicas. Fico tão emocionado em poder ajudar esses pacientes a recuperar a saúde e o peso ideal que decidi escrever este livro, para reunir as informações mais importantes a respeito da perda de peso e da restauração da saúde em um único e claro documento. Eu precisava fazer isso. Se você colocar em prática as informações contidas nas páginas a seguir, também verá que os resultados desse programa podem salvar vidas.

Em meu consultório também recebo muitas jovens que querem perder entre 10kg e 20kg rapidamente antes de um casamento ou de uma viagem para a praia. No último inverno atendi uma professora de natação que precisava ficar bonita em seu maiô já no verão seguinte. Essas jovens saudáveis em geral são alertadas por seus médicos ou bem-informadas o suficiente para saber que esse tipo de dieta rápida e restritiva pode ser perigoso. Meu programa não é só uma dieta saudável, concebida com bases científicas e calculada para fornecer nutrição ideal aliada à rápida perda de peso, como também atende as expectativas daqueles que desejam alcançar o seu peso ideal e uma saúde de ferro. Minha dieta pode ser combinada a um programa de exercícios para trazer resultados surpreendentes, mas também pode ser usada de maneira eficiente por aqueles que estão muito doentes ou muito acima do peso para se exercitarem o suficiente.

Apesar dos mais de US$ 110 milhões gastos todos os dias em dietas e programas de "redução" de peso — dando mais de US$ 40 bilhões por ano —, os americanos são o povo mais obeso da história. Para que uma pessoa seja considerada obesa, mais de um terço do corpo precisa ser composto de gordura. O número de americanos obesos é alarmante: eles correspondem a 34% da população, e o problema só piora.

Infelizmente, a maioria dos programas de redução de peso não funciona ou oferece apenas benefícios secundários e, geralmente, temporários. Há diversas dietas baseadas em "regras e contagem" de calorias, remédios para perder peso, programas baseados em um alto consumo de proteínas, shakes industrializados e outros modismos que podem até fazer você perder um pouco de peso por um tempo. O problema é que você não pode manter esse tipo de dieta para sempre. E o pior: muitas delas são perigosas.

Veja, por exemplo, essas dietas que recomendam um alto consumo de proteínas e produtos de origem animal, e restringem a ingestão de frutas e carboidratos não refinados. Elas podem aumentar significativamente o risco de câncer colorretal. Estudos científicos mostram uma clara e forte relação entre os cânceres do trato digestivo, bexiga e próstata e o baixo consumo de frutas. Como pode ser boa uma dieta que reduz seu peso, mas aumenta drasticamente suas chances de desenvolver um câncer? Esse tipo de grave "inconveniente" faz com que mais e mais pessoas desesperadas procurem remédios e procedimentos cirúrgicos para perder peso.

Já cuidei de mais de dez mil pacientes. A maioria chegou ao meu consultório infeliz, doente e acima do peso. São pessoas que já tinham tentado todo tipo de dieta maluca sem sucesso. Depois de seguirem minha fórmula de perda de peso saudável, elas se livraram dos quilos que sempre sonharam em perder e conseguiram manter o peso alcançado. Pela primeira vez na vida esses pacientes tinham um regime que não exigia que eles passassem fome o tempo inteiro.

A maioria dos pacientes diz logo na primeira consulta que não consegue perder peso, não importa o que faça. Eles não estão sozinhos. É quase universalmente aceito que pacientes obesos não conseguem atingir seu peso ideal ou mesmo um peso aceitável através de programas tradicionais. Em um estudo feito com sessenta mulheres acima do peso submetidas a um programa de dieta e exercícios desenvolvido por uma universidade, nenhuma delas alcançou seu peso ideal.

Minha dieta e as receitas que indico neste livro foram elaboradas para resolver os casos mais complicados e para ajudar aqueles que não conseguiram emagrecer como queriam com outros métodos. Seguindo os meus conselhos, você vai atingir resultados excepcionais, independentemente de suas experiências anteriores. A perda de peso média é de 7kg no primeiro mês e 4,5kg a cada mês seguinte. Algumas pessoas chegam a perder 500g por dia. Não há fome e você pode comer quanto quiser (em geral mais do que comia antes). Este método funciona para qualquer pessoa.

Meus pacientes tiveram ainda outros benefícios. Vários deles sofriam de doenças crônicas que exigiam diversos remédios. Um número substancial entre as pessoas que já atendi pôde parar de tomar medicamentos à medida que se livrou da angina pectoris, pressão alta, colesterol, diabetes, asma, fadiga, alergias e artrite, só para citar alguns exemplos. Mais de 90% de meus pacientes diabéticos que tomavam insulina na primeira consulta puderam largar essa substância dentro de um mês.

Na primeira vez que atendi Richard Gross, ele já tinha feito angioplastia e colocado ponte de safena, e os médicos recomendavam uma segunda ponte, já que sua dor no peito estava voltando e o cateterismo mostrou que dois dos três vasos estavam bastante bloqueados. Richard não queria fazer outra cirurgia, pois tinha sofrido dano cerebral na colocação da primeira ponte. Nem preciso dizer que ele estava muito motivado para tentar minha abordagem não invasiva. Ele seguiu minhas recomendações à risca e em dois meses de dieta as dores no peito desapareceram. Sua pressão arterial foi normalizada, o colesterol total baixou para 135 sem medicação, e ele não precisava mais dos seis remédios que costumava tomar para angina e hipertensão. Hoje, sete anos depois, ele continua livre de qualquer sintoma de insuficiência vascular.

Tive muitos pacientes que foram aconselhados por outros médicos a fazer angioplastia ou cirurgia de ponte de safena, mas que decidiram tentar meu drástico programa nutricional antes. Aqueles que seguiram a fórmula descrita neste livro invariavelmente melhoraram sua saúde e sentiram suas dores no peito desaparecerem paulatinamente. Entre centenas de pacientes cardíacos tratados dessa maneira, poucos não se saíram excepcionalmente bem, e as dores no peito foram solucionadas em quase todos os casos (somente um precisou de outra angioplastia por causa da recorrência de dores no peito), e até hoje não perdi um único paciente devido a paradas cardíacas.

Com ajuda de seus médicos, a maioria dos pacientes pode reduzir progressivamente — e eventualmente sanar — sua dependência em remédios. Esse programa em geral permite que meus pacientes evitem cirurgias cardíacas de peito aberto e outros procedimentos invasivos. Em geral, salva suas vidas.

Mas não importa a quantidade de detalhes que eu forneça sobre o êxito de meus pacientes: você está certo em continuar cético. O fato de milhares de pessoas terem obtido resultados positivos não garante que o seu caso também será resolvido. Afinal de contas, você pode dizer, eles não estariam motivados por doenças muito graves ou pelo medo da morte? Na verdade, muitos eram pessoas relativamente saudáveis que chegaram até mim para exames de rotina. Eles descobriram um benefício adicional e simplesmente decidiram "que precisavam emagrecer" mais e melhor, perdendo os quilos que não precisavam carregar, mesmo que fossem só 5kg ou 10kg. Quando se confrontaram com as informações deste livro, eles simplesmente mudaram.

A equação de saúde do dr. Fuhrman

Os resultados parecem fantásticos. E são. Eles são também verdadeiros e previsíveis. A chave do sucesso desta extraordinária dieta é uma fórmula bastante simples: S = N/C.

> Saúde = Nutrientes/Calorias
>
> Sua saúde é calculada pela divisão da quantidade de nutrientes que você ingere pela quantidade de calorias consumidas.

S = N/C é um conceito que chamo de densidade nutricional da sua dieta. A comida nos fornece tanto nutrientes quanto calorias (energia). Todas as calorias vêm de apenas três elementos: carboidratos, gorduras e proteínas. Nutrientes vêm de fatores alimentares que não envolvem calorias — incluindo vitaminas, minerais, fibras e fitoquímicos. Esses nutrientes não calóricos são fundamentais para a saúde. *A chave para a perda de peso duradoura é comer predominantemente alimentos que tenham mais nutrientes (fatores alimentares não calóricos) que calorias (carboidratos, gorduras e proteínas). Na física, uma das fórmulas de ouro é aquela desenvolvida por Einstein:* $E = mc^2$*. Na nutrição, a fórmula-chave é S = N/C.*

Toda comida pode ser avaliada a partir dessa fórmula. Quando você aprende quais são os alimentos que passam no teste e têm uma proporção de nutrientes maior que a de calorias, encontra o caminho certo: comer grandes quantidades de alimentos ricos em nutrientes é o segredo para ter uma saúde de ferro e um peso permanentemente controlado. Na verdade, a possibilidade de comer porções maiores é um dos atrativos do programa Coma para viver. Você come mais, o que consegue mitigar seu apetite, e perde peso — para sempre.

Comer para viver não exige nenhuma privação. Na verdade você não abre mão completamente de nenhum alimento. Mesmo assim, conforme come porções maiores de alimentos que fazem bem à saúde e são repletos de nutrientes, seu apetite por alimentos de baixo valor nutricional diminui e aos poucos você se livra do vício por eles. Você será capaz de se comprometer a esse estilo de alimentação para o resto da vida.

Seguindo meus cardápios repletos de receitas deliciosas, você vai aumentar significativamente a porcentagem de alimentos nutritivos na sua dieta e seu excesso de peso vai começar a ser eliminado de forma rápida e acentuada. Isso vai motivá-lo ainda mais a permanecer na dieta. Essa abordagem não exige que você se proíba nada ou que sinta fome. Você pode perder o peso que quiser mesmo que já tenha tentado outros regimes sem sucesso.

Este livro permite que qualquer pessoa que segue o programa fique mais magra, saudável e com uma aparência mais jovem. Você vai embarcar em uma aventura que vai mudar sua vida. Você não apenas vai perder peso, como vai dormir melhor, se sentir física e emocionalmente bem-disposto e com mais energia. Também vai reduzir suas chances de desenvolver doenças graves no futuro. Vai entender por que outras dietas não resolveram seu problema e por que tantos programas famosos de perda de peso simplesmente não seguem critérios científicos de segurança e eficácia.

Faço aqui uma tripla promessa: perda de peso substancial e saudável em pouco tempo; prevenção e reversão de muitas doenças crônicas e problemas que trazem risco de vida; e uma nova compreensão a respeito da alimentação e da saúde que vai gerar vantagens para o resto de sua vida.

Tudo que você precisa saber para emagrecer

O princípio que norteia este livro é o de que para ter uma saúde de ferro e perder peso você precisa manter uma dieta com mais nutrientes que calorias. Poucas pessoas, incluindo médicos e nutricionistas, entendem o conceito de densidade nutricional por caloria. Compreender esse conceito-chave e aprender a aplicar isso à sua alimentação é o foco principal deste livro — mas você precisa lê-lo inteiro. Não há atalhos nesse processo.

Percebi que entender o assunto é essencial para que meus pacientes alcancem os resultados que procuram. Uma vez que a pessoa entende os conceitos, ela os domina. Assim fica muito mais fácil mudar seu comportamento. Por isso, não se engane: entender os princípios que regem o programa é um passo essencial para o sucesso. Tenho certeza de que depois de ler este livro você dirá: "Pois é, faz sentido." Você se tornará especialista em nutrição e perda de peso e, no fim das contas, terá uma base de conhecimentos sólida que lhe será muito útil (e a seu novo e magro eu) para o resto da vida.

Para que esperar até que se veja em uma situação de risco de vida para começar a buscar uma saúde melhor? Muita gente preferiria ter preparado o corpo contra doenças e estar bem hoje, mas nunca imaginou que isso pudesse ser tão simples. Imagine-se com uma saúde incrível e em excelente forma física em seu peso ideal. Não apenas sua cintura estará livre dos quilinhos a mais, como seu coração estará livre das placas de gordura.

De todo modo, não é fácil mudar: o ato de comer tem conotações sociais e emocionais. Largar um vício é especialmente complicado. Como veremos, a dieta ocidental que seguimos é viciante, mas não tão viciante quanto fumar. Largar o cigarro é muito difícil e, mesmo assim, muitos conseguem. Ao longo dos anos, já ouvi muitas desculpas de fumantes que tentavam parar de fumar e às vezes até de pessoas que abandonavam a dieta. Mudar nunca é fácil. É óbvio que a maioria das pessoas sabe que é possível perder peso mudando a dieta e fazendo exercícios, mas mesmo assim muitos não conseguem fazer isso.

Depois de ler este livro você compreenderá melhor por que mudar parecia tão difícil e como fazer com que isso se torne mais simples. Você também vai saber que tipo de resultado esperar, o que fará essa mudança de hábitos parecer empolgante, algo que realmente vale a pena. De todo modo, o primeiro passo é refletir e decidir se comprometer de verdade com o processo.

Tudo que peço a você é que siga esse programa por seis semanas, para que eu consiga convencê-lo de seu valor. Depois dessas seis semanas — as mais difíceis do programa —, as coisas ficam bem mais fáceis. Você provavelmente já tem motivos suficientes para se comprometer com o método Coma para viver, ou não estaria lendo este livro.

Mesmo com pacientes decididos a largar o cigarro, eu insisto que, caso se vejam diante de muito estresse no trabalho, tiverem uma discussão, sofrerem um acidente de carro ou uma calamidade, eles não devem voltar a fumar, usando o cigarro como uma válvula de escape para o estresse. Eu reclamo com eles e digo: "Ligue, me acorde no meio da noite, caso precise. Eu vou ajudá-lo, vou até prescrever remédios se você realmente precisar. Mas não se permita ter essa opção de se automedicar com cigarros." Não é muito diferente com o vício alimentar: não aceite desculpas para abandonar o navio nas primeiras seis semanas. Você só pode acabar com o vício se der a seu corpo uma chance justa. Não diga que vai tentar esse método. Não tente; faça um compromisso de levá-lo a sério.

Quando as pessoas se casam o padre/pastor ou o juiz da cerimônia por acaso pergunta "Você promete dar uma chance a essa pessoa"? Quando as pessoas dizem que vão tentar ou dar uma chance, eu respondo: "Nem se incomode, você já decidiu fracassar." É preciso mais do que uma tentativa para quebrar um vício; é preciso se comprometer. Um compromisso é uma promessa que você mantém, não importa o que aconteça.

Sem esse compromisso você está fadado ao fracasso. Se dê uma chance de realmente conseguir dessa vez. Se você se comprometer com este programa por pelo menos seis semanas, vai mudar sua vida para sempre e as recaídas serão mais difíceis.

Faça uma escolha clara entre vencer e fracassar. Bastam apenas três passos simples. Primeiro, compre o livro. Segundo, leia o livro. Terceiro, se comprometa.

O terceiro passo é o que representa a escolha mais difícil, mas isso é tudo que ele é: uma nova escolha. Não decida agora. Primeiro leia o livro inteiro. Estudando-o, vai ficar mais fácil e lógico dar o terceiro passo: se comprometer em seguir o programa por pelo menos seis semanas. Para que esse compromisso faça sentido é preciso que você adquira o conhecimento cuidadosamente descrito neste livro. É como casar: não se comprometa com um casamento antes de conhecer bem seu parceiro. Deve ser uma escolha pensada, feita com emoção e conhecimento de causa. O mesmo se aplica nesse caso.

Deixe-me agradecê-lo por iniciar essa jornada rumo ao bem-estar. Para mim isso é algo pessoal. Eu prezo sinceramente por todos aqueles que se interessam em melhorar a si mesmo e a cuidar melhor da saúde. Estou comprometido com o sucesso de vocês. Sei que todo grande sucesso é resultado de um esforço imenso e contínuo. Não tenho a pretensão de mudar todas as pessoas do mundo, nem mesmo a maioria delas. Mas as pessoas deveriam ao menos ter opções. Este livro dá a cada um de seus leitores uma opção.

Seu destino não precisa ser o de uma vida doente, porque este plano de dieta funciona, e funciona maravilhosamente. Se antes não estava seguro de que poderia segui-lo, deixe-me repetir que dar este grande passo vale a pena porque você vai atingir os resultados que deseja. Você tem o meu respeito e apreço ao optar por ajudar a si mesmo, ajudar sua família e até seu país a restabelecer sua saúde.

Siga minhas orientações por essas seis semanas de teste antes de avaliar seu desempenho ou decidir quão saudável você se sente. Vá ao mercado. Se precisa perder muito peso, comece com o cardápio e com as instruções mais pesadas, sem compromisso, só por essas seis semanas. A fisiologia de seu corpo vai mudar tanto que você nunca mais será o mesmo. Suas papilas gustativas ficarão mais sensíveis, o impulso que o faz comer mais do que devia irá diminuir muito, você vai se sentir melhor e perderá tanto peso que vai ser difícil querer voltar para seus antigos hábitos alimentares. Se você está tomando medicação para diabetes ou pressão alta, informe o seu médico no início do processo. Ele precisará acompanhar para evitar uma superdosagem. Saiba mais sobre isso no capítulo sete.

Eu consigo emagrecer funciona da seguinte forma: do capítulo um ao quatro temos um apanhado geral sobre nutrição humana. Os alicerces da sua conquista se baseiam nas informações científicas contidas nesses quatro capítulos iniciais. No primeiro capítulo você verá o que há de errado com a típica dieta americana e aprenderá como nossas escolhas alimentares podem tanto prolongar quanto encurtar nossa vida. Talvez você ache que já sabe disso, mas me dê a chance de surpreendê-lo com tudo que você ainda não sabe. O segundo capítulo explica por que obesidade e doenças crônicas são consequências inevitáveis de nossas más escolhas alimentares. Apresento a ligação entre comida de baixo teor nutricional, doenças crônicas e morte prematura, assim como a relação entre uma boa saúde, longevidade e comidas ricas em nutrientes. No terceiro capítulo você vai conhecer os tão cruciais fitoquímicos e os alimentos secretos que podem trazer longevidade e controle do peso. Também vai descobrir por que controlar o peso comendo menos quase nunca funciona. O último capítulo dessa seção explica os males de uma dieta rica em produtos de origem animal e coloca em xeque toda a propaganda enganosa que foi feita sobre determinados alimentos e que as pessoas aceitaram como verdades absolutas.

Os dois capítulos seguintes aplicam os conceitos aprendidos nos quatro primeiros, avaliando outras dietas e combatendo várias das atuais controvérsias sobre nutrição humana. O quinto capítulo aprofunda as questões mais importantes para fazer com que você compreenda as informações confiáveis que são essenciais para manter sua perda de peso a longo prazo — sua meta mais importante. O capítulo seis discute a obsessão por comida e a diferença entre a fome real e a fome tóxica.

O capítulo sete ilustra o poder do método Coma para viver para reverter doenças e dá instruções de como aplicá-lo para tratar problemas de saúde e atingir o peso ideal. Usar esse método para reverter e prevenir doenças do coração, doenças autoimunes e tantos outros problemas deixará você mais crítico e apresentará uma nova maneira de enxergar seu bem-estar. Cuidados de saúde passam a ser cuidados pessoais e a comida se torna sua arma para prevenir e tratar doenças. Esse é um capítulo fundamental não apenas para aqueles que sofrem de problemas crônicos, como para todos que querem viver mais e melhor.

Os capítulos oito, nove e dez colocam os conselhos em prática e ensinam como fazer com que o cardápio saudável apresentado por este livro fique delicioso. O oitavo capítulo explica as regras para uma perda de peso rápida e sustentável e lhe dá as ferramentas necessárias para ajustar sua dieta a fim de alcançar os efeitos desejados. Oferece orientações e um programa básico que lhe permite planejar um cardápio diário. O capítulo nove contém dicas de culinária, cardápios e receitas, incluindo o programa mais agressivo de seis semanas concebido para aqueles que querem perder peso rapidamente em opções vegetarianas e não vegetarianas. Perguntas frequentes e suas respostas se encontram no décimo capítulo, que é onde dou informações práticas para ajudá-lo em sua busca pela saúde perfeita.

Minha missão e meu desejo é dar as ferramentas para que qualquer um consiga ter uma vida mais longa, magra e saudável. Leia e aprenda como colocar minha fórmula para trabalhar a seu favor.

Capítulo 1

Cavando nossa própria cova com garfos e facas: os efeitos da dieta americana, parte 1

Os americanos foram um dos primeiros povos do mundo que puderam se dar ao luxo de se bombardear de comidas hipercalóricas e com poucos nutrientes, frequentemente chamadas de calorias vazias ou de *junk food*. Quando falo em "calorias vazias" estou me referindo a alimentos deficientes em nutrientes e fibras. Uma porcentagem cada vez maior de americanos tem esse tipo de alimentação calórica ao mesmo tempo que permanece sedentária — uma combinação perigosa.

A obesidade é o maior problema de saúde dos Estados Unidos e, se a tendência se mantiver, todos os adultos americanos serão obesos em 2048![1] Os Institutos Nacionais de Saúde estimam que a obesidade dobra o risco de mortalidade, sendo responsável por um custo de US$ 100 bilhões ao ano para a sociedade.[2] A situação é especialmente desanimadora para aqueles que fazem dieta. Depois de investir muito dinheiro em tentativas de emagrecimento, 95% das pessoas recuperam o peso perdido e até ganham alguns quilos a mais em um período de três anos.[3] Esse enorme fiasco se deve à grande maioria dos métodos de emagrecimento e das dietas.

A obesidade e suas sequelas são um sério desafio para os médicos. Tanto clínicos gerais quanto especialistas no assunto não conseguem provocar um efeito prolongado na saúde da maior parte de seus pacientes. Estudos apontam que o peso perdido no começo dos tratamentos é logo recuperado.[4]

Pessoas com uma genética propícia a armazenar gordura podem ter tido vantagem na luta pela sobrevivência durante períodos de fome ou quando, há milhares de anos, a comida era escassa. Mas, nos dias de hoje, com técnicas modernas de estocagem e produção de alimentos, o que era um privilégio genético se tornou um fardo. Quem tem pais obesos tem dez vezes mais chances de se tornar obeso. Além disso, famílias obesas tendem a ter animais de estimação também obesos, o que obviamente não é responsabilidade da genética. Dessa forma, o que determina a obesidade é uma combinação de más escolhas alimentares, sedentarismo e predisposição genética.[5] No mais, ninguém pode mudar os genes que recebeu, e culpá-los não resolve o problema. O que as pessoas querem hoje em dia não é uma análise honesta sobre as causas da obesidade, e sim uma cura milagrosa — uma dieta mágica ou algum artifício que dispense qualquer esforço.

A obesidade não se resume a uma questão estética — o sobrepeso reduz a expectativa de vida, como confirmam muitos estudos.[6] Indivíduos acima do peso são mais propensos a morrer precocemente por diversos motivos, incluindo doenças do coração e câncer. Dois terços dessas pessoas também apresentam hipertensão, diabetes, doenças cardíacas ou outros problemas relacionados à obesidade,[7] uma das maiores causadoras de morte precoce nos Estados Unidos.[8] Como dietas quase nunca funcionam e a obesidade representa um enorme risco de vida, mais e mais pessoas aderem desesperadas à medicamentos e procedimentos cirúrgicos para perder peso.

COMPLICAÇÕES DE SAÚDE CAUSADAS PELA OBESIDADE

- Redução da expectativa de vida
- Diabetes tipo 2
- Hipertensão
- Artrite degenerativa
- Doenças da artéria coronária
- Câncer
- Distúrbios lipídicos
- Apneia obstrutiva do sono
- Cálculo biliar
- Infiltração de gordura no fígado
- Doença pulmonar restritiva
- Doenças gastrointestinais

Os resultados que muitos de meus pacientes obtiveram usando as diretrizes do método Coma para viver nos últimos vinte anos são equiparáveis aos resultados que podem ser adquiridos com cirurgias de redução de peso, com a vantagem de não terem o mesmo índice de morbidade e mortalidade.[9]

Cirurgias para redução de peso e seus riscos

De acordo com os Institutos Nacionais de Saúde, é comum que pacientes submetidos a gastroplastias e a cirurgias de redução de estômago apresentem feridas e problemas de coagulação. O paciente pode ainda ter complicações nutricionais e metabólicas, gastrite, esofagite, estenose na saída gástrica e hérnia abdominal. Mais de 10% dos pacientes precisaram se submeter a uma segunda cirurgia para reparar problemas gerados pela primeira.[10]

COMPLICAÇÕES QUE A CIRURGIA BARIÁTRICA PODE TRAZER EM UM PERÍODO DE 14 ANOS[11]

Deficiência de vitamina B^{12}	239	39,9%
Reinternação por motivos diversos	229	38,2%
Hérnia incisional	143	23,9%
Depressão	142	23,7%
Rompimento da linha de grampo	90	15%
Gastrite	79	13,2%
Colecistite (inflamação da vesícula biliar)	68	11,4%
Problemas de anastomose (costura entre o estômago novo e o intestino desviado)	59	9,8%
Desidratação e desnutrição	35	5,8%
Dilatação da bolsa gástrica	19	3,2%

Dieta perigosa

Além de nos submetermos a cirurgias extremamente arriscadas, somos bombardeados por uma série de dietas enganadoras que prometem combater a obesidade. Quase todas são ineficazes. Elas não funcionam porque não importa quantos quilos você perca enquanto está de dieta: todos voltam assim que as dietas acabam. Medir porções e tentar ingerir menos calorias, o que costumamos chamar de dieta, não resultam em uma perda de peso permanente e em geral piora a situação a longo prazo. Esse tipo de "dieta" diminui temporariamente sua taxa metabólica, o que acarreta em um ganho de peso ainda maior ao sair do regime. Você fica mais gordo do que era antes. Isso faz com que muita gente entregue os pontos e diga: "Eu tentei de tudo e nada funcionou, deve ser genético. Quem não desistiria se estivesse no meu lugar?"

Você talvez já saiba que a "solução" convencional para o sobrepeso — dietas hipocalóricas — não funciona. Mas talvez você não saiba por quê. A resposta é simples, embora frequentemente ignorada: a maioria das pessoas não engorda por causa da quantidade de comida ingerida, e sim pelo que elas comem. A ideia de que as pessoas ficam gordas porque consomem uma grande quantidade de comida é um mito. Comer grandes quantidades do alimento certo é o segredo do sucesso e é isso que torna esse plano eficiente para o resto de sua vida. O que faz tanta gente engordar não é o fato de comer muito, mas o fato de que boa parte das calorias consumidas vem de gordura e carboidratos refinados e de alimentos com poucos nutrientes. Essa dieta pobre em nutrientes cria um ambiente celular favorável ao aparecimento de doenças.

Independentemente do seu metabolismo ou genética, você pode ter um peso normal desde que inicie uma dieta rica em nutrientes. Considerando que a maioria dos americanos é obesa, não dá para dizer que o problema seja prioritariamente genético. Embora os genes tenham lá sua importância, atividade física e escolhas alimentares desempenham um papel muito mais relevante. Em estudos feitos com gêmeos idênticos com tendência ao sobrepeso, cientistas descobriram que a atividade física é o principal fator determinante do percentual de gordura corporal e abdominal de uma pessoa.[12] Mesmo pessoas com forte histórico familiar de obesidade conseguem perder peso de modo eficaz quando aumentam o nível de atividade física e mantêm uma dieta apropriada.

Na grande maioria dos casos, as pessoas engordam por fazerem pouca atividade física combinada a uma dieta hipercalórica e pobre em nutrientes. A principal vilã é uma dieta cheia de alimentos com pouca fibra e muita caloria — como óleos e carboidratos refinados.

Enquanto você comer comidas gordurosas e carboidrato refinado será impossível perder peso com saúde. A combinação viciosa de um estilo de vida sedentário e o consumo de comida "tipicamente" americana (rica em gordura, pobre em fibras) é o principal motivo pelo qual os Estados Unidos têm uma população inacreditavelmente obesa.

Matando a próxima geração

Este livro pode não agradar aqueles que se encontram em negação a respeito de seus próprios hábitos alimentares e aos hábitos de seus filhos. Muitos farão qualquer coisa para continuar seu caso de amor com alimentos causadores de doenças e sacrificarão a saúde nesse processo. Há quem prefira não saber sobre os perigos de sua dieta insalubre porque pensa que estudar o assunto vai interferir em seu prazer de comer. Essas pessoas estão erradas. Comer de maneira saudável pode ser ainda mais prazeroso.

Quando precisamos desistir de algo que nos dá prazer, nosso subconsciente prefere ignorar evidências sólidas ou ainda defender posições sem sentido para preservar o objeto de prazer. Há quem defenda ferozmente seus hábitos alimentares pouco saudáveis. Outros apenas argumentam: "Eu já tenho uma alimentação saudável", mesmo que isso não seja verdade.

Há uma resistência geral à mudança. Seria muito mais fácil se nos fossem transmitidos desde pequenos a importância científica de consumir nutrientes e os hábitos alimentares saudáveis. Infelizmente, as crianças nunca comeram tão mal quanto hoje.

Boa parte das pessoas não sabe que o tipo de comida que dão aos filhos hoje aumenta as chances de eles contraírem câncer mais adiante.[13] Elas não se dão conta de que comer *fast-food* pode ser tão arriscado (ou mais) quanto deixar seus filhos fumarem.[14]

> Em 1992, o Bogalusa Heart Study confirmou a existência de placas de gordura e lesões ateroscleróticas (o início da aterosclerose), na maioria das crianças e dos adolescentes!

Você não deixaria seu filho se sentar à mesa para jantar fumando charutos e bebendo uísque porque isso não é socialmente aceitável, mas não há problema se ele beber refrigerante, comer batata frita em gordura trans e hambúrgueres regularmente. Muitas crianças comem biscoitos, bolos e doces diariamente. Os pais têm dificuldade em entender como o consumo desses alimentos leva a uma destruição lenta e insidiosa do potencial genético de suas crianças e ao surgimento de doenças graves.[15]

Seria utópico nutrir sentimentos otimistas a respeito da saúde e do bem-estar da próxima geração quando há um crescimento sem precedentes no peso médio das crianças e um recorde no nível de obesidade infantil nos Estados Unidos. Mais apavorante ainda foram os resultados obtidos no Bogalusa Heart Study de 1992. Os pesquisadores analisaram autópsias feitas em crianças mortas em acidentes. O estudo confirmou a existência de placas de gordura e lesões ateroscleróticas na maioria das crianças e dos adolescentes![16] Os cientistas concluíram: "Esses resultados enfatizam a necessidade de um controle cardíaco preventivo ainda na infância." Suponho que "controle cardíaco preventivo" seja um jeito elegante de dizer "tenha uma alimentação saudável".

Outro estudo baseado em autópsias e publicado no *New England Journal of Medicine* descobriu que mais de 85% dos adultos com idades entre 21 e 39 anos já apresentam alterações ateroscleróticas em suas artérias coronárias.[17] Estrias gordurosas e placas fibrosas cobriam grande parte dessas artérias. Todo mundo sabe que *junk food* não é saudável, mas poucos entendem suas consequências: doenças graves que provocam risco de vida. É evidente que o tipo de alimentos que ingerimos na infância influencia nossa saúde no futuro e pode contribuir para uma eventual morte prematura.[18]

Há uma quantidade considerável de dados indicando que se alimentar mal na infância tem mais impacto na incidência de certos tipos de câncer do que se alimentar mal em outras fases da vida.[19] Estima-se que cerca de 25% das crianças em idade escolar hoje sejam obesas.[20] A obesidade infantil prepara o terreno para a obesidade adulta. Uma criança acima do peso desenvolve doenças cardíacas mais cedo. Dados sobre a mortalidade sugerem que estar acima do peso no começo da vida adulta seja mais perigoso do que se isso ocorrer anos depois.[21]

Remédios não são a solução

A cada dia, a indústria farmacêutica cria novos medicamentos na tentativa de amenizar nosso comportamento alimentar autodestrutivo. O mais frequente é tratarmos as doenças depois que os danos degenerativos aparecem. A doença que se instala é resultado de trinta ou sessenta anos de abusos alimentares.

Laboratórios e pesquisadores tentam desenvolver e comercializar remédios capazes de frear a epidemia de obesidade. Esse tipo de raciocínio está fadado ao fracasso. O corpo sempre paga um preço pelo consumo de remédios, que normalmente têm efeitos tóxicos. Os efeitos "colaterais" não são os únicos efeitos tóxicos das medicações. Os médicos aprendem já na primeira aula de farmacologia que todos os remédios são tóxicos, só varia o grau, haja efeito colateral ou não. Os professores de farmacologia enfatizam que isso nunca deve ser esquecido. Não dá para escapar das imutáveis leis de causa e efeito da biologia tomando remédios.

Se não fizermos mudanças significativas na nossa alimentação, não serão remédios receitados por médicos que irão melhorar nossa saúde ou aumentar nossa expectativa de vida. Se queremos proteger de fato a nossa saúde, temos que eliminar o agente causador. Temos que parar de nos maltratar com comidas que causam doenças.

Surpresa! Pessoas magras vivem mais

O Nurse's Health Study é um estudo epidemiológico americano de longo prazo que acompanha dados de saúde de milhares de enfermeiras para avaliar fatores de risco para o câncer e doenças cardiovasculares. Os pesquisadores desse projeto examinaram a relação entre o Índice de Massa Corporal (IMC), a mortalidade geral e a mortandade por causas específicas em mais de cem mil mulheres. Depois de filtrarem a análise e focarem apenas em não fumantes, ficou claro que as mulheres mais longevas eram também as mais magras.[22] Os cientistas então concluíram que, cada vez mais permissivas, as diretrizes americanas sobre peso ideal eram injustificáveis e potencialmente perigosas.

Segundo a dra. I-Min Lee, da Escola de Saúde Pública de Harvard, Harvard School of Health, seu estudo realizado ao longo de 27 anos, com 19.297 homens, prova que não existe esse negócio de ser magro demais. (É óbvio que é possível ser magro demais, mas isso é bastante incomum e geralmente classificado como anorexia, algo do qual não iremos tratar neste livro.) Entre os homens que nunca haviam fumado, a taxa mais baixa de mortandade estava entre os 20% mais magros.[23]

Aqueles que faziam parte desse grupo no começo da década de 1960 eram duas vezes e meia menos propensos a morrer de doenças cardiovasculares em 1988 do que os que estavam entre os 20% mais gordos. Em resumo, os entrevistados que eram mais magros em 1960 tinham chances aproximadamente 66% maiores de estarem vivos em 1988 do que os mais gordos. Lee constatou: "Observamos uma ligação direta entre peso e mortalidade. Isso significa que os homens que estavam entre os 20% mais magros tiveram a menor taxa de mortalidade e que esta taxa cresceu progressivamente à medida que o peso subia." O objetivo aqui não é definir seu peso ideal segundo tabelas tradicionais de emagrecimento, que são baseadas na média de peso dos americanos e, portanto, exageradas. Após examinar cuidadosamente os 25 estudos mais importantes sobre o assunto, constatei que o peso ideal, aquele que é mais comum entre as pessoas longevas, está em média 10% abaixo do indicado pela maioria das tabelas.[24] Grande parte dos gráficos que deveriam ajudar as pessoas a saberem seu peso ideal colocam o público em risco ao reforçar um padrão perigosamente acima do peso. Pelos meus cálculos, não são apenas 70% dos americanos que estão acima do peso, mas algo em torno de 85%.[25]

Quanto maior a cintura, menor a vida

Uma regra de ouro: para ter a melhor saúde possível e longevidade, um homem não deve ter mais de 1,5cm de sobra de pele que ele consiga beliscar na altura do umbigo. Já as mulheres não devem ter mais de 2,5cm de sobra. Quase toda sobra de gordura além desses valores representa um risco para a saúde. Se seu peso aumentou apenas uns 5kg em relação ao que você pesava quando tinha 18 ou vinte anos, isso já o coloca entre as vítimas potenciais de doenças do coração, pressão alta e diabetes. A verdade é que a maior parte das pessoas que pensam que estão no peso certo ainda tem muita gordura no corpo.

A seguir, uma regra geral usada para determinar o peso ideal:

Mulheres: Aproximadamente 43kg para o primeiro 1,50m de altura e 2kg para cada três centímetros além disso.

1,62m:	43 + 8 = 51kg
1,68m:	43 + 12 = 55kg

Homens: Aproximadamente 47,5kg para o primeiro 1,50m de altura e 2kg para cada três centímetros além disso. Sendo assim, um homem de 1,75m deveria pesar cerca de 64,5kg.

Todas as fórmulas que indicam peso ideal são apenas guias bastante gerais, já que existem muitos biótipos e estruturas ósseas diferentes.

O Índice de Massa Corporal (IMC) é um indicador importante para medir o risco de sobrepeso e costuma ser usado em análises médicas. O IMC é calculado através da divisão do peso do indivíduo pelo quadrado de sua altura:

$$\text{IMC} = \frac{\text{massa}}{\text{altura} \times \text{altura}}$$

Um IMC acima de 24 indica sobrepeso e acima de trinta, obesidade. De todo modo, para a maioria das pessoas, basta medir a circunferência da cintura.

Prefiro usar a medida da cintura e da gordura abdominal porque o IMC pode dar resultados muito imprecisos no caso de pessoas atléticas e muito musculosas. O ideal é que seu IMC permaneça abaixo de 23, a não ser que você carregue peso e tenha uma massa muscular considerável. Apenas para ilustrar, eu tenho peso e altura médios (1,77m de altura e 68kg) e meu IMC é de 21,5. Minha cintura mede 77cm. A circunferência da cintura deve ser medida na altura do umbigo.

A visão tradicional é a de que homens com mais de 101cm de cintura e mulheres com mais de 89cm estão consideravelmente acima do peso e têm chances elevadas de apresentar problemas de saúde e ataques do coração. As evidências sugerem que a gordura abdominal seja um indicador mais preciso do que o peso e o tamanho geral da pessoa.[26] A gordura armazenada na cintura é mais prejudicial do que a gordurinha extra que se acumula em outras partes do corpo, como coxas e quadris.

Mas e se você se sente magro demais? Se mesmo tendo muita gordura corporal você sente que é magricela, você pode fazer exercícios para ganhar *músculos* e, consequentemente, peso. É comum eu receber pacientes claramente acima do peso dizendo que se acham magros demais, ou que sua família e amigos dizem que ele é magro demais. Tenha em mente que você pode até estar muito magro, mas só pelo padrão deles ou em comparação direta com o peso deles. A pergunta a se fazer é: o padrão deles é saudável? Duvido. Em todo caso, *não tente se forçar a comer mais para ganhar peso*! Coma apenas o suficiente para saciar a sua fome e nada mais. Caso se exercite, seu apetite consequentemente aumentará. Não tente aumentar seu peso apenas comendo porque isso só vai fazer com que seu percentual de gordura cresça, não seus músculos. Mesmo que você goste de ter uma aparência mais rechonchuda, a gordura adicional sempre vai reduzir sua expectativa de vida.

Quando começar a comer adequadamente, talvez você ache que está emagrecendo mais do que esperava. A maioria das pessoas emagrece até atingir seu peso ideal e depois para. O peso ideal é uma questão pessoal, mas é muito mais difícil perder músculo do que gordura, então, quando a gordura sair do seu corpo, seu peso se estabilizará. Essa estabilidade será alcançada quando seu corpo estiver magro e com músculos definidos porque nesse momento ele dará fortes sinais de que precisa comer, sinais que eu costumo chamar de "fome de verdade". A *verdadeira fome* é aquela que mantém sua reserva muscular, não sua reserva de gordura.

O único meio para prolongar consideravelmente seu tempo de vida

As evidências de que é possível prolongar a vida de um ser humano através de restrições alimentares são inúmeras e irrefutáveis. Reduzir o consumo de calorias é o único método experimental para prolongar consideravelmente o tempo de vida de uma pessoa, atingindo seu máximo. Isso foi comprovado em *todas* as espécies testadas, de insetos e peixes a ratos e gatos. Há muitas centenas de estudos a esse respeito. A seguir, faço referência a apenas alguns deles.

Há muito tempo os cientistas sabem que ratos de laboratório que ingerem menos calorias vivem mais. O mesmo se constatou em primatas (ou seja, você). Um estudo publicado no *Proceedings of the National Academy of Sciences* descobriu que reduzir 30% das calorias da dieta de um macaco prolongava sua vida.[27] Ao oferecer uma nutrição *adequada*, essa dieta experimental deixava o metabolismo dos macacos mais lento e reduzia sua temperatura corporal, algo que também foi observado nos ratinhos magros e longevos. Além disso, houve uma redução dos níveis de triglicerídeos e um aumento do HDL, o colesterol bom. Anos de estudos com várias espécies diferentes confirmaram que animais alimentados com uma quantidade menor de comida acabam vivendo mais. De fato, deixar que um animal coma a quantidade que quiser chega a reduzir seu tempo de vida pela metade.

Uma alimentação com muitos nutrientes e poucas calorias resulta em uma vida consideravelmente mais longa e na prevenção de doenças crônicas. De roedores a primatas observamos o seguinte:

- Resistência ao câncer induzido experimentalmente
- Proteção contra o câncer espontâneo e genericamente predisposto
- Adiamento do aparecimento de doenças típicas da velhice
- Ausência de aterosclerose e diabetes
- Diminuição do colesterol e dos triglicerídeos e aumento do HDL
- Aumento da sensibilidade à insulina
- Aperfeiçoamento do mecanismo de conservação de energia, incluindo a redução da temperatura do corpo
- Redução do estresse oxidativo
- Redução nos parâmetros do envelhecimento celular, incluindo a congestão celular
- Aperfeiçoamento dos mecanismos de reparação celular, incluindo enzimas de reparo do DNA
- Redução da resposta inflamatória e proliferação de células imunes
- Melhor defesa contra estresses ambientais
- Supressão das alterações genéticas associadas ao envelhecimento
- Proteção de genes associados à remoção de radicais do oxigênio
- Inibição da produção de metabólitos que são potentes agentes de reticulação
- Redução da taxa metabólica[28]

A relação magreza e longevidade × obesidade e redução do tempo de vida é concreta. Outra consideração importante feita por outros estudos com animais é que a restrição de proteínas e gorduras consegue prolongar o tempo de vida ainda mais.[29] Aparentemente, ingerir mais proteínas e gorduras promove a produção de hormônios, estimulando o aparelho reprodutor e outros indicadores de idade, além de favorecer o crescimento de alguns tumores. O excesso de ingestão de proteínas, por exemplo, parece estar associado ao aumento do IGF-1,[30] fator de crescimento semelhante à insulina, que por sua vez está associado a taxas mais elevadas de câncer de próstata e de mama.[31]

No amplo campo da investigação da longevidade existe apenas uma descoberta que se manteve intacta ao longo dos anos: comer menos prolonga a vida, desde que haja ingestão adequada de nutrientes.[32] Todas as outras teorias sobre longevidade são meramente conjecturais e não comprovadas,[33] incluindo a da reposição hormonal de estrogênio, DHEA, hormônios do crescimento e melatonina ou de tomar suplementos nutricionais. Até hoje, não há evidência sólida de que fornecer ao corpo qualquer elemento nutritivo em quantidades maiores do que aquelas que já estão presentes em uma dieta rica em nutrientes possa prolongar a vida. Isso contrasta com a esmagadora evidência sobre restrição proteica e calórica.

Essa descoberta importante e irrefutável é uma característica crucial da equação S = N/C. Precisamos ter bastante clareza de que se nosso objetivo é viver o máximo que pudermos, não devemos exagerar no consumo de comidas hipercalóricas. Consumir alimentos com calorias vazias torna impossível a busca por uma saúde de excelência e pelo fortalecimento de nosso potencial genético.

Para evitar o consumo excessivo de comidas hipercalóricas, sacie sua fome com aquelas que são ricas em nutrientes

Um corolário importante para o princípio da restrição de alimentos de alto teor calórico: a única maneira de um ser humano ter acesso com segurança aos benefícios da restrição calórica — assegurando ao mesmo tempo uma dieta nutricionalmente adequada — é evitar ao máximo alimentos pobres em nutrientes.

Esse é um ponto crucial na hora de decidir o que comer. Precisamos de alimentos com um nível adequado de nutrientes, assim não teremos tanta vontade de consumir uma infinidade de besteiras com calorias "vazias" para atingir nossas necessidades nutricionais. Comer alimentos ricos em fibras e nutrientes e pobres em calorias enche a barriga, por assim dizer, e previne contra a comilança excessiva.

Para compreender por que isso funciona, vamos ver como o cérebro controla nossos impulsos alimentares. Um complicado sistema de quimiorreceptores nos nervos que revestem o trato digestivo acompanha atentamente a densidade calórica e nutricional de cada garfada e envia essa informação para o hipotálamo, na base do cérebro, que controla nossos impulsos alimentares.

FIBRAS E NUTRIENTES REDUZEM O IMPULSO POR CONSUMO DE CALORIAS

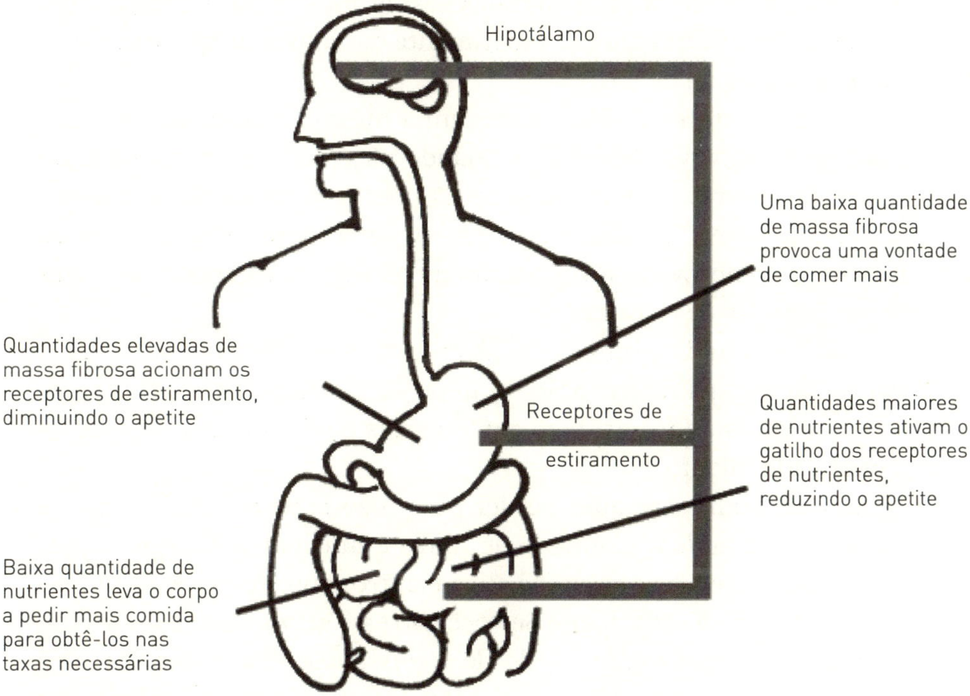

O estômago também tem receptores de estiramento para sinalizar saciedade por meio da detecção do *volume* de alimentos consumidos, e não do *peso* do alimento. Se você não tiver saciado sua cota de fibras e nutrientes, o cérebro vai enviar sinais para você comer mais, ou para comer demais.

Ao consumir nutrientes e fibras o suficiente, você se torna *bioquimicamente* (nutrientes) e *mecanicamente* (fibra) saciado, e seu desejo de consumir calorias é anulado ou consideravelmente reduzido. Um fator-chave que determina se você vai ficar acima do peso é a sua incapacidade de consumir fibras e nutrientes o suficiente. Isso já foi demonstrado em estudos científicos.[34]

Como isso funciona na prática? Vamos supor que estamos fazendo uma pesquisa científica e acompanhamos um grupo de pessoas medindo a quantidade média de calorias que elas consomem a cada jantar. Depois dessa observação inicial, decidimos dar a elas uma laranja e uma maçã antes do jantar. O resultado seria mais ou menos assim: a média dos participantes reduziria de seu jantar mais ou menos o mesmo número de calorias contidas nessas duas frutas. Agora, em vez de dar a eles as duas frutas, experimente dar a mesma quantidade de calorias em forma de suco.

O que aconteceria? Eles comeriam a mesma quantidade de calorias que costumavam consumir quando não recebiam nada antes do jantar. Em outras palavras, o suco não reduz o consumo de calorias da refeição — em vez disso ele se torna uma fonte extra de calorias. Isso ficou comprovado no consumo de cerveja, refrigerantes e outras fontes líquidas de calorias.[35]

Calorias líquidas, sem as fibras presentes no alimento sólido, são pouco eficazes na interrupção do impulso calórico. Estudos comprovam que sucos de frutas, bem como outras bebidas doces, favorecem a obesidade infantil.[36]

Se você realmente quer perder peso, não beba o suco — coma a fruta. Uma grande quantidade de fibras e nutrientes é desperdiçada durante o processo de feitio do suco e outro tanto se perde durante a pasteurização e a estocagem. Se você não está acima do peso, é aceitável que beba sucos frescos — desde que isso não sirva como desculpa para deixar de comer frutas e vegetais frescos e inteiros. Não existe no mundo um bom substituto para o consumo de comidas naturais e integrais.

Uma tendência forte entre muitos de nós é querer acreditar em mágica. As pessoas querem acreditar que podem manter a saúde em dia apesar de seus excessos e imprudências apenas tomando pílulas, pozinhos e outros truques. Essa é uma falsa e doce ilusão que vem sendo desmentida por inúmeras evidências científicas. Não existe mágica. Não existe uma pílula miraculosa do emagrecimento. A única coisa que existe é o mundo real com suas ordens e leis de causa e efeito. Se você quer viver mais e melhor, tem que se comprometer com essa causa. E se quiser perder gordura de modo seguro precisa manter uma dieta composta prioritariamente de alimentos não refinados, ricos em fibras e nutrientes.

E se eu tiver um metabolismo lento?

Seu peso pode ser sutilmente afetado pela genética, mas essa influência não é tão forte assim. Além do mais, estou convencido de que herdar uma taxa metabólica mais lenta, com tendência ao ganho de peso, não é falha nem defeito, e sim um presente genético do qual podemos tirar vantagem. Como isso é possível? O metabolismo mais lento está associado à longevidade em todas as espécies animais. Dá para imaginar que, para pessoas que viveram há sessenta mil anos ou mesmo há apenas algumas centenas de anos, ter uma taxa metabólica mais baixa pode ter ajudado a aumentar suas chances de sobrevivência, já que não era fácil obter calorias o suficiente. Um exemplo: a maior parte dos peregrinos que em 1620 chegaram aos Estados Unidos vindos da Inglaterra a bordo do *Mayflower* morreu logo no primeiro inverno.[37] Eles não conseguiam encontrar nem fazer comida o bastante, portanto, só aqueles que foram agraciados com um metabolismo lento conseguiram sobreviver.

Como se pode ver, nem sempre é ruim ter um metabolismo lento. Certamente é uma desvantagem em nosso contexto atual de comilança desenfreada e consumo de uma dieta rica em calorias e pobre em nutrientes. Certamente isso vai aumentar suas chances de desenvolver diabetes, doenças cardíacas e câncer, caso decida seguir esse padrão de alimentação. Contudo, se forem feitas escolhas alimentares mais adequadas para manter um peso saudável, o indivíduo com um metabolismo mais lento pode envelhecer mais lentamente.

Nosso corpo é como uma máquina. Se colocamos a máquina o tempo inteiro na potência máxima, ela vai se desgastar mais rápido. Se é verdade que animais com metabolismo mais lento vivem mais, ingerir mais calorias — o que eleva nossa taxa metabólica — nos faz envelhecer depressa. Ao contrário do que você pode ter lido por aí, nosso objetivo deve ser o de comer pouco, apenas o suficiente para manter um corpo magro e com massa muscular, não mais que isso. Dessa forma teremos um metabolismo relativamente baixo.

Então, pare de se preocupar com sua baixa taxa metabólica. Essa não vai ser a justificativa para o seu problema de peso. Tenha em mente estes três pontos importantes:

1. A taxa metabólica de repouso diminui ligeiramente durante os períodos de menor ingestão calórica, mas isso não é suficiente para inibir de maneira significativa a perda de peso.
2. A taxa metabólica de repouso volta ao normal logo depois que você para de restringir o consumo de calorias. Essa redução da taxa metabólica não é permanente nem faz com que seja mais difícil fazer dieta no futuro.
3. A redução brusca da taxa metabólica por causa de uma dieta não explica o efeito sanfona experimentado por tantas pessoas com excesso de peso. Essas flutuações são causadas principalmente pelo movimento constante de entrar e sair de dietas. É especialmente complicado permanecer em um esquema de restrição calórica quando esse programa não preenche as necessidades bioquímicas do indivíduo por nutrientes, fibras e fitoquímicos.[38]

Aqueles que têm predisposição genética para o sobrepeso podem na verdade ter o potencial genético de viver mais que o restante de nós. A chave para sua longevidade reside em sua própria capacidade de escolher uma dieta rica em nutrientes e fibras e sem tantas calorias e em fazer atividades físicas adequadas. Ajustando a densidade de nutrientes por calorias da sua alimentação à sua taxa metabólica, você passa a usar o metabolismo lento a seu favor. Quem consegue se manter no peso normal mesmo tendo um metabolismo mais lento pode viver mais.

Uma oportunidade sem precedentes na história da humanidade

A ciência e o desenvolvimento de métodos modernos de transporte e refrigeração nos deram acesso a alimentos de grande qualidade nutricional. A sociedade moderna tem a maior variedade de alimentos naturais frescos ou congelados da história da humanidade. Com o que temos disponível hoje podemos criar dietas e cardápios melhores, com mais variedade e densidade nutricional do que jamais imagimos.

Este livro lhe dá toda a informação e a motivação de que você precisa para tirar vantagem dessa oportunidade de melhorar sua saúde e maximizar suas chances de ter uma vida livre de doenças.

A escolha é clara: você pode viver mais e melhor do que nunca ou fazer o que a maioria tem feito hoje em dia: comer para desenvolver doenças e ter uma morte prematura. Se você está lendo este livro é porque optou por viver mais e melhor. Decida emagrecer e você terá uma vida mais feliz e prazerosa.

Capítulo 2

Alimentado e, ainda assim, malnutrido: os efeitos da dieta americana, parte 2

Agora você já sabe minha fórmula da longevidade (S = N/C) e que a chave dessa fórmula é a densidade nutricional de sua dieta. Em outras palavras, você já sabe que deve manter uma alimentação rica em nutrientes e fibras com a menor porcentagem possível de alimentos que não são densos nesses quesitos. Essa é a fórmula que vai torná-lo magro.

Para ajudá-lo a aplicar essa fórmula na vida prática, primeiro você deve entender por que é importante segui-la, explorando a relação entre alimentação, saúde e doenças. Para isso, você precisa saber a verdade sobre como a maioria das pessoas come e o que elas ganham e perdem ao manter esses hábitos.

Prós e contras de ser uma formiga e adorar doces

Embora tenhamos muitos traços exclusivamente humanos, em termos genéticos estamos intimamente relacionados aos grandes primatas e a outros macacos. Os primatas são os únicos animais da Terra que podem sentir sabores doces e enxergar cores. Fomos projetados pela natureza para ver, compreender, comer e apreciar o sabor das doces e coloridas frutas.

As frutas são parte essencial de nossa alimentação. Elas são indispensáveis para se manter saudável. Diversos estudos já mostraram que o consumo de frutas é nossa melhor arma contra certos tipos de câncer, como o câncer de boca, esôfago, pulmão, próstata, pâncreas e colorretal.[1] Por sorte, nossa obsessão natural por doce nos leva diretamente a esses alimentos "criados" especialmente para saciar nossa herança primata: as frutas. Frutas frescas nos trazem poderosos benefícios à saúde.

Pesquisadores já encontraram nas frutas substâncias com poderes inigualáveis na proteção da deterioração e do envelhecimento do cérebro.[2] Algumas frutas, especialmente o mirtilo, são ricas em antocianinas e outros componentes que combatem os efeitos do envelhecimento.[3] São muitos os estudos apontando evidências de que as frutas, mais do que qualquer outro alimento, estão associadas às menores taxas de mortalidade por qualquer tipo de câncer.[4] Comer frutas é essencial para nossa saúde, vitalidade, qualidade de vida e longevidade.

Infelizmente, nosso gosto natural por doces costuma ser satisfeito pelo consumo de produtos açucarados como doces e sorvetes, e não pelas frutas frescas. O Departamento de Agricultura dos Estados Unidos (USDA, na sigla em inglês) estima que um americano médio consuma hoje inacreditáveis trinta colheres de chá de açúcar, adicionadas aos alimentos, por dia.[5] Sim, essa é a quantidade diária.

Como veremos, precisamos satisfazer nosso desejo por doces com frutas frescas e naturais e outras substâncias de origem vegetal que nos abastecem não só de carboidratos e energia, como também de substâncias indispensáveis na prevenção de doenças.

Os pesos leves da nutrição: massa e pão branco

Ao contrário das frutas que encontramos na natureza — que dispõem de um complexo de nutrientes —, carboidratos processados como pão, macarrão e bolo são deficientes em fibras, fitonutrientes, vitaminas e minerais. Esses elementos são completamente perdidos durante o processo de refinamento.

EM COMPARAÇÃO COM O TRIGO INTEGRAL, O PÃO E O MACARRÃO PERDEM

- 62% de zinco
- 72% de magnésio
- 95% de vitamina E
- 50% de ácido fólico
- 72% de cromo
- 78% de vitamina B6
- 78% de fibras

Um estudo realizado ao longo de seis anos com 65 mil mulheres mostrou que aquelas que consumiam muito carboidrato refinado oriundo de pães, arroz branco e massas tiveram uma incidência de diabetes do tipo 2 duas vezes e meia maior em comparação com outras mulheres que seguiam uma alimentação com mais fibras, ingerindo pão e arroz integrais.[6] Esses resultados foram reproduzidos em um estudo com 43 mil homens.[7] Diabetes não pode ser vista como um problema trivial; essa é a sétima principal causa de morte por doença nos Estados Unidos e sua incidência só aumenta.[8]

Walter Willett, doutor em medicina e presidente do Departamento de Nutrição da Escola de Saúde Pública de Harvard, é coautor dos dois estudos que acabo de citar. Ele achou os resultados de sua pesquisa tão convincentes que gostaria que o governo americano alterasse a Pirâmide Alimentar, que recomenda entre seis e 11 porções de qualquer tipo de carboidrato. Segundo Willett, "eles deveriam colocar grãos refinados como pães brancos lá em cima, na categoria dos doces, porque metabolicamente eles são quase a mesma coisa".

Esses alimentos cheios de amido e farinha branca, retirados da categoria dos *in natura*, já nem podem ser considerados comida de verdade. As fibras e a maioria dos minerais foram removidos, fazendo com que esse tipo de alimento seja absorvido rápido demais pelo organismo, gerando um aumento acentuado de glicose na corrente sanguínea. O pâncreas é, então, forçado a bombear insulina mais rápido para manter tudo sob controle. Excesso de gordura corporal também nos leva a requisitar mais insulina do pâncreas. Ao longo do tempo, a demanda excessiva de insulina ao pâncreas, causada de um lado pelo consumo de alimentos refinados e do outro pelo aumento da gordura corporal, leva a diabetes. Carboidratos refinados, farinha branca, doces e até suco de frutas — por entrarem na corrente sanguínea muito rapidamente — podem também elevar os níveis de triglicerídeos, aumentando o risco de ataque do coração em indivíduos suscetíveis.

Toda vez que come esse tipo de comida processada, você não exclui de sua dieta apenas os nutrientes essenciais que nós conhecemos. Você exclui também milhares de fitonutrientes que ainda não foram descobertos, mas que são cruciais para a manutenção das funções humanas normais. Quando a casca rica em nutrientes é removida do trigo para transformá-lo em farinha branca, a parte mais nutritiva do alimento se perde. A parte externa do grão de trigo contém minerais, lignanas, fitoestrógenos, ácido fítico, indóis, compostos fenólicos e outros fitoquímicos, assim como quase toda a vitamina E. Alimentos integrais estão associados a uma vida mais longa e são completamente diferentes dos alimentos processados que levam a maior parte das calorias ingeridas na chamada Moderna Dieta Americana (MAD, sigla em inglês).[9]

Pesquisas médicas mostram claramente os perigos de ingerir a quantidade de alimentos processados que consumimos hoje em dia. Como esses grãos refinados não têm uma boa densidade de fibras e nutrientes para satisfazer nosso apetite, eles também causam obesidade, diabetes, doenças do coração e aumentam significativamente os riscos de câncer.[10]

Um estudo de nove anos envolvendo 34.492 mulheres entre 55 e 69 anos mostrou que aquelas que comiam grãos refinados aumentavam em dois terços suas chances de morrer por doenças cardíacas.[11] Revisando 15 estudos epidemiológicos, os pesquisadores concluíram que dietas contendo grãos e açúcar refinados estão fortemente atreladas ao câncer de estômago e de cólon, e pelo menos outros 15 estudos sobre câncer de mama associam dietas com baixo teor de fibras a um risco maior de desenvolver a doença.[12] Uma dieta que contenha quantidades significativas de açúcar e farinha refinados não apenas engorda, mas leva a uma morte prematura.

ALIMENTOS REFINADOS ESTÃO ASSOCIADOS A

- Câncer da cavidade oral
- Câncer de estômago
- Câncer colorretal
- Câncer intestinal
- Câncer de mama
- Câncer de tireoide
- Câncer do trato respiratório
- Diabetes
- Doença da vesícula biliar
- Doenças cardíacas[13]

Se você quer emagrecer, as coisas mais importantes a serem evitadas são alimentos processados: condimentos, doces, lanches e assados. Não conter gordura não importa em nada nesse caso. Quase todas as autoridades em perda de peso concordam: você precisa cortar os carboidratos refinados, o que inclui massas e pães brancos. Quando o assunto é o corpo humano, carboidratos pobres em fibras, como é o caso do macarrão, são quase tão prejudiciais quanto açúcar tradicional. Massa não é um alimento saudável, muito pelo contrário.

Já posso até imaginar o que muitos de vocês estão pensando: "Mas adoro massa! Tenho mesmo que abrir mão do macarrão?" Eu também gosto de massa. Ela pode ser uma opção de vez em quando e em pequenas quantidades, em receitas que incluem muitos vegetais verdes, cebolas, cogumelos e tomates. Massas integrais ou feitas com feijão — vendidas em lojas de produtos naturais — são melhores do que as feitas com farinha branca. O que você deve lembrar sempre é que grãos refinados devem ser colocados naquela categoria lá no topo da pirâmide alimentar: a de comidas que devem corresponder apenas a uma pequena porcentagem de nossa ingestão calórica.

E o que dizer dos salgados assados e outros lanchinhos? Será que aquele bagel "integral" que você acaba de comprar na padaria é mesmo feito de grãos inteiros? Não. Na maioria das vezes ele é composto predominantemente de farinha branca. Às vezes é difícil saber, mas 99% dos macarrões, pães, biscoitos, pretzels e outros produtos feitos de trigo levam farinha branca. Em alguns casos, eles adicionam um pouco de farinha integral ou de corante caramelo ao produto para que você acredite que aquilo é mesmo integral. Não é. Geralmente, o que os vendedores chamam de pão preto é apenas um pão branco com um bronzeado artificial. O trigo cultivado nos Estados Unidos não é mais tão nutritivo como antes, para começo de conversa, mas depois de colhido os produtores ainda removem a melhor parte do grão e adicionam branqueadores, conservantes, sal, açúcar e corante para fazer pães, cereais matinais e outros alimentos convenientes. Mesmo assim, há quem pense que esses alimentos são saudáveis apenas porque têm pouca gordura.

Terras com poucos nutrientes não são o problema — as escolhas alimentares é que são

Ao contrário do que dizem muitas lendas urbanas, o solo americano não é desprovido de nutrientes. Estados como a Califórnia, Washington, Oregon, Texas e Flórida, entre outros, ainda têm terras ricas e férteis que produzem a maior parte das frutas, vegetais, leguminosas, castanhas e sementes que abastecem o país. Os Estados Unidos fornecem alguns dos produtos mais ricos em nutrientes do mundo.

O governo americano divulga análises da comida. As amostras para essa análise são coletadas de vários supermercados em todo o país, depois são estudadas e os resultados aparecem em um relatório. Ao contrário do que pregam muitos entusiastas da alimentação saudável e dos suplementos alimentares, os itens produzidos nos Estados Unidos são ricos em nutrientes e em microminerais, especialmente leguminosas, castanhas, sementes, frutas e legumes e verduras.[14] De qualquer maneira, os grãos cultivados nos Estados Unidos não têm a mesma densidade mineral dos vegetais. Grãos para consumo humano e para nutrição animal produzidos nos estados do sudeste são mais deficientes, mas, mesmo nesses estados, só uma pequena porcentagem dos produtos apresenta deficiência em minerais.[15]

Felizmente, uma alimentação com uma boa variedade de alimentos frescos oriundos de vários solos diferentes elimina as chances de uma pessoa ter deficiência nutricional simplesmente porque o solo de sua região é pobre. Os americanos não são nutricionalmente deficientes porque o solo está esgotado, como alardeiam os partidários dos suplementos. Os americanos, assim como diversos outros povos ocidentais, precisam é comer mais vegetais frescos. Mais de 90% das calorias consumidas pelos americanos vem de alimentos refinados e produtos de origem animal. Como poderíamos não ser desnutridos com uma dieta tão pobre em vegetais *in natura*?

Já que mais de 40% de suas fontes de calóricas provêm de açúcar e grãos refinados — ambos destituídos de nutrientes —, os americanos são um povo seriamente malnutrido. Quanto mais açúcar refinado ingerimos, mais desnutridos ficamos. Essa é uma proporção direta. Em parte, devemos culpar o açúcar pelos altos índices de câncer e ataques cardíacos.

Não deveríamos evitar açúcar apenas porque ele estraga os dentes. Se permitirmos que açúcar, farinha branca e óleo sejam a base de nossa alimentação e da de nossos filhos, como a maioria das famílias americanas faz, estaremos nos condenando a uma vida de doenças e problemas clínicos coroada com uma morte prematura.

Quando falo em açúcar refinado estou colocando nesse mesmo pacote o açúcar de mesa (sacarose), açúcar do leite (lactose), mel, açúcar mascavo, xarope de milho com alto teor de frutose, melaço, adoçantes de milho e suco de frutas concentrado. Até o suco de caixinha, lata ou garrafa que muitas crianças bebem é um alimento pobre, sem densidade nutricional significativa e causador de obesidade e doenças.[16] Suco de maçã processado, que é uma coisa bem semelhante a água com açúcar em termos nutricionais, corresponde a 50% da porção total de frutas consumida por crianças em idade pré-escolar nos Estados Unidos.[17] Dou um exemplo: o suco de maçã não contém nada da vitamina C originalmente presente em uma maçã. O suco de laranja é o mais nutritivo de todos, mas nem se compara a uma laranja de verdade. No caso das frutas cítricas, a maior parte dos componentes anticâncer ficam nas membranas e na polpa, que são removidas na hora de fazer o suco. Uma garrafa de suco de laranja contém menos de 10% da vitamina C de uma laranja e um percentual ainda menor de fibras e fitoquímicos. Suco não é fruta e suco comprado no supermercado não contém nem um décimo dos nutrientes presentes nas frutas frescas.

> Carboidratos processados, com pouca fibra, não conseguem frear a absorção de açúcar, gerando grandes oscilações nos níveis de glicose.

Caloria vazia é caloria vazia. Biscoitos, geleias e outros alimentos processados (mesmo aqueles da loja de produtos naturais) são calorias vazias. Aquela geleia adoçada com "suco de frutas" parece supersaudável, mas é tão prejudicial quanto a concorrente que leva açúcar branco. Quando o suco de fruta é concentrado e usado como adoçante, seus componentes nutricionais vão embora — o que fica é açúcar puro. Para o corpo não existe grande diferença entre açúcar refinado, suco de fruta concentrado, mel, adoçante feito de suco de frutas e qualquer outro adoçante concentrado. A natureza nos presenteou com essa paixão por doces para que gostemos de frutas, não para consumirmos suas imitações. Suco de laranja espremido na hora e outros sucos frescos de frutas e vegetais são alimentos relativamente saudáveis que contêm a maioria das vitaminas e minerais originais. Mas sucos de frutas adoçados e até suco de cenoura devem ser consumidos moderadamente, pois contêm alta concentração de açúcar e calorias e nenhuma fibra. Eles não são a opção ideal para quem quer emagrecer. Costumo usar esses sucos como ingrediente em um molho de salada e em outros pratos, não como uma bebida propriamente dita. Frutas frescas e até mesmo frutas secas são os alimentos que realmente contêm uma boa variedade de nutrientes protetores da saúde e fitoquímicos. Então, prefira o original aos genéricos.

Alimentos enriquecidos com nutrientes são como casas feitas de palha

Arroz branco ou "enriquecido" é tão ruim quanto pão branco e macarrão. É uma falência nutricional. Comer isso é quase tão saudável quanto comer a embalagem do produto. Arroz refinado perde tudo que realmente importa: fibra, minerais, fitoquímicos e vitamina E. Por isso, quando for comer grãos, coma sempre os integrais.

Refinar alimentos tira tanto valor nutricional que alguns governos exigem que os fabricantes adicionem um pouco de vitaminas e minerais sintéticos para amenizar a situação. Os fabricantes chamam esses produtos de enriquecidos ou fortificados. Sempre que você vir essas palavras numa embalagem saiba que o produto foi despido de nutrientes importantes. O processo de refinamento reduz a quantidade de centenas dos nutrientes conhecidos, e apenas de cinco a dez são adicionados de volta.

Quando alteramos uma comida através de processamentos ou refinamentos, roubamos certas substâncias importantes para a saúde e frequentemente criamos compostos que pouco nos favorecem, tornando esse alimento praticamente impróprio para o consumo humano. Via de regra, quanto mais próximo de seu estado natural uma comida estiver, mais saudável ela será.

Nem todo produto integral é igual

Alimentos "integrais" nem sempre são saudáveis e possuem densidade nutricional. Muitos cereais integrais são tão processados que não têm uma quantidade significativa de fibras por porção e perdem a maior parte de seu valor nutricional.

Comer comida fragmentada e não balanceada causa muitos problemas, especialmente para quem está tentando emagrecer.

O trigo integral que é finamente moído é absorvido pela corrente sanguínea muito rapidamente e não deve ser considerado tão benéfico quanto os grãos inteiros ou pelo menos maiores. O pico de glicose ativa os hormônios que armazenam gordura. Como os grãos inteiros ou maiores são absorvidos mais lentamente, ajudam a reduzir o apetite.

Cereais integrais servidos quentes, como aveia e mingaus, são menos processados que os cerais frios, como é o caso do sucrilho, e têm valores nutricionais mais interessantes. Eles podem ficar de molho durante a noite, assim você não precisa cozinhá-los de manhã.

Diferente do que acontece quando consumimos cereais integrais, ingerir comida processada pode subtrair nutrientes e chega mesmo a criar deficiências nutricionais, já que o corpo utiliza nutrientes para digerir e assimilar essa comida. Se o corpo precisa de mais minerais para fazer a digestão e assimilação de um alimento do que esse mesmo alimento provê, podemos terminar com um déficit — um esgotamento de nossas reservas de nutrientes.

Muitos adultos e crianças passam boa parte da vida sob uma dieta deficiente em nutrientes de origem vegetal. Já medi os níveis nutricionais de milhares de pacientes e fiquei chocado com os péssimos resultados de pessoas supostamente "saudáveis". Nossos corpos não são imunes às leis biológicas imutáveis que regem as funções celulares. Espere um pouco e as doenças aparecerão. Mesmo deficiências sutis podem gerar vários pequenos prejuízos à saúde humana, levando a ansiedade, distúrbios autoimunes, câncer e problemas de visão, só para citar alguns exemplos.[18]

Gordura e carboidratos refinados: vão direto para a sua cintura

Nosso organismo transforma a gordura do alimento em gordura corporal de maneira rápida e fácil: 100 calorias de gordura ingerida podem se converter em 97 calorias de gordura corporal queimando míseras 3 calorias. Gordura é um estimulador de apetite: quanto mais você come, mais você quer. Se fôssemos desenvolver uma comida cientificamente programada para criar uma sociedade obesa, ela conteria gordura, como manteiga, misturada com açúcar e farinha.

A combinação de gordura com carboidratos refinados consegue como ninguém acionar os sinais que promovem a acumulação de gordura no corpo. Alimentos refinados geram uma subida rápida e excessiva do açúcar no sangue, que por sua vez desencadeia explosões de insulina para conduzir esse açúcar da corrente sanguínea às células. Infelizmente, a insulina promove a estoque de gordura no corpo e encoraja o aumento das células de gordura.

Essa gordura extra interfere na absorção de insulina de nossos tecidos musculares. O pâncreas identifica que o nível de glicose na corrente sanguínea continua muito alto e bombardeia ainda mais insulina. Um pouco de gordura extra na barriga já influencia bastante a eficácia da insulina. Uma pessoa com sobrepeso chega a secretar entre duas e cinco vezes mais a quantidade de insulina secretada por uma pessoa magra.

Níveis elevados de insulina significam mais GORDURA no seu corpo.

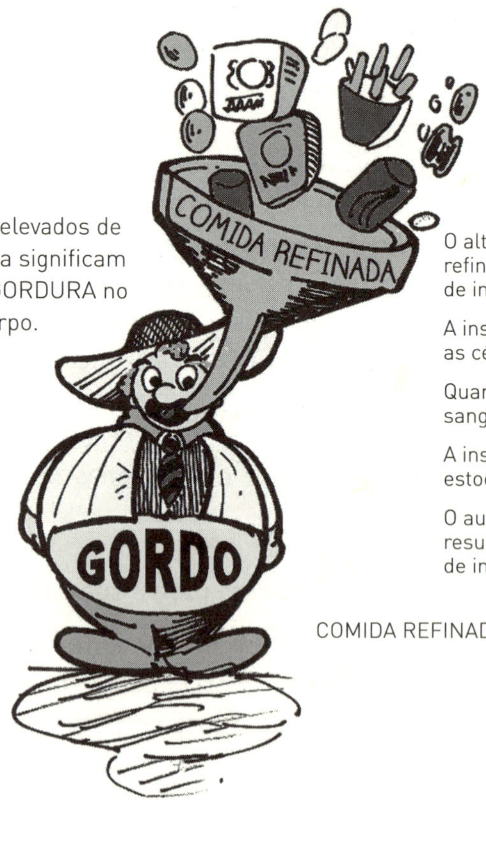

O alto consumo de grãos refinados e açúcares gera picos de insulina.

A insulina conduz o açúcar para as células.

Quando o nível de açúcar do sangue desce, o apetite aumenta.

A insulina ajuda o corpo a estocar gordura.

O aumento da gordura corporal resulta em maiores níveis de insulina.

COMIDA REFINADA + GORDURA = VOCÊ MAIS

GORDO

O maior nível de insulina, por sua vez, promove uma conversão ainda mais eficiente de calorias em gordura corporal, e esse círculo vicioso só continua, deixando a pessoa cada vez mais gorda com o passar do tempo.

Ingerir carboidrato refinado — ao contrário do que acontece quando se come carboidratos complexos em seu estado natural — faz com que o "ponto de ajuste" do corpo aumente. O "ponto de ajuste" é o peso que o corpo tenta manter através do controle que o cérebro exerce na liberação de mensageiros hormonais. Esse é o peso que o seu corpo definiu como "normal". Ao comer gorduras refinadas (óleos) ou carboidratos refinados como farinha branca e açúcar, você acaba produzindo um excesso de hormônios que armazenam gordura. Isso aumenta o "ponto de ajuste" do seu corpo, fazendo com que o organismo considere um peso maior como "normal". Para agravar ainda mais o problema, você passa a ansiar por mais e mais comida, já que boa parte das vitaminas e minerais se perdeu durante o processamento, e seu corpo quer compensar esses nutrientes perdidos.

Um mundo voltado ao óleo ou da boca para os quadris

Um jeito eficaz de sabotar seu objetivo de emagrecimento é usar molhos gordurosos. Os americanos consomem 60g por dia de gordura adicionada na forma de óleos, o que significa mais de 500 calorias sem fibra nem nutrientes.[19] Óleos refinados ou extraídos, incluindo o azeite de oliva, são ricos em calorias e pobre em nutrientes.

Óleos são 100% gordura. Assim como todos os outros tipo de gordura, eles contêm 9 calorias por grama. Em comparação, carboidratos têm 4 calorias por grama. Um fiozinho de óleo, portanto, já contém muita caloria.

ANÁLISE DE UMA COLHER DE SOPA DE AZEITE DE OLIVA

Calorias	120
Fibras	0
Proteínas	0
Gordura	13,5g
Gordura saturada	1,8g
Minerais	0 (traços, menos de 1mg de cada mineral)
Vitaminas	0 (traços de vitamina E, menos que 1UI)

A gordura, a exemplo do azeite de oliva, pode ser estocada no seu corpo em questão de minutos, sem que o organismo precise gastar uma só caloria para isso. Ela é simplesmente depositada sem nenhuma alteração em seus quadris e cintura. Se fizéssemos uma biópsia da gordura da sua cintura e olhássemos para ela com um microscópio eletrônico, poderíamos até ver de onde a gordura veio. Ela fica armazenada lá como gordura de porco, gordura de leite, gordura de azeite de oliva — fica exatamente como estava no alimento original. Vai da boca direto para o quadril e, principalmente, para a cintura, tanto em mulheres quanto em homens.[20] Analisar esses depósitos de gordura corporal é uma maneira bem precisa que os cientistas têm para estudar a ingestão de alimentos ao longo do tempo.[21] Pedir que os participantes da pesquisa lembrem o que comeram através de análises recordatórias e diários não é tão confiável quanto fazer uma biópsia de tecido, que diz exatamente o que foi ingerido.

Alimentos cozidos ou fritos em óleo absorvem mais óleo do que você imagina. Uma comidinha leve e pouco calórica facilmente se torna gorda. A maior parte das pessoas come quantidades irrisórias de salada e, quando finalmente resolve comer uma saladinha, coloca três folhas de alface em uma tigela e as encharcam com três ou quatro colheres de sopa de molho à base de azeite. Como o azeite tem cerca de 120 calorias por colher de sopa, a pessoa acaba consumindo 400 calorias vazias de molho e só umas 18 calorias de alface. Elas bem que podiam esquecer a alface e simplesmente beber o molho direto da garrafa. Um dos segredos para o sucesso da sua dieta é fazer um dos molhos de salada saudáveis que ensino no capítulo 9 ou usar outros molhos com pouco sal e poucas calorias.

A mídia e muitos profissionais de saúde ficam dizendo por aí que as pessoas não precisam fazer uma dieta com pouca gordura, precisam apenas substituir as gorduras ruins (gordura saturada vinda sobretudo de produtos de origem animal e gordura trans vinda de alimentos processados) por azeite de oliva. Desse jeito as pessoas ficam confusas e recebem todo tipo de informação incorreta e conflitante. Azeite de oliva e outros óleos usados na culinária não são saudáveis e certamente não são adequados para quem está de dieta.

Há evidências consideráveis de que consumir gordura monoinsaturada como o azeite de oliva seja menos nocivo à saúde do que as perigosas gorduras saturadas e trans. Uma dieta com pouca gordura pode ser mais perigosa que uma dieta com um percentual maior de gordura se a primeira tiver mais gordura saturada e trans. Além disso, reduzir a gordura e substituí-la por mais carboidratos pobres em nutrientes como pães, farinha branca, massas, arroz branco e batata-inglesa não melhora muito a qualidade nutricional da sua alimentação. Baixo teor de gordura não é sinônimo de saúde e nutrição.

As pessoas que viviam no Mediterrâneo, em particular na ilha de Creta, na década de 1950, eram magras e praticamente não sofriam de doenças cardíacas, mesmo que 40% de sua ingestão calórica viesse de gordura, sobretudo do azeite de oliva. Se analisarmos bem o tipo de alimentação deles, veremos que os cretenses comiam principalmente frutas, verduras, legumes, leguminosas e um pouco de peixe. A gordura saturada correspondia a menos de 6% do total de gorduras que eles consumiam. Sim, eles ingeriam muito azeite de oliva, mas o resto de sua dieta era excepcionalmente saudável. Eles ainda trabalhavam muito nos campos, caminhavam cerca de 15km por dia, frequentemente puxando um arado ou outro equipamento de fazenda. Mas as pessoas agora não querem ouvir a parte da história que dizia que os cretenses comiam toneladas de vegetais, feijões e frutas e que faziam muito exercício; só querem acreditar que azeite de oliva é um alimento saudável.

Hoje em dia as pessoas de Creta são gordas, assim como a população ocidental. Elas continuam consumindo bastante azeite de oliva, mas a ingestão de frutas, verduras, legumes e leguminosas caiu. Carne, queijo e peixe são as novas modas e o nível de atividade física despencou. A taxa de problemas cardíacos disparou e mais da metade da população, tanto de adultos quanto de crianças, está acima do peso.[22]

Mesmo dois dos defensores mais ferrenhos da dieta mediterrânea — o epidemiologista Martijn Katan, da Universidade de Agricultura de Wageningen, na Holanda, e Walter Willett, da Escola de Saúde Pública de Harvard — admitem que ela é viável apenas para pessoas que estão perto de seu peso ideal.[23] Isso exclui a maioria dos americanos. Como uma dieta que se baseia em um alimento gorduroso e com poucos nutrientes como o azeite pode ser saudável?

Na ponta do lápis, o azeite de oliva é um dos alimentos mais engordativos e calóricos do planeta; ele consegue ter ainda mais calorias por quilo que a manteiga (manteiga: 7.111 calorias; azeite de oliva: 8.933).

O problema é que o óleo vai adicionar gordura às nossas cinturas, que já não são tão pequenas, elevando o risco de doenças como diabetes e ataques cardíacos. O azeite de oliva contêm 14% de gordura saturada, então, você aumenta o número de artérias obstruídas por causa desse tipo de gordura enquanto consome mais azeite. Acredito que incluir mais azeite de oliva em sua dieta aumente seu LDL, o colesterol ruim, e não diminua. Ganhar peso aumenta o colesterol; alimentos não processados como castanhas, sementes e vegetais, quando utilizados como fonte de gordura no lugar do óleo, contêm fitoesteróis e outras substâncias naturais que reduzem o colesterol.[24] Lembre-se de que na Itália, onde se consome todo aquele azeite de oliva supostamente saudável, as pessoas têm duas vezes mais chances de ter câncer de mama em comparação com o Japão, onde o consumo de óleo é significativamente menor.[25]

A dieta mediterrânea era melhor que a nossa por causa do elevado consumo de vegetais, não por causa do azeite. Quem usa azeite de oliva costuma colocá-lo em vegetais como em saladas e tomates, logo, seu uso está relacionado a um consumo maior de alimentos frescos. A dieta dessas pessoas era melhor apesar do azeite de oliva, não por causa dele.

Se você é magro e se exercita bastante, uma colher de sopa de azeite de oliva não é nada de mais, mas a melhor opção para quem está acima do peso é simplesmente cortá-lo.

A popularidade da dieta mediterrânea

Queria apenas esclarecer alguns pontos de discordância que tenho com aqueles que defendem o estilo de alimentação mediterrânea. Primeiro, eles afirmam que cozinhar alimentos em azeite de oliva aumentaria a absorção dos fitoquímicos e que comer legumes sem um molho com alto teor de gordura não seria tão proveitoso do ponto de vista nutricional, pois os fitoquímicos não seriam absorvidos. Quando os vegetais são cozidos ou ingeridos com gordura, alguns nutrientes são absorvidos de forma mais eficiente enquanto outros nutrientes sensíveis ao calor são perdidos ou se tornam mais difíceis de serem absorvidos. Muitos estudos mostram que frutas e vegetais crus são os alimentos que mais aumentam os índices de nutrientes anticâncer no sangue, sendo a melhor proteção contra a doença, se comparados com qualquer outro alimento, incluindo vegetais cozidos.[26] Qualquer conselho nutricional que não reconheça que vegetais crus e frutas frescas são as duas categorias de alimento mais poderosas no combate ao câncer está equivocado. Além disso, quando você usa sementes cruas e castanhas no lugar do óleo, sua saúde tem benefícios muito maiores sem todas aquelas calorias vazias, já que castanhas e sementes são repletas de micronutrientes.

Paul Talalay, doutor em medicina do laboratório Brassica Chemoprotection, da Escola de Medicina de Johns Hopkins, desenvolve uma pesquisa sobre os efeitos do cozimento nos fitoquímicos. Ele relata que existem "efeitos muito diferentes sobre os compostos em vegetais que protegem contra o câncer."[27] Esses compostos podem ser tanto ativados quanto destruídos em diferentes métodos de cozimento.

Reconheço que vegetais crus, sem cozimento, e frutas oferecem a maior proteção possível contra doenças e incentivo meus pacientes a comerem enormes porções de salada e pelo menos quatro frutas por dia. Uma alimentação com poucos itens crus não pode ser o ideal. À medida que aumentamos a quantidade de frutas e vegetais crus na alimentação de uma pessoa, o peso e a pressão sanguínea caem sem muito esforço.[28]

Como se não bastasse, alimentos crus contêm enzimas, algumas delas capazes de sobreviver ao processo digestivo no estômago e chegar ao intestino delgado. Esses elementos sensíveis ao calor podem oferecer vantagens nutricionais significativas na proteção contra doenças, segundo pesquisadores do Departamento de Bioquímica da Escola de Medicina da Universidade de Wright State.[29] Eles constataram que "a maioria das comidas sofre uma perda de valores nutricionais além da já conhecida perda de vitaminas ao ser cozida e/ou processada". A maior parte das vitaminas não resiste ao calor. Entre 20% e 60% da vitamina C se perde, dependendo do método de cozimento.[30] Entre 30% e 40% dos minerais vão embora quando cozinhamos os vegetais.[31] Consumir uma quantidade significativa de alimentos crus é essencial para se ter uma boa saúde.

Para obter os melhores resultados, sua dieta deve conter uma grande quantidade de alimentos crus, bastante vegetais cozidos e com pouca densidade calórica e uma quantidade ainda menor de vegetais e grãos calóricos ricos em amido cozidos. Cozinhar com óleo ou azeite tornará sua dieta menos eficaz e você não perderá peso tão facilmente. Na verdade, talvez você nem chegue a perder peso.

Tenha em mente que o processo de emagrecimento é reduzido com o tempo. A maioria das pessoas que inicia praticamente qualquer dieta logo depois de um período de comilança descontrolada perde algum peso logo no começo. É fácil secar alguns quilos apenas contando calorias, mas muitos indivíduos com sobrepeso, forte tendência genética à obesidade e metabolismo lento precisam perder muitos quilos, mas não conseguirão quase nada nesse esquema de dieta. Logo de cara podem perder algo entre 2kg e 7kg, mas depois, quando o processo de perda de peso fica mais complicado, eles desistem.

Outro problema da dieta mediterrânea é a preponderância de massas e pães italianos, que não apenas dificulta a perda de peso, como aumenta a incidência de câncer de cólon nas populações que cultivam esses hábitos alimentares.[32]

Para o indivíduo com bastante sobrepeso, a dieta mediterrânea, assim como outros programas convencionais de perda de peso, não é nem restritiva nem completa o suficiente para alcançar os resultados desejados. Como o azeite de oliva acrescenta calorias demais à dieta, a pessoa tem que continuar contando cuidadosamente as calorias e comer porções pequenas. Toda essa caloria vinda do azeite representa quase um terço do total ingerido nessa dieta, o que a torna bastante pobre em nutrientes e fibras.

Você sempre pode perder peso se exercitando mais, e sou totalmente a favor dos exercícios físicos. Acontece que muitos pacientes obesos estão doentes demais ou pesados demais para fazer bastante exercício. Como ex-atleta e atual médico, sou o primeiro a recomendar que meus pacientes se exercitem, mas muita gente não consegue dar conta de uma rotina de exercícios substancial antes de perder peso e recuperar a saúde. Essas pessoas precisam de uma dieta que as faça perder peso de forma eficaz, *mesmo que elas não consigam fazer muito exercício.*

Testei minhas recomendações em mais de dois mil pacientes. A maioria perde a maior parte do peso nas primeiras quatro ou seis semanas. A média de perda nesse período é de 9kg. Depois disso, a perda de peso prossegue bem — aqueles que seguem essa dieta geralmente conseguem perder 4,5kg no segundo mês e pouco mais de 500g por semana depois disso. E continua em um ritmo comparativamente acelerado até que o paciente chegue ao seu peso ideal.

Castanhas cruas, sementes e abacates contêm gorduras saudáveis. Mesmo assim, você deve consumir uma quantidade limitada desses alimentos, especialmente se quiser perder peso. Lembre-se sempre de que óleos, incluindo o azeite de oliva, não contêm os nutrientes e os fitonutrientes que estavam na azeitona original. O óleo tem poucos nutrientes, exceto por um pouco de vitamina E, e raríssimos compostos fitoquímicos. Se você consumir a quantidade de azeite da típica dieta mediterrânea, cozinhando todos os vegetais no azeite, terá dificuldades para perder os quilos a mais que você precisa.

Você pode acrescentar um pouco de azeite de oliva à sua dieta caso seja magro e faça bastante exercício. De todo modo, usar um pouco de sementes cruas e castanhas em molhos em geral é uma opção melhor e mais saudável. Além disso, quanto mais óleo você ingerir, menor será a densidade de nutrientes por caloria da sua dieta — e esse não é nosso objetivo, já que não promove a saúde.

A "mágica" das fibras — um nutriente essencial

Quando pensamos em fibras geralmente nos vem à cabeça farelo de aveia ou Metamucil, coisas que tomamos para prevenir constipações e que têm gosto de papelão. Mude esse pensamento. A fibra é um nutriente essencial para a saúde humana. Triste, mas a dieta de vários países tem ficado perigosamente deficiente em fibras e isso causa muitos problemas de saúde como hemorroidas, prisão de ventre, varizes e diabetes, além de ser uma das principais causas do câncer. Como podemos ver, ao incluir fibras vindas de alimentos gostosos você ganha muito mais do que alívio para uma prisão de ventre.

Quando alimentos naturais e de origem vegetal como frutas, legumes e leguminosas são a base de sua dieta, você obtém uma grande quantidade de vários tipos de fibras. Esses alimentos são ricos em carboidratos complexos e em fibras solúveis e insolúveis. As fibras reduzem a absorção de glicose e controlam a digestão. Fibras de origem vegetal geram efeitos fisiológicos complexos no trato digestivo que trazem uma série de benefícios, como a redução do colesterol.[33]

Por causa da fibra, e por causa dos preciosos componentes que não se perderam ao longo do processamento, alimentos naturais satisfazem e não provocam desejos fisiológicos anormais ou desequilíbrios hormonais.

COMO SEU CORPO SE BENEFICIA DAS FIBRAS ORIUNDAS DE ALIMENTOS VEGETAIS

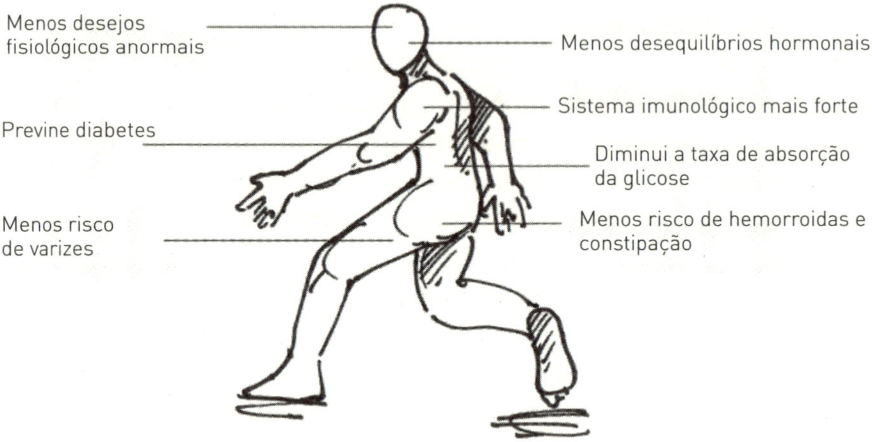

Confusões sobre o papel da fibra

Algumas pessoas estão tão confusas que já nem sabem no que acreditar. Por exemplo: dois estudos sobre fibras receberam uma cobertura inacreditável por parte da mídia depois de terem sido pubicados no *New England Journal of Medicine*.[34] Os jornais estamparam em letras garrafais: DIETAS RICAS EM FIBRAS NÃO PROTEGEM CONTRA O CÂNCER DE CÓLON. Não é de se estranhar que a população esteja confusa com tantas mensagens conflituosas sobre uma boa alimentação e haja pessoas desistindo de ter uma alimentação saudável depois de ouvir uma coisa diferente a cada dia. Aprenda uma coisa: não aceite dicas de saúde da mídia.

Estou trazendo esse assunto à tona para que você entenda que não dá para sair concluindo coisas baseando-se em um estudo ou em uma reportagem. Repare em como as pesquisas científicas costumam ser (mal) cobertas pela imprensa. Revisei mais de duas mil pesquisas na área de nutrição durante a preparação deste livro e outras tantas em anos anteriores e posso dizer-lhe que não existem tantas evidências conflitantes. Nesse caso, por exemplo, as evidências são esmagadoras e irrefutáveis: alimentos com alto teor de fibras oferecem proteção significativa tanto contra o câncer (incluindo o câncer de cólon) quanto contra doenças cardíacas. Eu não disse *fibras*; eu disse *alimentos* com alto teor de fibras. Não dá para simplesmente comer uma barra de chocolate com fibras ou polvilhar um pouco de Metamucil na rosquinha e na batata frita e esperar que com isso possamos colher os mesmos benefícios de uma alimentação rica em alimentos fibrosos — ainda que tenha sido praticamente o que o estudo aqui mencionado fez.

Os estudos citados não provam que uma dieta rica em frutas frescas, vegetais, leguminosas, castanhas, sementes e grãos integrais não é capaz de oferecer proteção contra o câncer de cólon. A eficácia dessa dieta na prevenção do câncer em várias regiões do corpo, incluindo o cólon, já foi demonstrada em centenas de estudos observacionais.

O primeiro estudo apenas adicionou suplementos de fibra à dieta. Eu realmente não esperava que adicionar 13,5g de suplemento de fibra à insalubre dieta americana tivesse algum efeito. Na verdade, a surpresa é que esse estudo sequer tenha sido conduzido. É óbvio que tomar suplementos de fibra não capta a essência de uma dieta rica em plantas que protegem o organismo.

O segundo estudo comparou os controles de um grupo de pessoas aconselhadas a melhorar a sua dieta. Os participantes continuaram seguindo sua dieta normal (ou seja, aquela causadora de doenças) e fizeram apenas uma sutil mudança de hábitos: diminuíram um pouco a ingestão de gordura com um modesto aumento no consumo de frutas e vegetais por quatro anos. Depois desse período os pesquisadores observaram que os adenomas colorretais eram similares aos observados quatro anos antes, sem as intervenções na dieta. Adenomas colorretais não são câncer de cólon, e sim pólipos benignos. Somente uma pequena porcentagem desses pólipos chega a se desenvolver e virar um câncer, e o diagnóstico clínico de adenomas pequenos e benignos não é muito claro. De qualquer maneira, há uma diferença muito grande em afirmar que uma dieta rica em frutas e vegetais não protege contra o câncer. Esse estudo nem sequer tentou abordar o câncer de cólon, e sim pólipos benignos que apenas raramente progridem para o câncer.

Em ambos os estudos, mesmo os grupos que supostamente consumiam uma boa ingestão de fibras continuaram com uma dieta pobre em fibras, para os meus padrões. O grupo que mais comia fibras só ingeria 25g desse nutriente por dia. A alta ingestão de fibras funciona como marcador para muitas propriedades anticancerígenas, especialmente para os fitoquímicos. A dieta que eu recomendo não está baseada em um estudo isolado, mas em mais de dois mil estudos cujos resultados pude ver na prática, em milhares de pacientes. Ao seguir o meu programa você vai consumir entre 50g e 100g de fibras (oriundas de comida de verdade, não de suplementos) por dia.

Em um editorial publicado nessa mesma edição do *New England Journal of Medicine*, Tim Byers, mestre em medicina e saúde pública, basicamente concordou com o que eu disse até aqui ao afirmar: "Estudos observacionais ao redor do mundo concluíram diversas vezes que o risco de câncer colorretal é menor entre populações com alto consumo de frutas e vegetais e que o risco de desenvolver essa doença é alterado quando se altera a dieta."[35] Ele explicou ainda que o período de três ou quatro anos observado nesses ensaios é breve demais para possibilitar uma avaliação dos efeitos dos hábitos alimentares a longo prazo, como, ao contrário, outras pesquisas já fizeram.

A verdade é que alimentos saudáveis e nutritivos são também ricos em fibras e que alimentos associados ao desenvolvimento de doenças costumam ser pobres em fibras. Carne e derivados do leite não contêm fibra alguma, e alimentos feitos de grãos refinados (como pão branco, arroz branco e massas) têm suas fibras removidas. Está claro que devemos reduzir o consumo desses alimentos pobres em fibras se quisermos perder peso e viver uma vida mais longa e saudável.

A quantidade de fibras consumidas a partir de comida de verdade é um bom marcador para o risco de desenvolver doenças. O volume de fibras pode predizer melhor o ganho de peso, os níveis de insulina e outros fatores de risco cardiovascular do que o total de gorduras consumidas, segundo estudos publicados no *Journal of the American Medical Association*.[36] De novo: os dados mostram que eliminar as fibras dos alimentos é extremamente perigoso.

Pessoas que consomem muitos alimentos ricos em fibras são as mais saudáveis, como podemos observar pelas melhores medidas de cintura, níveis mais baixos de insulina e outros marcadores de risco de desenvolvimento de doenças. Esse certamente é um dos assuntos-chave deste livro: para que uma dieta seja considerada saudável, ela precisa ser composta predominantemente por alimentos naturais e ricos em fibras.

Não é que a fibra extraída da planta tenha propriedades miraculosas. É o vegetal inteiro, consumido como um pacote completo, que contém os nutrientes anticancerígenos naturais e que ainda por cima é rico em fibras.

Capítulo 3
Fitoquímicos: as pílulas "mágicas" da natureza

Existem motivos claros para que ataque cardíaco e câncer permaneçam no topo da lista de doenças que mais matam nos Estados Unidos. Vamos examiná-los.

Dieta americana: feita para causar doenças

Atualmente, 22,5% das calorias consumidas pelos americanos provêm de alimentos sem fibras e de origem animal e outros 62% vêm de carboidratos altamente processados e refinados e de óleos extraídos.[1] Quase metade dos vegetais consumidos são batatas e metade das batatas consumidas são fritas ou vêm na forma de salgadinhos. Para piorar, a batata é um dos vegetais menos nutritivos do mundo.

Os mesmos estudos que mostram os efeitos anticancerígenos das frutas e dos vegetais de folhas verdes sugerem que uma dieta fortemente baseada em batatas não é saudável e está associada ao desenvolvimento de câncer colorretal.[2] É possível que essa associação se deva ao modo como a batata é consumida — frita, com manteiga ou outro tipo de gordura perigosa. Fora a batata, apenas 5% da dieta americana é composta por frutas, legumes e vegetais.

O consumo de queijo aumentou 180% entre 1970 e 2003, e é a principal fonte de gordura saturada de nossa dieta.[3] Comidas prontas devem ter sido a principal força propulsora por trás desse aumento. De fato, dois terços da produção de queijo dos Estados Unidos se destina ao uso comercial no preparo de comidas como pizza, tacos, nachos, refeições em *fast-foods*, pastinhas, molhos e lanches embalados.

CONSUMO DE ALIMENTOS NOS ESTADOS UNIDOS POR CALORIAS[4]

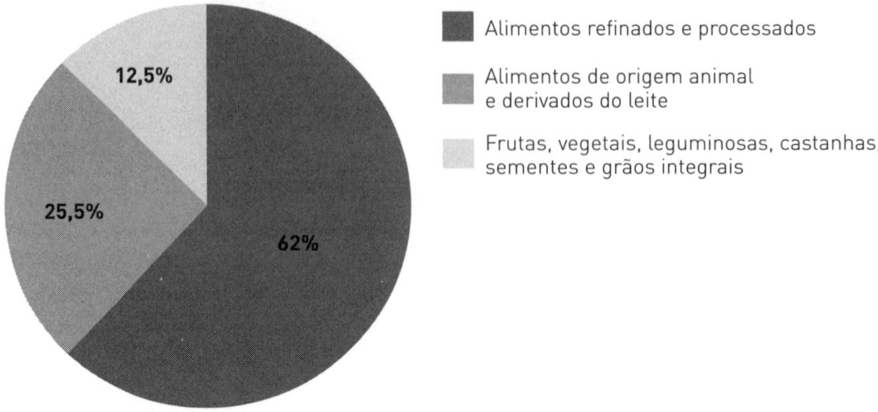

100 CALORIAS DE	BATATA ASSADA	BATATA-DOCE ASSADA	ESPINAFRE CONGELADO
Proteínas	2,1g	1,7g	12,2g
Fibras	1,6g	3,0g	17,36g
Cálcio	5,4mg	28mg	462mg
Ferro	0,38mg	0,45mg	8,5mg
Magnésio	27mg	20mg	242mg
Zinco	0,31mg	0,29mg	1,8mg
Selênio	0,32µg	0,7µg	5,8µg
Vitamina C	13,8mg	24mg	100mg
Vitamina E	0,43mg	0,28mg	4,0mg
Vitamina A	Quase zero	21,822UI	32,324UI
Volume	1 copo	½ copo	3 copos

De comidas prontas a restaurantes de *fast-food*, essa sociedade da rapidez se divorciou da alimentação saudável. Pode ser conveniente ir ali e buscar um refrigerante, um hambúrguer, uma batata frita ou uma pizza, mas essa conveniência tem um preço. O resultado é que estamos doentes como nunca e nossos gastos médicos tiveram um aumento fora do controle.

Insisto em dizer que nosso baixo consumo de comidas não refinadas e de origem vegetal é responsável, em grande parte, por nossa triste estatística de mortalidade.[5] A maioria de nós perece precocemente por causa de nossas loucuras gastronômicas.

AS PRINCIPAIS CAUSAS DE MORTE NOS ESTADOS UNIDOS

	PORCENTAGEM DE TODAS AS MORTES[6]
Paradas cardíacas, diabetes e derrames	40%
Todos os tipos de câncer	22%

PRINCIPAIS ALIMENTOS: OFERTA DE ALIMENTOS PER CAPITA NOS ESTADOS UNIDOS, 2008[7]

	PORCENTAGEM POR CALORIAS
Carne	14,7
Ovos	1,4
Derivados do leite	11,9
Frutas e vegetais	**5,4**
Batata-inglesa	2,5
Óleos refinados	21,1
Adoçantes	17,2
Farinha de trigo (mais de 95% branca)	16,3
Outros alimentos processados	9,6

Populações com baixas taxas de mortalidade por doenças que mais matam — aquelas em que quase não há excesso de peso — são as que ingerem mais de 75% de suas calorias a partir de substâncias vegetais não refinadas. Isso é pelo menos dez vezes mais do que um americano médio consome.

Como isso se explica? Por que vemos tantos casos de câncer e doenças cardíacas em sociedades ricas? São os produtos de origem animal que são tão mortais assim? Ou seriam os carboidratos refinados os únicos culpados? Será que os vegetais são assim tão maravilhosamente milagrosos para nos proteger contra doenças? Ou seriam todos esses fatores somados?

É óbvio que as regiões economicamente mais pobres do mundo têm problemas de saúde pública sérios: falta de saneamento básico, pobreza, desnutrição, altos índices de mortalidade infantil, doenças infecciosas, incluindo a Aids, doenças parasitárias e até tuberculose. Mesmo assim, apesar desses fatores que levam à morte precoce, se olharmos para a lista de causas de óbitos da Organização Mundial da Saúde (OMS) entre pessoas entre 55 e 75 anos veremos muito poucos casos de câncer e ataques do coração nessas sociedades mais pobres.

CONSUMO DE ALIMENTOS NÃO REFINADOS DE ORIGEM VEGETAL × OCORRÊNCIA DE DOENÇAS LETAIS[8]

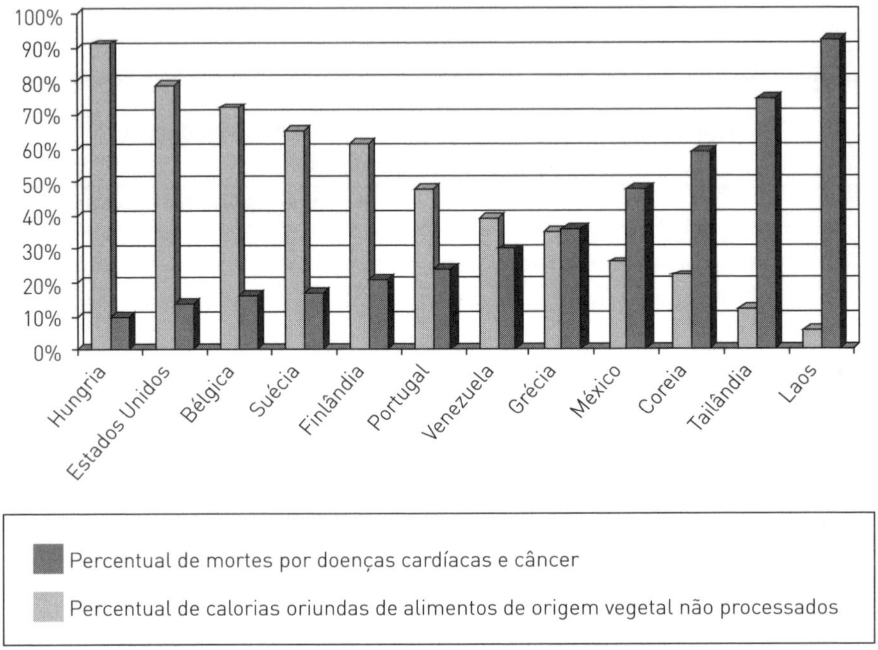

Os males gerados pela pobreza são principalmente as doenças infecciosas, encontradas em áreas do mundo onde a nutrição é comprometida. Ataques cardíacos e os cânceres mais comuns (mama, cólon, próstata) são comuns em sociedades ricas, onde a extravagância nutricional é regra. Não há hoje no mundo nenhuma sociedade que consiga combinar riqueza econômica e uma elevada e diversificada ingestão de alimentos vegetais não refinados.

Você consegue imaginar o potencial de saúde de que uma sociedade poderia usufruir se conseguisse unir excelente saneamento, atendimento médico emergencial, refrigeração, água tratada e saneamento, com oferta de produtos frescos o ano inteiro e que ainda rejeita a ignorância e a extravagância nutricional? Imagine o que aconteceria se mesmo com todas essas facilidades essa sociedade imaginária conseguisse evitar cair na ignorância e na extravagância nutricional? Temos essa chance hoje, uma oportunidade sem precedentes na história da humanidade, a oportunidade de viver uma vida longa e saudável sem medo de adoecer. Essa pode ser a sua chance.

Potências nutricionais: alimentos de origem vegetal

Embora os vegetais naturais geralmente sejam ricos em carboidratos, eles também contêm proteínas e gorduras. Em média, 25% das calorias de um vegetal são provenientes de proteínas. A alface romana, por exemplo, é rica em proteínas e ácidos graxos essenciais, fornecendo-nos as gorduras saudáveis de que nosso corpo necessita. Para mais informações sobre gorduras essenciais e o teor de proteína dos vegetais e de outros alimentos, veja o capítulo 5.

Muitos estudos epidemiológicos de larga escala mostraram de maneira conclusiva o papel que certas plantas têm em proteger o corpo contra doenças que afetam — e matam — ao menos quinhentos mil americanos por ano. Já não existem dúvidas sobre a importância das frutas e dos vegetais em nossa dieta. Quanto maior a quantidade e variedade de frutas e vegetais consumidos, menor será a incidência de paradas cardíacas, derrames e câncer.[9] Ainda há controvérsia a respeito de qual comida causaria cada tipo de câncer e se certos tipos de gordura seriam culpados por certos cânceres, mas de uma coisa nós temos certeza: vegetais crus e frutas frescas possuem poderosos agentes anticancerígenos. Estudos mostram repetidamente a correlação entre o consumo desse tipo de alimento e a menor incidência de vários tipos de câncer, incluindo o câncer de mama, cólon, reto, pulmão, estômago, próstata e pâncreas.[10] Isso significa que o risco de desenvolver um câncer diminui quanto maior for sua ingestão de frutas e verduras e que quanto antes você começar a comer grandes quantidades desses alimentos, mais protegido estará.

Os seres humanos são geneticamente adaptados para ter uma grande ingestão de substâncias naturais, não processadas e de origem vegetal. O câncer é uma doença de desadaptação. Ela é resultado principalmente da carência de substâncias fundamentais para o corpo que podem ser encontradas em diferentes tipos de vegetais. Várias dessas substâncias que são metabolicamente necessárias para manter as funções protetoras normais do corpo ainda não foram descobertas pela ciência. Alimentos naturais inalterados pelo homem são muito complexos — tão complexos que a estrutura exata e a maioria dos compostos que eles contêm ainda não foram exatamente conhecidas. Um tomate, por exemplo, contém mais de dez mil fitoquímicos diferentes.

Talvez nunca seja possível extrair precisamente a sinfonia de nutrientes encontrados em um vegetal e colocá-la em uma pílula. Nutrientes isolados extraídos de alimentos talvez nunca cheguem a oferecer o mesmo nível de proteção contra doenças que um alimento integral pode nos dar da forma como a natureza os "desenhou". Frutas e vegetais contêm uma variedade de nutrientes que trabalham em uma sinergia sutil e muitos deles não podem ser extraídos ou isolados. Fitoquímicos de uma variedade de alimentos de origem vegetal trabalham juntos para se tornarem muito mais potentes na tarefa de desintoxicar substâncias cancerígenas e proteger contra o câncer do que quando tomados individualmente na forma de compostos isolados.

Autoridades se juntam ao movimento pró-vegetais não refinados

Depois de anos examinando os dados coletados, oito importantes organizações de saúde uniram forças e concordaram em encorajar as pessoas a comerem mais produtos de origem vegetal não refinados e menos produtos de origem animal, como foi revelado nas orientações publicadas no *Journal of the American Heart Association*. São estas as organizações: o Comitê de Nutrição da Sociedade Americana do Coração (Nutrition Committee of the American Heart Association), a Sociedade Americana do Câncer (American Cancer Society), a Academia Americana de Pediatria (American Academy of Pediatrics), o Conselho de Doenças Cardiovasculares em Jovens (Council on Cardiovascular Disease in the Young), o Conselho de Epidemiologia e Prevenção (Council on Epidemiology and Prevention), a Sociedade Dietética Americana (American Dietetic Association), a Divisão de Pesquisa em Nutrição dos Institutos Nacionais de Saúde (Division of Nutrition Research of the National Institutes of Health) e a Sociedade Americana de Nutrição Clínica (American Society for Clinical Nutrition).

Os parâmetros alimentares unificados estabelecidos por essas instituições são um enorme passo na direção certa. O intuito é oferecer proteção contra as principais doenças crônicas nos Estados Unidos, incluindo doenças cardíacas e câncer. "A ênfase é em promover uma alimentação variada, baseada sobretudo em frutas e verduras, com pouquíssimo açúcar simples e comidas gordurosas, especialmente aquelas de origem animal", afirmou o dr. Abby Bloch, nutricionista e então presidente da Sociedade Americana do Câncer. Foram anos de pesquisas para que esses especialistas em saúde concluíssem que o consumo excessivo de produtos de origem animal é uma das principais causas de doenças cardíacas, câncer, derrames, diabetes, obesidade e todas as outras principais doenças crônicas que tiram a vida de 1,4 milhão de americanos todos os anos (isso representa mais de dois terços do total de mortes do país).

A revolução dos fitoquímicos

Estamos à beira de uma revolução. Substâncias recém-descobertas no brócolis e no broto de repolho varrem as toxinas das células. Substâncias encontradas em castanhas e leguminosas previnem danos no nosso DNA. Outros compostos encontrados em beterrabas, pimentões e tomates combatem alterações cancerígenas nas células. Laranjas e maçãs protegem nossos vasos sanguíneos contra danos que podem levar a doenças cardíacas. O exército quimioprotetor da natureza está alerta e pronto para expulsar nossos inimigos e nos proteger do mal.

Mal acaba um dia e já surge um novo estudo anunciando as propriedades benéficas das frutas, dos vegetais e das leguminosas. Alimentos não processados contêm milhares de compostos, a maioria deles ainda não descobertos, que são essenciais para manter a saúde e maximizar nosso potencial genético. Seja bem-vindo à revolução fitoquímica.

Fitoquímicos, ou derivados químicos de plantas, surgem naturalmente nas plantas (o prefixo *fito* significa "planta"). Esses nutrientes, que os cientistas estão apenas começando a descobrir e nomear, têm efeitos extremamente positivos na fisiologia humana. No entanto, o efeito da falta de consumo dessas substâncias é ainda mais surpreendente: a morte prematura por câncer e aterosclerose.

Comer uma grande variedade de vegetais crus e cozidos de modo a conservar suas propriedades (como legumes cozidos no vapor, por exemplo) é a única maneira que temos de garantir uma quantidade suficiente desses elementos essenciais para a saúde. Tomar suplementos de vitaminas e minerais ou adicionar algumas vitaminas aos alimentos processados não impede que a pessoa sofra de doenças associadas a uma dieta com baixo percentual de calorias provenientes de alimentos naturais e integrais.

Ora, os cientistas não podem transformar em pílulas nutrientes que ainda nem foram descobertos! Se os comprimidos realmente contivessem quantidades suficientes de todos os fitonutrientes e outras substâncias essenciais, teríamos de engolir uma tigela de sopa cheia de pílulas e pozinhos. Até o momento, os pesquisadores descobriram mais de dez mil fitoquímicos. Nenhum suplemento pode conter uma quantidade suficiente dessas substâncias. Felizmente, você pode obter todos esses nutrientes *hoje*, basta comer uma grande variedade de alimentos à base de vegetais.

Por favor, tenha em mente que eu não sou contra suplementos nutricionais. Na verdade, recomendo vários suplementos para muitos dos meus pacientes com diversos problemas de saúde, além de multivitamínicos e multiminerais de qualidade para quase todo mundo.

O que eu *não* recomendo é que a maioria das pessoas consuma suplementos contendo vitamina A, betacaroteno isolado ou ácido fólico, uma vez que existem riscos associados ao consumo excessivo desses nutrientes. O ponto a ser enfatizado é que suplementos por si só não são capazes de oferecer a proteção ideal contra as doenças e que você não pode transformar uma dieta pouco saudável em uma dieta saudável apenas tomando pílulas.

Você não pode comprar saúde embalada — você tem que merecê-la!

Quando nossa ingestão de nutrientes não é balanceada, problemas de saúde aparecem. O betacaroteno, por exemplo, tem sido apontado como um antioxidante poderoso e como uma vitamina anticancerígena. No entanto, descobriu-se nos últimos anos que ele é apenas um entre cerca de quinhentos carotenoides. Os cientistas estão vendo que tomar suplementos de betacaroteno, que são um substituto pobre para a coisa real: a variedade de vários compostos carotenoides encontrados em vegetais, traz riscos.

A razão pela qual os pesquisadores acreditavam que o betacaroteno tivesse um efeito tão poderoso na luta contra o câncer era que as populações com altos níveis da substância na corrente sanguínea tinham taxas extremamente baixas de incidência de câncer. Recentemente, descobrimos que essas pessoas estavam protegidas contra o câncer por causa de *centenas* de carotenoides e fitoquímicos presentes nas frutas e legumes que consumiam. Não é que o betacaroteno tenha sido o responsável pela baixa incidência de câncer, ele serviu apenas como uma bandeira para aquelas comunidades com alta ingestão de frutas e vegetais. Infelizmente, muitos cientistas viram a bandeira e pensaram ter visto o navio.

Há pouco tempo, estudos de larga escala mostraram que tomar betacaroteno (ou vitamina A) na forma de suplementos pode não ser uma boa ideia.[11]

Experimentos finlandeses apontaram que os suplementos de betacaroteno não só não foram eficientes na prevenção do câncer de pulmão como ainda aumentaram sua incidência.[12] Esse estudo foi interrompido quando os pesquisadores descobriram que a taxa de mortalidade por câncer de pulmão era 28% maior entre os participantes que tinham tomado as quantidades elevadas de betacaroteno e vitamina A. Além disso, o índice de mortalidade por doença cardíaca foi 17% maior entre aqueles que tinham tomado os suplementos em comparação com os que receberam apenas um placebo.[13]

Outro estudo mostrou uma correlação similar entre suplementos de betacaroteno e o aumento de casos de câncer de próstata. Por isso, depois de pesquisas desenvolvidas na Europa e nos Estados Unidos, artigos publicados no *Journal of the National Cancer Institute, Lancet* e *New England Journal of Medicine* recomendam evitar o consumo de suplementos de betacaroteno.[14] Em 2007, foi realizada uma metanálise dos estudos sobre o assunto e identificaram um aumento de 16% na taxa de mortalidade entre pessoas que ingeriram suplementos de vitamina A e de 7% entre as que tomavam betacarroteno.[15]

Podemos aprender uma lição com essa pesquisa. A ingestão elevada de betacaroteno isolado pode impedir a absorção de outros carotenoides. Essas substâncias podem dificultar a ação anticancerígena de outros carotenoides como zeaxantina, alfacaroteno, licopeno, luteína e muitos outros carotenoides cruciais derivados de vegetais. Quando meus pacientes perguntam qual multivitamínico deveriam tomar, digo que devem procurar um multivitamínico de alta qualidade que não contenha vitamina A ou betacaroteno simples.

A alta ingestão de apenas um nutriente quando a natureza combinou aquele nutriente com muitos outros pode piorar, não melhorar, a situação. Nós, seres humanos, especialmente os médicos, adoramos interferir nos assuntos da natureza, pensando que podemos fazer melhor. Às vezes podemos, mas na maior parte dos casos não. Só depois, quando talvez já seja tarde demais, é que percebemos que, na verdade, pioramos as coisas.

Ainda pode demorar décadas para entendermos de que modo os grãos integrais atuam na promoção da saúde. Por ora, temos que nos contentar com o fato de que os alimentos encontrados na natureza são ideais para as necessidades biológicas da espécie. "A evidência mais convincente da última década é aquela que indica a importância dos fatores de proteção, em grande parte não identificados, contidos em frutas e vegetais", disse Walter C. Willett, doutor em medicina, presidente do Departamento de Nutrição da Escola de Saúde Pública de Harvard e representante na Sociedade Americana de Pesquisa sobre o Câncer.[16]

Em outras palavras, uma dieta em que frutas, verduras e outros alimentos de origem vegetal *in natura* forneçam a maior parte das calorias nos garante uma poderosa proteção contra doenças. Fitoquímicos em seu estado natural são potentes inibidores do câncer. Por exemplo, um estudo publicado no *Journal of the National Cancer Institute* mostrou que homens que comiam três ou mais porções de vegetais crucíferos por semana tiveram seu risco de desenvolver câncer de próstata reduzido em 41% em comparação aos homens que comiam menos de uma porção por semana.[17] As crucíferas são vegetais como brócolis e couve, que são ricos em isotiocianatos, que ativam enzimas presentes em todas as células que desintoxicam o organismo de elementos cancerígenos. Comer uma série de outros vegetais diminui o risco ainda mais. Vegetais verdes, cebola e alho-poró contêm fitonutrientes organossulfurados inibidores de alterações celulares anormais que podem levar ao câncer. A estratégia de prevenção do câncer que realmente funciona está na variedade de alimentos saudáveis à base de vegetais da qual dispomos.

ALGUMAS SUBSTÂNCIAS ANTICANCERÍGENAS EM VEGETAIS *IN NATURA*

Compostos do alho	Flavonoide	Ácido fenólico
Sulfetos alil	Glucosinolato	Fitosterol
Antocianina	Indol	Poliacetileno
Ácido cafeico	Isoflavona	Polifenol
Catequina	Isotiocianato	Inibidores da protease
Cumarina	Lignana	Saponina
Ditioltiona	Limonoides	Sulforafano
Ácido elágico	Pectina	Esterol
Ácido ferúlico	Álcool perílico	Terpeno

A lista é apenas uma pequena amostra de compostos benéficos, outros tantos estão sendo descobertos diariamente. Os estudos de prevenção do câncer que tentam dissecar os ingredientes ou combinação de ingredientes exatos em frutas e vegetais estão em curso; mas esses estudos, como muitos outros antes deles, provavelmente são um enorme desperdício de recursos. A verdade é que existem fatores de proteção demais, e eles trabalham sinergicamente; é difícil esperar benefícios significativos ao tomar algumas substâncias isoladas. Esses compostos benéficos complementam as ações uns dos outros. Eles inibem o envelhecimento celular, induzem enzimas de desintoxicação, prendem substâncias cancerígenas no trato digestivo e alimentam os mecanismos de reparação celular.[18]

O câncer é muito mais fácil de prevenir do que de cuidar

O processo de carcinogênese envolve um acúmulo de mutações ou danos no nosso DNA (o modelo celular) ao longo de vinte a quarenta anos. Você deve começar a se proteger hoje, não depois de descobrir que tem câncer. O câncer é muito mais fácil de prevenir do que de tratar. Em vez disso, muitos tentam correr atrás do prejuízo.

O processo de desintegração celular é extremamente longo, e nós sabemos que muitas lesões pré-neoplásicas (anormais, mas que ainda não são um câncer) desaparecem espontaneamente.[19] Estudos em humanos e animais demonstraram que nutrientes derivados de plantas são capazes de prevenir a ocorrência, e até mesmo de reverter, danos no DNA que podem resultar em câncer.[20] Felizmente, temos o potencial de reprimir a progressão do câncer em seus estágios iniciais através de nossas escolhas alimentares. A capacidade de remover e corrigir essas células parcialmente danificadas é proporcional à quantidade de fitoquímicos que o organismo tem disponível.

Ao consumirmos uma variedade e quantidade de substâncias fitoquímicas suficientes para armarmos ao máximo nossas defesas imunológicas contra o câncer, damos condições para que o nosso organismo repare danos no DNA, desintoxique-se de agentes causadores de câncer e resista a doenças de modo geral. Essas mesmas substâncias também ativam outros mecanismos de aprimoramento do sistema imunológico que melhoram nossas defesas contra vírus e bactérias, fazendo com que o nosso corpo seja resistente a doenças em geral.

CINCO MANEIRAS DE PREVENIR O CÂNCER ATRAVÉS DOS FITOQUÍMICOS

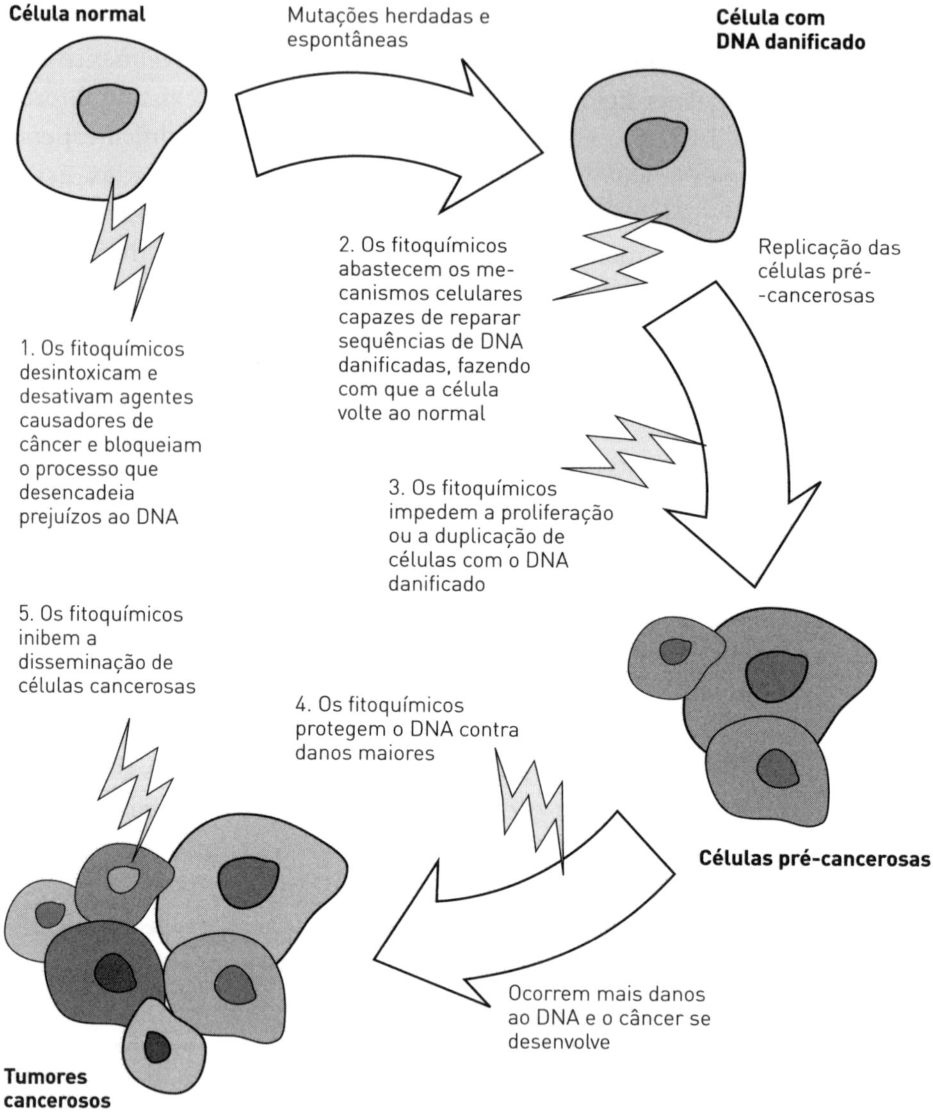

Vegetais verdes × Alimentos de origem animal

Agora você já sabe que não é apenas o excesso de gordura que causa doenças. Não é apenas o hábito de comer alimentos com calorias vazias que causa doenças. E não é apenas o alto consumo de alimentos de origem animal, como laticínios, carne, frango e peixe, que leva à morte prematura. Esses fatores são importantes, porém, o mais importante é o que fica faltando em nossas dietas por não comermos legumes e verduras o suficiente. Vamos dar uma olhada em mais alguns dos motivos pelos quais os alimentos de origem vegetal *in natura* são tão protetores e essenciais para a saúde humana.

Para ilustrar a forte densidade de nutrientes dos vegetais verdes, vamos comparar os valores da carne com os do brócolis e de outras verduras.

Vamos lá, qual alimento tem mais proteína: brócolis ou bife? Enganou-se se respondeu bife.

> O bife tem apenas 6,5g de proteína a cada 100 calorias enquanto o brócolis tem 11,1g, quase o dobro.[21]

Tenha em mente que a maior parte das calorias da carne são provenientes de gordura, já os vegetais verdes são basicamente proteína (todas caloria tem que vir da gordura, do carboidrato ou da proteína).

Popeye estava certo: verduras dão uma força e tanto

Os maiores animais da Terra — elefantes, gorilas, rinocerontes, hipopótamos e girafas — se alimentam predominantemente de vegetais. Como eles conseguem proteína para crescer tanto? Obviamente, vegetais verdes contêm uma enorme reserva de proteína. A bem da verdade, toda a proteína do planeta foi formada a partir do efeito da luz solar sobre as plantas verdes. A vaca não come outra vaca para formar a proteína de seus músculos, aquilo que chamamos de bife. A proteína não surge do nada; a vaca come grama. Não que a proteína seja uma coisa assim tão espetacular ou um nutriente superespecial para ser posta em um pedestal. Só estou dando essa explicação porque a maioria das pessoas acha que produtos de origem animal são necessários para que tenhamos a quantidade adequada de proteína. Estou apenas mostrando como é fácil obter mais proteína que o suficiente e, ao mesmo tempo, evitar os riscos de câncer trazidos pelo excesso de consumo de alimentos de origem animal. Consumir mais proteína vegetal também é fundamental para alcançar uma perda de peso segura e saudável.

NUTRIENTES PRESENTES EM ALGUNS ALIMENTOS (PORÇÃO DE 100 CALORIAS)[22]

	BRÓCOLIS	BIFE	ALFACE ROMANA	COUVE
Proteína	11g	6g	7g	7g
Cálcio	118mg	2mg	194mg	257mg
Ferro	2,2mg	0,8mg	5,7mg	3,2mg
Magnésio	46mg	6mg	82mg	64mg
Potássio	507mg	74mg	1,453mg	814mg
Fibra	11g	0	12g	7,1g
Fitoquímicos	Muito alta	0	Muito alta	Muita alta
Antioxidantes	Muito alta	0	Muito alta	Muito alta
Folato	200µg	2µg	800µg	46µg
Riboflavina	0,29mg	0,06mg	0,4mg	0,25mg
Niacina	1,6mg	1,1mg	1,8mg	1,8mg
Zinco	1mg	1,2mg	1,4mg	0,9mg
Vitamina C	143mg	0	141mg	146mg
Vitamina A	3,609UI	0	51,232UI	48,641UI
Betacaroteno	2,131µg	0	30,739µg	29,186µg
Vitamina E	4,7mg	0,07mg	0,76mg	3mg
Colesterol	0	22mg	0	0
Gordura saturada	0	3,1g	0	0
Peso	357g	29g	588g	357g

E agora, quem tem mais vitamina E e C: o brócolis ou o bife? Tenho certeza de que você sabe que o bife não tem vitamina C nem vitamina E. E praticamente não dispõe de fibra, ácido fólico, vitamina A, betacaroteno, luteína, licopeno, vitamina K, flavonoides e milhares de outros fitoquímicos protetores. A carne tem certas vitaminas e minerais, mas mesmo assim, o brócolis é muito mais rico, chegando a ter quantidades dez vezes superiores ao bife em muitos nutrientes importantes. A única exceção é a vitamina B12, que não pode ser encontrada em plantas.

Quando consideramos os níveis de fibra, fitoquímicos e outros nutrientes essenciais, os vegetais verdes ganham o prêmio de alimento com mais densidade nutricional de todos. Daremos às verduras uma pontuação *hors concours* de cem pontos e julgaremos todos os outros alimentos em comparação a elas.

O segredo da longevidade extrema

Curiosamente, existe um alimento fortemente associado ao aumento da longevidade humana, segundo investigações científicas. Qual você acha que é?

A resposta é: verduras cruas e folhosas, que chamamos de salada.[23] Folhas verdes como alface romana, couves, acelga e espinafre são os alimentos com mais densidade nutricional do mundo.

A maioria dos vegetais contém mais nutrientes por caloria do que qualquer outro alimento e é rica em todos os aminoácidos necessários. Veja por exemplo a alface romana: 18% de suas calorias são provenientes de gordura e quase 50% de proteína. A alface é uma rica potência alimentar, com centenas de fitonutrientes que protegem contra várias doenças graves, inclusive o câncer. Ser saudável e ter um corpo resistente a doenças não é sorte, é merecimento.

Em uma revisão de 206 estudos populacionais humanos, o consumo de vegetais crus mostrou ter o mais forte efeito protetor contra o câncer entre todos os alimento benéficos.[24] No entanto, menos de um em cada cem americanos consome o suficiente de calorias provenientes de vegetais para garantir essa defesa.

Costumo dizer aos meus pacientes que eles devem colocar uma grande placa na geladeira com a seguinte mensagem: A SALADA É O PRATO PRINCIPAL.

Salada aqui significa qualquer *vegetal* consumido cru ou não cozido. Uma tigela de massa fria mergulhada no azeite com um simbólico vegetalzinho por cima para disfarçar *não* é salada. Incentivo os meus pacientes a comerem duas *enormes* saladas por dia. O objetivo é que eles consigam consumir um molho inteiro de alface por dia. Sugiro que você faça seu aviso sobre a importância da salada e cole em sua geladeira agora mesmo, depois volte. Se deixar para mais tarde, pode acabar esquecendo. Se você for tirar apenas uma lição prática deste livro, que seja essa.

Salada verde tem menos de 100 calorias por quilo

Você notou que 100 calorias de brócolis são cerca de 340g desse alimento? E que 100 calorias de lombo moído são apenas 28g? Ao comer vegetais verdes, você pode se saciar e até mesmo se entupir de comida e mesmo assim não vai consumir calorias em excesso. Já os produtos de origem animal são calóricos e relativamente pobres em nutrientes — especialmente nos que mais combatem o câncer.

O que aconteceria se você tentasse comer como um gorila da montanha, que consome cerca de 80% de sua dieta em folhas verdes e cerca de 15% em frutas? Supondo que você seja uma mulher, que precisa de cerca de 1.600 calorias por dia, para tentar adquirir 1.200 dessas calorias de verduras, você teria de comer quase 7kg! É uma salada e tanto. Como seu estômago só consegue armazenar cerca de um litro de alimento (ou pouco mais de um litro), seria bem complicado fazer toda essa salada caber lá dentro.

Com essa dieta de gorila você certamente obteria toneladas de proteína. Na verdade, com apenas pouco mais de 2kg de verduras você já excederia a ingestão diária recomendada de proteínas e conseguiria ainda doses industriais de outros nutrientes importantes. O problema dessa dieta é que você desenvolveria uma *deficiência de calorias*. Ficaria magro demais. Talvez você não acredite, mas não espero que você coma como um gorila. No entanto, a mensagem para se levar para casa é que quanto mais vegetais verdes (crus e cozidos) você comer, mais magro e saudável vai se tornar.

Agora vamos comparar essa dieta boba e extrema que eu chamei de "dieta do gorila" com outra dieta boba e extrema: a dieta americana.

Se quiser tentar a bizarra dieta da maioria dos americanos, ou mesmo caso decida seguir rigorosamente as recomendações da pirâmide alimentar feita pelo Departamento de Agricultura dos Estados Unidos, você estaria se submetendo a uma dieta rica em calorias, mas extremamente pobre em nutrientes, antioxidantes, fitoquímicos e vitaminas. Você comeria demais e ainda assim ficaria subnutrido, o exato perfil nutricional propício a doenças cardiovasculares e câncer. A saber, a pirâmide do USDA recomenda o consumo de oito a 11 porções de pão, cereais, arroz e massas (sendo que 98% dos grãos consumidos nos Estados Unidos são refinados) e quatro a seis porções de produtos lácteos, carnes, aves ou peixe.

Pesar a comida e tentar comer porções menores é inútil

Cheguei a pouco a comparar 100 calorias de verduras com 100 calorias de carne. Mas não comparei os alimentos por peso ou porção, como é de praxe.

Eu comparei porções com a mesma quantidade de calorias porque não faz sentido comparar alimentos por peso ou tamanho. Deixe-me dar um exemplo para explicar por que penso desse modo. Imagine que temos aqui uma colher de chá de manteiga derretida, um alimento cujas calorias são 100% provenientes de gordura. Se eu pegar essa colher de chá de manteiga e misturar em um copo de água quente, posso dizer que essa mistura é 98% livre de gordura por peso. Cem por cento das calorias do produto continuam sendo gordura pura. No fim das contas, não importa quanto de água ou de peso foi adicionado ao produto final, não é mesmo?

Na verdade, se o peso do alimento fosse importante, seria bem fácil emagrecer: bastaria beber mais água. A água acionaria os receptores de peso do trato digestivo e nosso apetite diminuiria. Infelizmente, não é assim que nossos reguladores de apetite — o centro cerebral no hipotálamo que controla a ingestão de alimentos — funcionam. Conforme foi explicado no capítulo 1, o que influencia nossos reguladores de apetite são o volume, as calorias e os nutrientes de uma refeição, não seu peso. Como as comidas consumidas por boa parte das sociedades ocidentais industrializadas são muito calóricas, muitos de nós já tentaram fazer dieta comendo pequenas porções de uma comida pobre em nutrientes. Desse jeito não apenas temos que passar fome, como também somos acometidos por um desejo descontrolado, já que ficamos com uma deficiência nutricional que o corpo precisa sanar.

Precisamos consumir um determinado número de calorias diárias para nos sentirmos satisfeitos. A partir de agora, peço que você repense o que considera o tamanho ideal de uma porção. Para ter boa saúde e físico permanentemente magro, você deve comer grandes porções de alimentos verdes. Quando o assunto for folhas verdes, lembre-se de fazer um prato enorme para os padrões convencionais. Comer grandes porções desses alimentos supersaudáveis é a chave para seu sucesso.

O truque do peso/nutrientes

A relação entre peso e propriedades nutricionais esconde a verdadeira face dos alimentos processados e com poucos nutrientes, fazendo com que os de origem animal não pareçam tão gordos assim. Será que é por isso que a indústria de alimentos e o USDA escolheram esse método de avaliação? Será que existe uma conspiração para que os consumidores não percebam o que de fato estão comendo?

Por exemplo, um cheeseburger duplo com bacon do Burger King obviamente não é um alimento com baixo teor de gordura. Se calcularmos seu percentual de gordura em relação ao peso e incluirmos no pacote o ketchup e o pão, podemos afirmar com precisão que esse lanche tem apenas 18% de gordura e que, portanto, 80% do sanduíche é livre de gordura. No entanto, se usarmos o percentual de gordura pela quantidade de calorias, o mesmo lanche passa a ter 54% de gordura e o hambúrguer sozinho passa a ter 68% de gordura. Nos anos 1990, o McDonald's anunciou que o lanche McLean Deluxe era 91% livre de gordura usando esse mesmo truque numérico. Na verdade, 49% das calorias do lanche provinham da mais pura gordura.

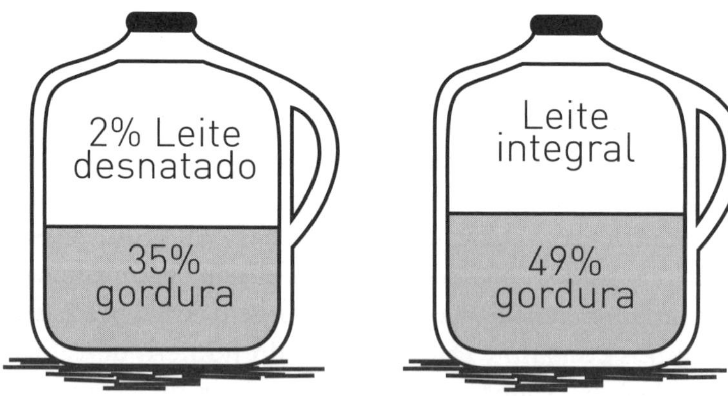

Do mesmo modo, o chamado leite desnatado com apenas 2% de gordura não tem realmente apenas 2%, mas 35% de gordura. O fabricantes só pode dizer que seu produto é 98% livre de gordura (usando o critério de peso) por causa da água que vem junto com o leite. Leite desnatado não é um produto com baixo teor de gordura, assim como queijo light e outros produtos de origem animal também não. Eles só são considerados "magros" dentro dessa lógica de medir peso/valor nutricional. Esse é apenas um triste truque aplicado no consumidor. Aliás, a título de curiosidade, 49% das calorias do leite integral são provenientes de gordura.

O Departamento Americano da Carne, Leite e Queijo

A escolha de usar o peso em vez das calorias como parâmetro para a tabela de análise de nutrientes dos produtos foi uma manobra para esconder como determinados alimentos são inadequados, promovendo os produtos da indústria da agricultura animal — papel original do USDA.[25] Há mais de cinquenta anos esse departamento começou a promover os chamados quatro grupos alimentares básicos, com carne e derivados do leite ocupando o primeiro e o segundo lugar da lista. Financiada pela indústria de carnes e laticínios e apoiada por cientistas nutricionais, essa tabela nutricional se popularizou a despeito do que dizia a ciência.[26]

Esse programa poderia ser mais precisamente nomeado como "os quatro mitos alimentares". Ele foi ensinado em cada sala de aula dos Estados Unidos, com cartazes defendendo uma dieta repleta de proteína animal, gordura e colesterol. Os resultados foram catastróficos em vários sentidos. Os americanos começaram a comer mais e mais alimentos de origem animal. A campanha provocou o início da epidemia de câncer que mais cresce na história, e as taxas de ataque cardíaco subiram níveis inéditos até então.

Por anos e anos o USDA resistiu a reduzir as recomendações diárias de gordura e colesterol apesar da evidência irrefutável de que os americanos estavam cometendo suicídio alimentar. Forte pressão política, lobistas e dinheiro bloquearam o caminho para a mudança.[27]

Usar o critério do peso e não o das calorias na análise nutricional dos produtos acabou sendo um ótimo jeito de manter o excesso de calorias, colesterol e gordura saturada na alimentação — uma estratégia fantástica para criar uma epidemia de obesidade, doenças cardíacas e câncer. Se um inimigo estrangeiro quisesse destruir os Estados Unidos não teria concebido um plano tão eficaz e insidioso. O irônico é que era um programa projetado pelo próprio governo americano, pago com dinheiro de impostos dos contribuintes e que se dizia servir aos interesses públicos.

Com tantos dados científicos disponíveis hoje, incluindo estudos de investigação maciços sobre alimentação e saúde humana, era de se pensar que as pessoas soubessem quais alimentos deveriam comer e por quê, mas grande parte ainda tem dúvidas sobre dieta e nutrição. Por quê?

Parte do problema é que a maioria de nós é lenta para fazer mudanças, especialmente quando envolvem hábitos pessoais e tradições familiares. A maioria das pessoas não aceita a mudança. Elas ficam confortáveis no terreno da familiaridade e se apegam a informações que ouvem há mais tempo, ainda que incorretas. Apesar do aumento expressivo na quantidade de informações sobre nutrição, muitas dessas informações são contraditórias e só levam a ainda mais confusão.

O governo americano gasta mais de US$ 20 bilhões em subsídios às indústrias de laticínios e de carne.[28] Esse dinheiro é dado aos produtores para que eles reduzam artificialmente o custo das culturas utilizadas para alimentar os animais, ajudando assim a reduzir os preços que o consumidor final paga por laticínios, aves e carne vermelha. Frutas e legumes cultivados em princípio para consumo humano estão especificamente excluídos das regras de subsídio do USDA.

Primeiro, os americanos gastam bilhões de dólares de impostos para fomentar a produção de alimentos caros e insalubres. Depois, têm que pagar altíssimas contas médicas, já que a população é acima do peso e consome esses mesmos alimentos prejudiciais em excesso. Pode-se dizer que os impostos americanos são utilizados para tornar a sociedade doente e manter os custos com planos de saúde altos.

As pirâmides alimentares que transformarão você em uma múmia

A pirâmide alimentar do USDA (na página 84) estava em vigor até 2005, quando foi substituída pela MyPyramid (Minha Pirâmide, na página 84). A MyPyramid inclui 12 níveis de ingestão calórica, de 1.000 calorias por dia até 3.200 calorias por dia, e foi projetada para ajudar os consumidores a equilibrarem as calorias de sua dieta.

As recomendações do MyPyramid para uma dieta de 2.000 calorias por dia são:

Grãos: 170g
Legumes: 5 porções ou 2½ copos
Frutas: 4 porções ou 2 copos
Óleo: 6 colheres de chá
Leite: 3 copos
Carne e leguminosas: 155g

Desde a infância somos bombardeados com informações incorretas sobre alimentação. Mesmo depois de décadas de pesquisa científica contestando as recomendações do USDA, o mais novo parâmetro do Departamento — MyPyramid — apresenta apenas um sutil avanço. Embora as novas recomendações tenham aumentado as porções de frutas e vegetais e incluído exercícios físicos, elas continuam reforçando erros alimentares potencialmente letais que as pessoas se acostumaram a cometer.

Essa pirâmide alimentar prescreve um nível de consumo de carne que provoca as doenças que nos matam: ataques cardíacos e câncer.

Além disso, a maneira como os alimentos estão agrupados não faz sentido. Carne e leguminosas estão no mesmo grupo de alimentos porque são considerados ricos em proteínas. Nozes e frutos secos não são sequer mencionados. No entanto, enquanto nozes, sementes e leguminosas têm sido associados à redução dos níveis de colesterol e do risco de doenças cardíacas, a carne está associada ao aumento desse mesmo risco.

Ao dar ao leite e seus derivados seu próprio e proeminente grupo alimentar, MyPyramid leva as pessoas a acreditarem que o leite deve ser consumido diariamente e que é parte essencial de uma dieta saudável. Isso é tudo menos verdade, especialmente quando sabemos que o leite está bastante associado ao câncer de próstata.[29] No fim das contas, a pirâmide ajuda muito pouco aqueles que realmente querem reduzir seus riscos à saúde.

PIRÂMIDE ALIMENTAR DA USDA

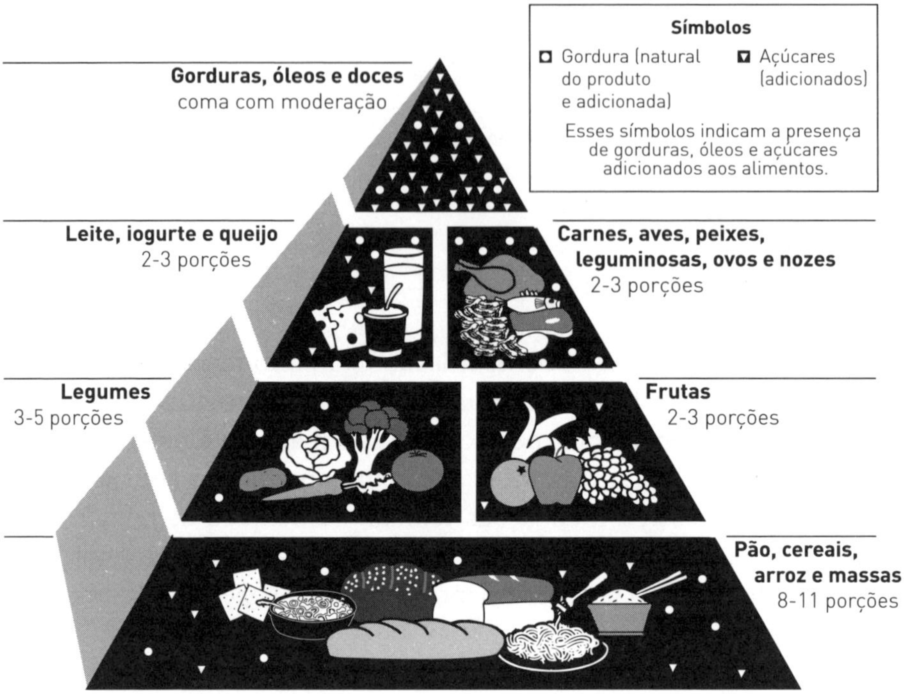
Símbolos
Gordura (natural do produto e adicionada)
Açúcares (adicionados)
Esses símbolos indicam a presença de gorduras, óleos e açúcares adicionados aos alimentos.
Gorduras, óleos e doces
coma com moderação
Leite, iogurte e queijo
2-3 porções
Carnes, aves, peixes, leguminosas, ovos e nozes
2-3 porções
Legumes
3-5 porções
Frutas
2-3 porções
Pão, cereais, arroz e massas
8-11 porções

Departamento de Agricultura dos Estados Unidos (USDA)
Departamento de Saúde e Serviços Humanos dos Estados Unidos

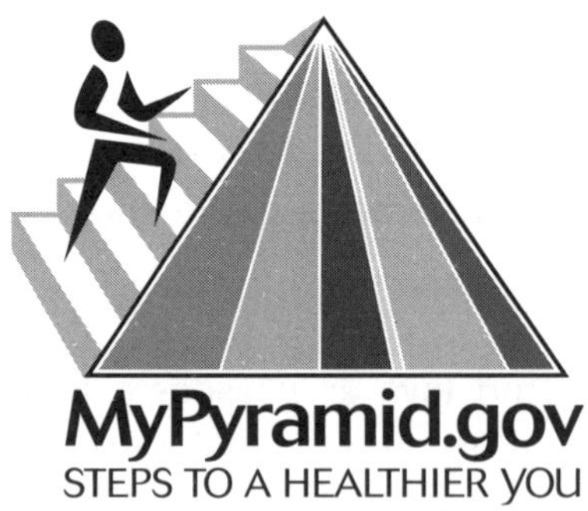
MyPyramid.gov
STEPS TO A HEALTHIER YOU

Essas pirâmides são só política, não ciência nutricional. Será possível que o USDA continue sendo indevidamente influenciado pela pressão política exercida por grupos da indústria de alimentos? Uma pirâmide pensada a partir de interesses científicos, e apenas deles, teria os vegetais como base!

Há muitos anos a população tem sido aconselhada a aumentar seu consumo de vegetais. Ainda assim, metade dos americanos não chega a comer três porções de vegetais por dia, mesmo que consideremos batata frita e chips de batata como "vegetal" (apesar de sabermos que esses alimentos provocam ataques cardíacos e são fritos em gordura trans). Em um dia típico, nenhuma fruta chega a tocar os lábios de metade da população americana.

Em 2010, o Instituto Nacional do Câncer dos Estados Unidos (National Cancer Institute) gastou cerca de US$ 4 milhões para promover as virtudes das frutas e dos legumes. Compare isso com o US$ 1,2 bilhão de gastos pelo McDonald's para anunciar seus produtos somente nos Estados Unidos. A principal causa de todas as doenças que afligem os americanos hoje é uma dieta deficiente em vegetais.

Com base em um acompanhamento exaustivo de pesquisa de todo o mundo ao longo dos últimos 15 anos, a minha recomendação é que sua dieta tenha mais de 90% de calorias provenientes de alimentos vegetais não processados. Essa elevada percentagem de alimentos vegetais ricos em nutrientes nos permite planejar uma vida livre de câncer, ataques cardíacos, diabetes e excesso de peso. Frutas, legumes, verduras e leguminosas devem ser a base de sua pirâmide alimentar. Caso contrário, pode esperar que a conta dos excessos vai chegar.

As doenças que afligem e podem acabar matando quase todos os americanos podem ser evitadas. Você pode viver com grande qualidade de vida e sem doenças, mantendo-se fisicamente ativo e saudável. Pode morrer em paz e sem inconvenientes em uma idade avançada, seguindo o curso natural das coisas.

Para obter bons resultados na prevenção e reversão de doenças e atingir um peso corporal saudável e permanente, devemos nos preocupar com a *qualidade nutricional* de nossa dieta.

O palco está montado: o segredo para deixá-lo magro é o mesmo que deixará você saudável. Uma vez que você aprender a "conseguir emagrecer", magreza e saúde vão andar de mãos dadas, felizes para sempre.

Capítulo 4

O lado negro da proteína animal

Um dia ouvimos dizer que uma dieta rica em gordura causa câncer e no dia seguinte um estudo mostra que aqueles que seguem dietas de baixa ingestão de gordura não têm taxas de câncer menores que a média. O público fica tão confuso e farto dessas informações que decide simplesmente comer qualquer coisa, e o número de pessoas com sobrepeso continua subindo.

QUANTO VOCÊ SABE SOBRE NUTRIÇÃO?
VERDADEIRO OU FALSO?

1. Precisamos de leite para obtermos cálcio o suficiente e evitarmos a osteoporose.

2. Uma dieta rica em proteínas é saudável.

3. A melhor fonte de proteína são os alimentos de origem animal, como carne, frango, ovos, peixes e laticínios.

4. Alimentos de origem vegetal não têm proteína completa.

5. Para obter a quantidade adequada de proteínas em uma dieta à base de vegetais, você deve combinar determinados alimentos para garantir que vai receber todos os aminoácidos necessários a cada refeição.

6. Podemos evitar o câncer optando por alimentos animais com baixo teor de gordura como frango, peixe e leite desnatado, deixando de lado as carnes vermelhas.

As respostas para essas perguntas podem ser encontradas a seguir.

O Projeto China

Felizmente, descobertas de uma enorme série de investigações científicas conseguiram lançar alguma luz sobre a confusão. O Projeto China — realizado conjuntamente pela Universidade de Cornell, Universidade de Oxford e pela Academia Chinesa de Medicina Preventiva — é o mais abrangente estudo sobre a relação entre dieta e doenças da história da medicina. O jornal *The New York Times* chamou a investigação de "o Grand Prix dos estudos epidemiológicos" e ressaltou que esse era "o mais completo estudo já realizado sobre a relação entre a alimentação e o risco de desenvolver doenças".[1]

Liderado pelo dr. T. Colin Campbell, da Universidade de Cornell, esse estudo fez descobertas que viraram a comunidade nutricional de cabeça para baixo. Para a surpresa de muitos, o Projeto China revelou que muitas das chamadas verdades nutricionais eram evidentemente falsas. Por exemplo, a resposta a todas as perguntas do quiz nutricional que fizemos é "Falso".

A China foi o campo de experimento ideal para esse abrangente projeto por causa de sua diversidade. Enquanto um grupo de pessoas de uma área do país mantém uma determinada alimentação, outro grupo a apenas algumas centenas de quilômetros de distância pode ter uma alimentação completamente diferente. Ao contrário do Ocidente, onde todos nós nos alimentamos de forma muito semelhante, a China rural era um "laboratório vivo" para o estudo da complexa relação entre dieta e surgimento de doenças.[2]

O Projeto China foi importante porque estudou populações com uma *gama completa de possibilidades alimentares*. Foram avaliadas tanto pessoas que tinham uma dieta completamente vegetariana quanto aquelas que incluíam uma quantidade significativa de alimentos de origem animal. A adição de pequenas quantidades de uma variável é a melhor forma que um cientista tem para detectar com precisão o risco ou o benefício de determinada prática dietética. É o mesmo princípio de comparar não fumantes com pessoas que fumam meio maço por dia para melhor observar os perigos do cigarro. Comparar um sujeito que fuma cinquenta cigarros por dia com outro que fuma sessenta pode não revelar um dano adicional significativo só por causa desses dez cigarros a mais.

Na China, as pessoas passavam a vida inteira na cidade onde nasceram e raramente migravam. Portanto, os efeitos da dieta que os pesquisadores estavam observando valiam por toda a vida do sujeito. Além disso, como havia diferenças regionais significativas na forma como as pessoas se alimentavam, a prevalência de doenças também mudava de forma acentuada de região para região. Os índices de doenças cardiovasculares tinham variações de vinte vezes de um lugar para outro, e algumas incidências de câncer chegavam a variar centenas de vezes. Nos Estados Unidos, onde a população se alimenta de maneira mais homogênea, não vemos uma diferença de cem vezes nas taxas de câncer de uma cidade para outra.

Descobertas fascinantes foram feitas nesse estudo. Os dados mostraram grandes diferenças nas incidências de doenças com base na quantidade de alimentos vegetais consumidos e na disponibilidade de produtos de origem animal. Os pesquisadores descobriram que à medida que alimentos de origem animal se tornavam mais frequentes na dieta, mesmo em porções relativamente pequenas, o surgimento de cânceres comuns no Ocidente aumentava. A maioria dos cânceres tinha uma proporção direta com a quantidade de alimentos de origem animal consumidos.

Em outras palavras, quando o consumo de alimentos de origem animal se aproximou de zero, as taxas de câncer caíram. Regiões do país com um baixíssimo consumo de alimentos de origem animal eram praticamente livres de ataques cardíacos e câncer. Uma análise dos dados de mortalidade de 65 municípios e 130 aldeias mostrou uma associação significativa entre a ingestão de proteína animal (mesmo em níveis relativamente baixos) e ataques cardíacos, com o consumo de vegetais verdes tendo um forte efeito protetor.[3]

Todos os produtos de origem animal são pobres (ou completamente desprovidos) dos nutrientes que nos protegem contra o câncer e ataques cardíacos — fibras, antioxidantes, fitoquímicos, ácido fólico, vitamina E e proteínas vegetais. Eles são ricos em substâncias que, segundo pesquisas, estão associadas à incidência de câncer e doenças do coração: a gordura saturada, o colesterol e o ácido araquidônico.[4] Dietas ricas em proteína animal também estão associadas a níveis elevados do hormônio IGF-1, que é um fator de risco conhecido para diversos tipos de câncer.[5]

O Projeto China mostrou uma forte correlação entre câncer e a quantidade de proteína animal, não apenas gordura animal, consumida.[6]

Mesmo o consumo de carnes magras e aves teve uma forte correlação com a maior incidência de câncer. Esses resultados indicam que mesmo alimentos de origem animal com baixo percentual gordura, como a carne de frango sem pele, influenciam no aumento de certos tipos de câncer.

Saúde do coração — o problema não é só a gordura e o colesterol

Existe também uma relação entre proteína animal e doenças cardíacas. Por exemplo, a Apo-B — apolipoproteína B — está positivamente associada à ingestão de proteína animal e inversamente associada à ingestão de proteínas de origem vegetal como legumes e verduras. Os níveis de Apo-B estão fortemente relacionados com a doença arterial coronariana.[7] O que muitos não sabem é que a proteína animal aumenta significativamente os níveis de colesterol, enquanto a proteína vegetal ajuda a reduzi-los.[8]

Estudos científicos fornecem evidências de que o efeito da proteína animal nos níveis de colesterol do sangue pode ser significativos. Essa é uma das razões pelas quais pessoas que adotam uma dieta de baixa ingestão de gordura nem sempre têm a redução do colesterol que esperavam, a menos que excluam também os produtos de origem animal. O que surpreende a maioria das pessoas é que, sim, até o leite desnatado e o frango sem pele aumentam o colesterol. Eu vejo isso regularmente no consultório. Muitas pessoas não conseguem ter uma queda consistente dos níveis de colesterol a menos que cortem toda a proteína animal de sua dieta.

A carne vermelha não é o único problema. O consumo de frango e peixe também está ligado ao câncer de cólon. Um estudo analisou os hábitos alimentares de 32 mil adultos durante seis anos e, em seguida, acompanhou a incidência de câncer nos participantes ao longo de outros seis anos. Aqueles que evitavam carne vermelha, mas comiam carne branca regularmente tiveram uma incidência de câncer de cólon 300% maior do que aqueles que não comiam nenhum tipo de carne.[9] O mesmo estudo mostrou que consumir feijão, ervilha ou lentilha pelo menos duas vezes por semana reduz o risco de câncer de cólon em 50% em relação àqueles que nunca comem esses alimentos.

TEOR DE COLESTEROL

QUANTIDADE	EM CONTRAFILÉ BOVINO	NO PEITO DE FRANGO SEM PELE[10]
100g	90mg	85mg
100cal	33mg	51mg

O frango tem aproximadamente a mesma quantidade de colesterol que a carne bovina e a presença de aminas heterocíclicas (AH), compostos causadores de câncer, é ainda mais concentrada no frango grelhado do que na carne bovina.[11] Um estudo feito na Nova Zelândia investigou a presença de aminas heterocíclicas na carne bovina, no peixe e no frango e concluiu que o frango era a carne que mais contribuía com AH e, assim, com o risco de câncer.[12] Do mesmo modo, estudos indicam que o frango seja quase tão perigoso para o coração quanto a carne vermelha. No que diz respeito ao colesterol, não há nenhuma vantagem em comer carne branca magra em vez de carne vermelha magra.[13]

A melhor coisa que você pode fazer pela sua saúde é limitar significativamente ou eliminar todos os tipos de carne, brancas e vermelhas. A seguir, o dr. Campbell explica por que acredita que a proteína animal (além da gordura animal) causa doenças:

> Eu realmente acredito que a proteína — tanto seu tipo quanto sua quantidade — seja um fator mais significativo no que diz respeito ao colesterol do que a gordura saturada. Certamente ela é mais relevante que a quantidade de colesterol ingerida. Sabemos que as proteínas animais têm um impacto rápido e poderoso sobre as enzimas envolvidas no metabolismo do colesterol. Seja no sistema imunológico, nos vários sistemas de enzimas, na absorção de cancinógenos para dentro das células, seja nas atividades hormonais, a proteína animal geralmente só cria problemas.[14]

Talvez seja impossível saber que componente da carne faz mal à saúde. No entanto, é evidente que, embora as pessoas lutem para reduzir a gordura de sua alimentação, elas continuam consumindo níveis elevados de produtos de origem animal e pouquíssimos vegetais *in natura*.

> Os níveis de colesterol podem ser diminuídos ao reduzirmos tanto a gordura saturada quanto a proteína animal e comermos mais proteína vegetal.

Lembre-se, as regiões da China que tiveram taxas extremamente baixas de doenças ocidentais não alcançaram esse resultado apenas porque suas dietas eram pobres em gordura. Isso aconteceu porque a alimentação dessas pessoas era rica em produtos vegetais não processados — elas não enchiam a barriga de cheesecake light e chips.

Nunca se esqueça de que a doença arterial coronariana e seu resultado final — ataques cardíacos, o assassino número um de todos os homens e mulheres americanos — são quase 100% evitáveis. Ao me debruçar sobre os dados de mortalidade por nação recolhidos pela Organização Mundial da Saúde, descobri que na maioria dos países pobres, aqueles que invariavelmente consomem pequenas quantidades de produtos de origem animal, menos de 5% da população adulta morre de ataques cardíacos.[15] O Projeto China comprovou que grupos que consumiam uma dieta praticamente vegetariana durante toda a vida quase não registravam ataques do coração e que grupos que mantinham uma dieta rica em alimentos vegetais naturais e retiravam menos de 10% de suas calorias de alimentos de origem animal também tinham pouquíssimos casos do tipo.

Minha observação dos dados mundiais é amparada por estudos feitos com americanos vegetarianos e não vegetarianos.[16] Esses estudos mostram que os principais fatores de risco associados à doença cardíaca — tabagismo, inatividade física, consumo de alimentos processados e consumo de produtos de origem animal — são evitáveis. Toda morte por ataque cardíaco é trágica porque provavelmente poderia ter sido impedida.

Entendendo os conflitos e confusões nos estudos sobre o câncer

Os dados do Projeto China também ajudam a explicar as conclusões de outro estudo, o Nurse's Health Study, feito em Boston com milhares de enfermeiras. Este estudo mostrou que as mulheres americanas que reduziram sua ingestão de gordura surpreendentemente não tiveram uma diminuição no risco de câncer de mama.[17] Antes de tudo, é preciso dizer que o grupo com menor percentual de ingestão de gordura mantinha 29% das calorias de sua dieta da gordura. Isso ainda é um percentual alto (para os meus padrões) e ainda maior do que o grupo com maior ingestão de gordura na China. Esperar que elas tivessem uma grande redução na incidência de câncer de mama seria como um fumante que fumava três maços por dia diminuir para dois com a expectativa de obter uma redução significativa no risco de câncer de pulmão. A propósito, na China, o grupo de pessoas com menor ingestão de gordura, aqueles cuja dieta era quase totalmente composta por vegetais, retirava apenas 6% de suas calorias da gordura. Já o grupo que ingeria mais gordura consumia cerca de 24%.

Em segundo lugar, essas mulheres que relataram comer menos gordura no Nurse's Health Study tinham efetivamente consumido tanto quanto ou ainda mais calorias oriundas de proteína animal do que aquelas que faziam uma dieta com mais gordura. Além disso, o consumo de produtos vegetais *in natura* não aumentou. O grupo de baixo teor de gordura na China nem de longe comia a quantidade de alimentos processados que os ocidentais comem. As taxas de câncer eram muito baixas não só porque a dieta era pobre em proteína e gordura animal, mas porque, ao contrário de boa parte dos ocidentais, eles de fato comiam muitos vegetais.

De modo geral, os resultados apresentados pelo Projeto China são tão persuasivos porque os estudos populacionais feitos no Ocidente não são muito precisos. Eles geralmente estudam adultos que adotaram uma dieta moderada em algum ponto da vida em que já eram mais maduros. Sendo assim, os entrevistados já passaram da idade em que a alimentação tem seu maior poder de influência. Certos tipos de câncer, como o câncer de mama e o de próstata, são fortemente influenciados pela alimentação que recebemos no começo da vida, sobretudo pouco antes e logo depois da puberdade.

Depois de estudarem várias doenças, e não apenas um tipo de câncer, os pesquisadores envolvidos no Projeto China concluíram:

> Ao que parece, aumentar o consumo de alimentos vegetais e reduzir o consumo de alimentos animais sempre melhora a prevenção de doenças, de forma que não existe um limite de adição de um ou de redução de outro para que esse benefício não ocorra. Os resultados desse estudo sugerem que mesmo doses moderadas de alimentos de origem animal estão associadas a aumentos significativos na concentração de colesterol no plasma, que por sua vez estão associados a aumentos significativos nas taxas de mortalidade por doenças crônicas degenerativas.[18]

Em outras palavras, as populações com níveis muito baixos de colesterol têm não só baixos índices de doença cardíaca, como também baixas incidências de câncer.

A conclusão da pesquisa é simples: enquanto as pessoas continuarem indiferentes ao conteúdo nutricional, vão sofrer as consequências. Não espere nenhuma proteção significativa fazendo mudanças pontuais.

O câncer é uma doença causada pela deficiência de frutas e vegetais

Frutas e vegetais são os dois alimentos com a melhor correlação com a longevidade em humanos. Nem pão integral, nem farelo de aveia, nem mesmo uma dieta vegetariana apresentam uma correlação tão poderosa com a longevidade quanto o alto nível de consumo de frutas e salada verde crua.[19] O Instituto Nacional do Câncer dos Estados Unidos divulgou recentemente 337 estudos que mostraram as mesmas informações básicas:[20]

1. Frutas e legumes protegem contra todos os tipos de câncer se consumidos em quantidades grandes o suficientes. Centenas de estudos científicos documentam isso. Os cânceres mais prevalentes nos Estados Unidos são sobretudo causados por uma deficiência alimentar de produtos vegetais.
2. Vegetais crus têm os efeitos mais poderosos na redução de incidência do câncer em comparação com todos os outros alimentos.
3. Estudos sobre o poder das pílulas de vitaminas na redução da incidência de câncer ainda são controversos. Alguns estudos mostram que tomar pílulas contendo vários nutrientes como ácido fólico, vitamina C e vitamina E oferecem um ligeiro benefício ao paciente, mas a maioria indica que não há vantagem alguma. Alguns estudos sugerem ainda que tomar nutrientes isolados é prejudicial, como foi discutido no capítulo 3 sobre o betacaroteno.
4. Leguminosas em geral, não apenas a soja, trazem benefícios anticâncer adicionais por combaterem os cânceres reprodutivos, como o de mama e o de próstata.[21]

A maioria das pessoas preferiria tomar uma pílula e poder continuar comendo o que estão acostumadas. Já imaginou uma pílula que pudesse reduzir as taxas de câncer em 80% ou mais? Não seria o maior sucesso financeiro da indústria farmacêutica de todos os tempos? Você seria louco de não tomar esse presente dos deuses, esse prolongador da vida humana.

As propriedades anticâncer e antidoenças presentes nos alimentos expõem o cerne do fracasso da medicina moderna. Depois de bilhões e bilhões de dólares destinados ou doados a pesquisas sobre o câncer, não temos nada para mostrar ao público. Estamos perdendo a guerra contra o câncer porque entramos em uma busca incessante pela impossível cura, quando na verdade a eliminação das causas é a única maneira de vencer.

Você pode fechar este livro e deixá-lo de lado agora mesmo, desde que incorpore essa mudança alimentar fundamental em sua vida: consuma muitas frutas, verduras e grãos. Essa é a chave tanto para a perda de peso quanto para ter uma saúde melhor. A exata quantidade de vegetais e leguminosas que você precisa comer, como incorporá-los em sua dieta e torná-los gostosos são assuntos abordados no capítulo 8.

Uma dieta vegetariana não é garantia de boa saúde

Pessoas que cortam carne, aves e laticínios de sua alimentação, mas se enchem de pão, massa, salgadinho, biscoito e bolinho de arroz podem até ter uma dieta de baixa gordura, mas também têm uma alimentação pobre em vitaminas, minerais, fitoquímicos, importantes ácidos graxos essenciais e fibras. Comer assim é claramente inadequado e desse jeito não dá para esperar proteção contra o câncer. Além disso, como esses grãos refinados são pobres em fibras, a pessoa precisa consumir calorias demais até se sentir saciado. Em outras palavras, as proporções de nutrientes por calorias e de nutrientes por fibras são extremamente baixas.

Deixe-me repetir isso para ficar claro: seguir uma alimentação rigorosamente vegetariana não é tão importante quanto manter uma dieta rica em frutas e legumes. Um vegetariano cuja dieta é composta basicamente por grãos refinados, cereais matinais, alimentos industrializados comprados em lojas de produtos naturais, *fast-foods* vegetarianos, arroz branco e massas terá uma saúde mais comprometida do que uma pessoa que come um pouco de frango ou ovos, por exemplo, mas consome uma grande quantidade de frutas, legumes e leguminosas.

Estudos têm confirmado que vegetarianos vivem bem mais do que não vegetarianos.[22] Mas quando olhamos os dados mais detidamente, parece que aqueles que não eram tão rigorosos em seu vegetarianismo tinham os índices de longevidade igualmente impressionantes, desde que consumissem um bom volume e variedade de alimentos vegetais *in natura*.

Lembre-se de que pessoas veganas (vegetarianos estritos, que não consomem leite ou outros alimentos de origem animal) há bastante tempo quase nunca sofrem de ataques cardíacos. Se você tiver uma doença cardíaca ou um forte histórico familiar desse tipo, deve considerar a possibilidade de evitar todos os produtos de origem animal. Para citar uma autoridade respeitada, vou deixá-lo com esse depoimento de William Castelli, doutor em medicina e diretor do famoso Framingham Heart Study, um estudo sobre saúde cardiovascular feito em Massachusetts desde 1948:

> Temos a mania de zombar de vegetarianos, mas eles têm se saído muito melhor do que nós. Veganos têm níveis de colesterol tão baixos que quase nunca sofrem de ataques cardíacos. A média de colesterol deles é de cerca de 125, e nunca vimos ninguém no estudo de Framingham ter um ataque cardíaco com um nível abaixo de 150.

A pesquisa mostra que aqueles que evitam carnes e laticínios têm menores taxas de doenças cardíacas, câncer, hipertensão arterial, diabetes e obesidade.[23] Os dados são conclusivos: nos Estados Unidos, vegetarianos vivem mais que não vegetarianos, provavelmente muito mais.

Quanto tempo a mais vivem os vegetarianos?

Essa é uma pergunta difícil de responder com precisão considerando que há poucos estudos sobre a longevidade dos vegetarianos em países com eletricidade, refrigeração, bom saneamento e alimentação adequada. Pesquisas realizadas em 1984 com adventistas do sétimo dia americanos — um grupo religioso que fornece aconselhamento nutricional e sobre estilo de vida a seus membros — lança alguma luz sobre essa questão. Os adventistas desencorajam consumo de carnes, aves e ovos. Já a carne de porco é proibida. Já que comer produtos de origem animal não é proibido, apenas desencorajado, há uma grande escala de consumo entre os membros do grupo. Alguns adventistas nunca comem carne e ovos, já outros comem esses itens diariamente. Quando analisamos com calma os dados dos adventistas do sétimo dia, notamos que os que viveram mais foram os que seguiram a dieta vegetariana por mais tempo. Quando analisamos o subconjunto das pessoas que tinham seguido uma dieta vegetariana por pelo menos metade de sua vida, vemos que elas viveram cerca de 13 anos a mais do que a média de seus contemporâneos californianos não fumantes.[24] A maioria dos participantes do estudo foi convertida à religião, não nasceu dentro dela. Não existiam dados sobre aqueles que seguiam essa dieta desde a infância. No entanto, os dados desse estudo cuidadosamente conduzido são convincentes. Para mim, o que causa mais interesse é a associação entre o consumo de salada verde e uma vida mais longa.[25] Verduras, os alimentos mais ricos em nutrientes do planeta, foram o melhor indicador da longevidade extrema.

Alguns especialistas em nutrição argumentariam que — analisando os dados do Projeto China com centenas de outros estudos menores sobre influências da alimentação — um vegetariano estrito que segue uma dieta rica em vegetais naturais, sem grãos refinados, vive mais; porém, diriam também que isso ainda é apenas uma especulação acadêmica, não um fato comprovado. Não vamos discutir aqui se faz ou não faz mal comer pequenas doses de produtos animais. O meu interesse é não perder o ponto que é consensual e sobre o qual não há contradições ou discordâncias:

> Quer siga uma dieta vegetariana, quer coma uma pequena quantidade de alimentos de origem animal, para ter uma saúde excelente, você deve receber a maior parte de suas calorias de alimentos de origem vegetal *in natura*. É justamente essa grande quantidade de alimentos de origem vegetal que vai lhe dar maior proteção contra o desenvolvimento de doenças graves.

Desvendando o mistério dos cânceres de mama e de próstata

Muito tem sido escrito sobre as causas do câncer de mama (há livros inteiros dedicados ao assunto), mas as mulheres continuam confusas.

Os homens não devem pular esta parte: eles têm mães, filhas, irmãs e esposas que devem ajudar a proteger. Além disso, os mesmos fatores que causam câncer de mama causam também o de próstata. Homens com histórico familiar de câncer de mama têm maior risco de desenvolver câncer de próstata, assim como para as mulheres vale a mesma relação.[26] Portanto, há uma forte ligação entre esses dois tipos de câncer hormonalmente sensíveis.

As americanas são hoje duas vezes mais propensas a desenvolver câncer de mama do que eram há um século, e a maior parte desse aumento ocorreu nos últimos cinquenta anos. Apesar de todo o medo e de toda a publicidade em torno da doença, as mulheres ainda não sabem o que podem fazer para se proteger, e pesquisadores que procuram uma causa simples para o problema só se frustram. Isso acontece porque o câncer de mama, assim como a maioria dos cânceres, é multicausal. Para entender a disparada na incidência de casos dessa doença nas últimas décadas, é preciso analisar uma série de fatores que contribuíram simultaneamente. Hoje se tem muita informação sobre o assunto e as boas notícias são que a genética desempenha um papel secundário e que a doença não escolhe seus alvos de forma aleatória. A guerra contra o câncer de mama pode ser vencida.

Entendendo os fatores envolvidos no desenvolvimento do câncer

Acredita-se que a carcinogênese, o processo que conduz ao câncer, ocorra em uma série de etapas. Esse é um processo de várias fases que começa com danos celulares pré-cancerosos que caminham gradualmente para alterações mais malignas. O primeiro passo é o desenvolvimento de anomalias celulares, que podem levam ao câncer. Isso normalmente ocorre durante a adolescência, logo após a puberdade.[27] Lembre-se de que maus hábitos alimentares na infância levam a um excesso de produção de hormônios sexuais e ao começo de alterações patológicas no tecido mamário, preparando o terreno para o surgimento do câncer, muitos anos depois.

Sabemos que a puberdade precoce é um fator de risco de desenvolver essa doença. Sabemos também que há provas contundentes de que os hormônios ovarianos desempenhem um papel fundamental no surgimento do câncer de mama em todas as etapas.[28] É de conhecimento geral entre os médicos que quanto mais cedo a mulher amadurece — ou seja, tem sua primeira menstruação —, maior será seu risco de câncer de mama.[29] Tanto a menarca precoce (início da menstruação) quanto o excesso de peso são indicativos de aumento no risco de câncer de mama.[30]

E não é só com as mulheres: em homens, a maturação precoce aumenta os riscos de câncer de próstata e de testículo.[31] Crescer e amadurecer rápido demais aumenta nossos riscos de câncer e faz com que o corpo envelheça mais cedo. É exatamente o que observamos em animais de laboratório. Quando eles são alimentados para que cresçam mais rápido, acabam morrendo mais jovens.[32]

O preocupante é que há quase cem anos o início da menstruação tem ocorrido cada vez mais cedo nas sociedades ocidentais.[33] A média atual nos Estados Unidos é de 12 anos. Segundo a Organização Mundial da Saúde, em 1840, a puberdade se iniciava em média aos 17 anos.[34]

Durante o período de tempo em que a idade da menarca caiu de cerca de 17 para 12 anos na Europa Ocidental e nos Estados Unidos houve também mudanças alimentares: um aumento do consumo de gorduras, carboidratos refinados, queijo e carne e uma enorme queda no consumo de carboidratos complexos, como vegetais ricos em amido. Estudos modernos feitos com jovens vegetarianas com uma alimentação mais rica em carboidratos complexos e sem carne mostraram que elas tiveram uma menstruação mais tardia e, como era de se esperar, uma redução significativa da acne.[35] O consumo exagerado de alimentos de origem animal desencadeia maior produção de hormônios relacionados à função reprodutiva precoce e ao crescimento.[36] Essas alterações hormonais persistem na vida adulta.[37] Alguns miomas uterinos também podem ser fruto de uma dieta deficiente em frutas e vegetais e com grandes quantidades de carne. O risco aumenta à medida que o consumo de carne aumenta e o de legumes diminui.[38] Em outras palavras, o palco para o surgimento do câncer é montado por nossos maus hábitos alimentares ainda no início da vida. Os cânceres de mama e de próstata são fortemente influenciados por nossas práticas alimentares durante a juventude.

INÍCIO DA PUBERDADE AO LONGO DO TEMPO

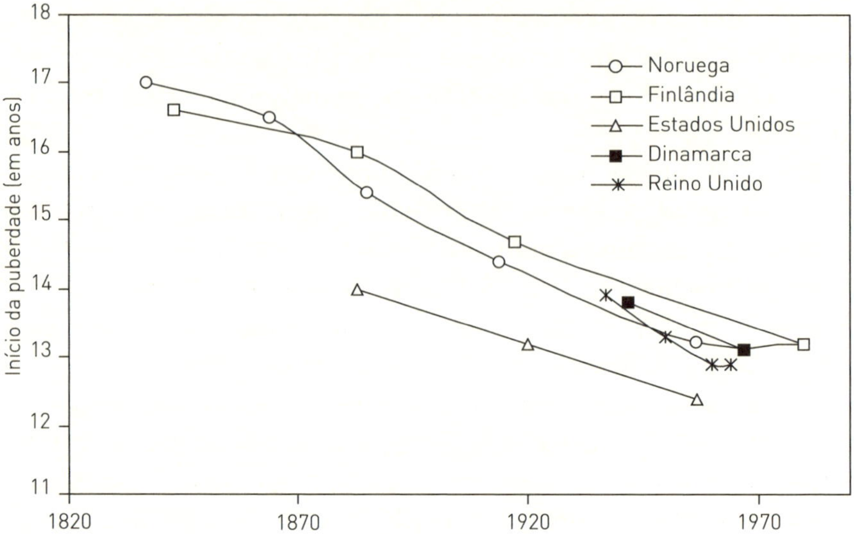

Fonte: TANNER, J.M. (1973). Trent Toward Earlier Menarche in London, Oslo, Copenhagen, the Netherlands and Hungary. *Nature* 243: 75-76.

Estudos feitos primeiro na Europa e, em seguida, nos Estados Unidos indicaram que a quantidade elevada de proteína na dieta é um fator mais decisivo na ocorrência de uma menarca precoce do que o sobrepeso.[39] Essa conclusão foi ratificada por dados sobre a influência do aumento da ingestão de proteína animal em meninas da África do Sul e a menarca precoce.[40] Posteriormente, na década de 1990, quando os dados do Projeto China foram dissecados, os pesquisadores notaram novamente uma alta correlação entre a incidência de câncer de mama e o consumo de produtos de origem animal.[41]

Na China, o consumo de alimentos de origem animal está relacionado com a menarca precoce e com o aumento dos níveis de hormônios sexuais. Níveis de testosterona no soro apareceram ainda mais fortemente associados ao câncer de mama do que o estrogênio. É de se notar que o aumento dos níveis de testosterona acarretam um aumento significativo no risco tanto de câncer de mama quanto de próstata. A testosterona aumenta também com a obesidade, que por sua vez representa um novo fator de risco consistente.[42]

O que torna os dados do Projeto China tão intrigantes é que a incidência de câncer de mama na China é muito baixa em comparação com os países ocidentais e o consumo de alimentos de origem animal é muito menor que nos Estados Unidos. Mesmo aqueles que mais consomem produtos de origem animal na China consomem menos da metade da quantidade que os americanos. À medida que a ingestão de alimentos de origem animal passou de uma vez por semana no um terço da população que menos comia carne para quatro vezes por semana no um terço que mais consumia, o câncer de mama aumentou em 70%. Vale ressaltar que a única diferença entre as dietas foi a adição de carne em quantidades variadas. O consumo de vegetais frescos foi praticamente o mesmo em todos os grupos, oferecendo pouca chance de uma confusão nas variáveis. Houve um forte aumento na ocorrência de mortalidade por câncer de mama à medida que as pessoas passaram a comer mais produtos de origem animal.

Nos Estados Unidos, as pessoas consomem uma enorme quantidade de queijo. O aumento no consumo desse item é alarmente: 182% nos últimos trinta anos.[43] O queijo é o alimento com maior teor de gordura saturada e substâncias que elevam o nível hormonal. Não à toa, a incidência de cânceres sensíveis à ação de hormônios disparou nos Estados Unidos.

Diferente de alguns estudos que mostraram não haver uma diferença muito expressiva em pessoas que adotavam dietas um pouco menos gordurosas na idade adulta e seus pares que consumiam dietas mais gordurosas, mudanças radicais na dieta durante a juventude têm enormes repercussões.[44] Mesmo quando consideramos a alimentação ao longo de toda a vida, carne e laticínios continuam aparecendo como um forte fator causal do câncer de mama.[45] Quase não há registro de câncer de mama em populações em que o consumo de produtos de origem animal representa menos de 10% das calorias da dieta.[46] Depois de revisar vários estudos sobre esse assunto para o *Journal of the National Cancer Institute*, um grupo de cientistas proeminentes concluiu que as pesquisas que não apresentaram relação entre o consumo de produtos de origem animal e o câncer de mama sofriam de problemas metodológicos.[47]

Desvendando o mito da proteína

Fomos doutrinados desde a infância a acreditar que a proteína animal é um dos nutrientes mais importantes do mundo. Fomos criados com a ideia de que um alimento faz bem à saúde se nos ajuda a crescer mais e mais rápido. Isso não poderia estar mais longe da verdade.

O público e os meios de comunicação estão confusos. Eles continuam associando a expressão *boa nutrição* com a maturidade precoce e estatura mais elevada, dois resultados de nosso maior consumo de proteínas e gorduras animais. Essas tendências insalubres são repetidamente classificadas como fatos positivos. Antigamente, jornalistas e nutricionistas confundiam crescer depressa com ter saúde. Para mim, o aumento da taxa de crescimento não é uma coisa boa. Quanto mais lentamente a criança cresce, mais lentamente ela envelhece. Um crescimento mais lento, demorando mais a atingir a maturidade, é fator preditivo de uma vida mais longa, segundo mostram pesquisas com animais.[48] Descobertas semelhantes têm sido feitas em relação a seres humanos: crescimento rápido e anormal e puberdade precoce são fatores de risco para o câncer e outras doenças em fases posteriores da vida. Aos poucos, vão surgindo evidências de que os mesmos fatores que levam à maturidade precoce e ao crescimento excessivo na infância aumentam a ocorrência do câncer em geral, não apenas do câncer de mama e de próstata.[49] Fora casos de desnutrição ou de distúrbios graves, quanto mais lentamente a pessoa cresce e amadurece, melhor.

Por outro lado, não é apenas a gordura animal que causa câncer e doenças cardíacas. A proteína animal também vem conquistando uma má reputação entre renomados nutricionistas e a comunidade científica. Tanto no laboratório quanto em estudos epidemiológicos, cientistas descobriram uma ligação entre câncer e proteína animal e concluíram que reduzir o consumo desse tipo de proteína retarda o processo de envelhecimento.[50]

O consumo de produtos de origem animal em geral está associado a vários tipos de câncer. Um estudo internacional reuniu dados de 59 países e mostrou que homens com o maior percentual de consumo de carne, aves e laticínios eram os mais propensos a morrer de câncer de próstata, enquanto os que consumiam o maior percentual de alimentos vegetais não processados e castanhas eram os menos propensos a desenvolver a doença.[51]

Outro estudo, feito na Alemanha, descobriu que a incidência de câncer de cólon e de reto era 50% menor em vegetarianos adultos. Ainda mais animador é o resultado obtido por aqueles que seguiam uma dieta vegetariana há mais de vinte anos: eles tiveram uma redução de 75% na mortalidade por câncer e por todas as outras doenças.[52] Parece haver uma forte relação entre o período de vegetarianismo e o grau de proteção contra doenças. Outros estudos sobre dieta vegetariana em diferentes países mostram quase a mesma coisa.[53] Os fatores de risco começam a agir cedo.

Há evidências consideráveis de que a exposição a certos produtos químicos proibidos nos Estados Unidos — especialmente bifenilas policloradas, conhecidas como PCB, e dicloro-difenil-tricloroetanos, conhecidos como DDT — pode promover alterações patológicas. Mulheres com câncer de mama têm uma maior concentração dessas substâncias em seu tecido mamário do que aquelas que não sofrem da doença.[54] Isso também foi observado em Long Island, em Nova York, onde há uma taxa particularmente elevada de câncer de mama. Pesquisadores acreditam que as mulheres de Long Island tenham sido contaminadas por esses produtos que continuam no meio ambiente ao comerem peixes da região. Para piorar a situação e acrescentar mais uma fonte de risco, ainda temos de pensar na gordura trans e nos compostos causadores de câncer que são acrescidos às carnes, peixes e frangos durante o preparo, seja grelhado, frito ou assado.[55] Como podemos ver, as causas do câncer são bastante complexas e multifatoriais.

TIPOS DE CÂNCER ASSOCIADOS AO AUMENTO DO CONSUMO DE PRODUTOS DE ORIGEM ANIMAL[56]

Câncer de bexiga	Câncer de pulmão
Câncer no cérebro	Linfoma
Câncer de mama	Câncer de orofaringe
Câncer de cólon	Câncer de ovário
Câncer de endométrio	Câncer de pâncreas
Câncer intestinal	Câncer de próstata
Câncer de rim	Câncer de pele
Leucemia	Câncer de estômago

Fazer bastante exercício físico reduz o risco de câncer

Pesquisadores da Universidade de Tromsø, na Noruega, reportaram que mulheres que fazem exercício regularmente reduzem o risco de desenvolver câncer de mama de maneira expressiva. O estudo envolveu mais de 25 mil mulheres com idades entre vinte e 54 anos no momento de entrada no estudo. Os pesquisadores constataram que mulheres que ainda não tinham entrado na menopausa, com menos de 45 anos e que se exercitavam com regularidade tinham riscos 62% menores que as sedentárias. A redução foi ainda maior no caso de mulheres magras que se exercitavam mais de quatro horas por semana: essas tiveram uma redução de 72% no risco.

Boa alimentação e exercícios desempenham um papel muito mais importante na prevenção do câncer do que mamografias e outros métodos de detecção. Tenha em mente que mamografias apenas detectam o câncer, não previnem. Só identificam que a doença existe muitos anos depois que as células cancerosas começaram a se proliferar.[57] A esse ponto, a maioria dos cânceres já se espalhou de seu local de origem para outras partes do corpo e removê-los cirurgicamente não traz a cura. Apenas uma minoria das mulheres que descobriram os seus tumores de mama pela mamografia sobrevivem mais por causa da detecção precoce.[58] Para a maioria delas, tanto faria ter descoberto a doença mais tarde. Meu objetivo aqui não é desencorajar mulheres com idades entre cinquenta e 65 anos a fazerem mamografias periódicas, e sim convencê-las de que fazer exames não é suficiente. Mamografias, que não fazem nada para prevenir o câncer de mama, são fortemente propagandeadas, mas as mulheres não escutam uma palavra sobre o que podem fazer para se prevenir antes que a doença surja.

Não subestime o poder de uma alimentação melhor para, aos poucos, reparar os danos causados por anos de abuso. Não desanime só porque você já não pode reduzir seu risco a zero por causa de erros do passado. Imagine se o mesmo fosse dito a fumantes: "Nem tente parar de fumar, pois seu risco ter câncer de pulmão nunca será tão baixo quanto antes"? Na verdade, as incidências de câncer de pulmão são consideravelmente mais baixas (cerca de um quinto) em países que têm um alto consumo de vegetais, mesmo que a população fume como uma chaminé.[59] Frutas e vegetais crus oferecem uma proteção poderosa contra doenças; folhas verdes oferecem ainda mais proteção.[60]

O meu ponto principal é que as pessoas têm ignorado conselhos e se recusado a fazer as mudanças que mais poderiam salvar suas vidas. Continuamos a procurar respostas porque as que já encontramos não são do nosso gosto. Nossa mais poderosa artilharia na guerra contra o câncer de mama, e contra o câncer em geral, é seguir os conselhos apresentados neste livro e começar a se alimentar bem desde a mais tenra idade possível.

Aumentando a sobrevida de pacientes com câncer

É difícil encontrar alguém que discorde do fato de que uma alimentação ideal tem efeito protetor contra o câncer. A pergunta que fica é esta: será que alimentação balanceada ou mesmo a intervenção nutricional pode ser uma abordagem terapêutica eficaz em pacientes que já têm câncer? Será que a alimentação interfere se a pessoa já apresenta o quadro clínico? Dados científicos indicam que a resposta seja "sim".

Em busca da resposta para essas perguntas, pesquisadores avaliaram mulheres com câncer e descobriram que a ingestão de gordura saturada promovia uma propagação mais rápida da doença.[61] Outros pesquisadores encontraram resultados semelhantes. No caso de mulheres que já tinham câncer, o risco de morte aumentou em 40% para cada 1.000g de gordura consumidas mensalmente.[62] Estudos também indicaram que a alta ingestão de frutas e vegetais estende a sobrevida e que o percentual de gordura do corpo aumenta o risco de morte prematura.[63]

Resultados semelhantes abordando a relação entre câncer de próstata e alimentação podem ser encontrados na literatura científica, o que indica que a dieta exerce bastante influência na sobrevivência de pacientes com câncer de próstata.[64] *O excesso de alimentos industrializados e produtos de origem animal é tóxico para seres humanos.*

Quando consumida em volume significativo, a proteína animal — não só a gordura — vem se mostrando um nutriente tóxico para os seres humanos. Vários livros andam alardeando os benefícios de dietas ricas em proteína na perda de peso e recebendo muita publicidade. Muita gente quer resguardar a sua dependência em alimentos gordurosos, nutricionalmente inadequados e de origem animal. Esses consumidores formam um enorme mercado para esse tipo de charlatanismo pseudocientífico e desordeiro.

PROTEÍNA ANIMAL	PROTEÍNA VEGETAL
Aumenta o colesterol	Diminui o colesterol
Promove o câncer	Protege contra o câncer
Promove a perda de massa óssea	Auxilia na resistência óssea
Promove doença renal	Sem efeito
Acelera o envelhecimento	Sem efeito
Vem acompanhada de:	Vem acompanhada de:
Gordura saturada	Fibras
Colesterol	Fitoquímicos
Ácido araquidônico	Antioxidantes

A ligação entre produtos de origem animal e vários tipos de doenças é hoje algo tão comprovado pela literatura científica quanto a ligação entre tabagismo e câncer de pulmão. Foi descoberto, por exemplo, que indivíduos que comem carne, incluindo aves e peixes, são duas vezes mais propensos a desenvolver demência (perda de função intelectual com o envelhecimento) que seus homólogos vegetarianos.[65] A discrepância foi ainda maior quando o consumo de carne no passado foi levado em consideração. A mesma dieta, cheia de produtos de origem animal, que provoca doenças cardíacas e câncer também influencia no aparecimento de outras doenças comuns nos Estados Unidos, incluindo pedra nos rins, insuficiência renal, falência renal, osteoporose, miomas uterinos, hipertensão, apendicite, diverticulite e trombose.[66]

Será que o leite e seus derivados protegem contra a osteoporose?

Os laticínios são muito bem-vistos nos Estados Unidos. A maioria das pessoas considera que uma dieta sem laticínios é uma dieta insalubre. Sem derivados do leite, como poderíamos obter cálcio suficiente para os nossos ossos? Vamos examinar esse raciocínio amplamente aceito: será que isso é verdade ou teremos sofrido uma lavagem cerebral por anos e anos de desinformação e publicidade?

Fraturas de quadril e osteoporose são problemas mais frequentes em populações com alto consumo de produtos lácteos e ingestão de cálcio. Por exemplo, as americanas bebem entre trinta e 32 vezes mais leite de vaca que as mulheres da Nova Guiné. Mesmo assim, seu índice de fratura de quadril é 47 vezes maior que o da Nova Guiné. Um estudo internacional sobre fraturas de quadril e consumo de laticínios constatou que o alto consumo de leite tem uma elevada associação estatística com maiores taxas de fratura de quadril.[67]

Isso significa que beber leite de vaca provoca a osteoporose? Talvez não, mas no mínimo põe em xeque a publicidade dos fabricantes de leite, que dizem que beber leite de vaca previne a osteoporose. Uma das principais conclusões do Nurse's Health Study — feito com 121.701 mulheres que tinham entre trinta e 55 anos quando entraram na pesquisa, em 1976 — foi a de que os dados coletados pelos pesquisadores não endossam a hipótese de que o consumo de leite evite fraturas de quadril ou antebraço.[68] Na verdade, mulheres que bebiam três ou mais doses de leite por dia tinham um ligeiro aumento na taxa de fraturas em comparação com mulheres que bebiam pouco ou nenhum leite.

Isso não quer dizer que o leite causa a osteoporose. No entanto, isso sugere que produtos lácteos não são uma boa proteção contra a osteoporose e que nós só pensamos assim por termos sido doutrinados a acreditar nisso desde a infância. Por sua vez, os estudos mostram que frutas e vegetais — esses sim — protegem contra a osteoporose.[69]

A osteoporose tem uma etiologia complexa que envolve outros fatores, como o balanço alimentar do ácido-alcalino, microminerais, fitoquímicos, exercícios, exposição à luz solar e muito mais. O dr. Campbell, chefe de pesquisa nutricional do Projeto China, afirmou o seguinte:

> Ironicamente, a osteoporose tende a ocorrer mais em países onde a ingestão de cálcio é mais alta e a maior parte dessa ingestão vem de laticínios ricos em proteína. Os dados chineses indicam que as pessoas precisam de menos cálcio do que pensávamos e que é possível obter quantidades adequadas desse nutriente a partir de alimentos de origem vegetal.

Ele disse ao *New York Times* que praticamente não havia osteoporose na China, ainda que a ingestão de cálcio variasse entre 241mg e 943mg por dia (a média era de 544mg). A título de comparação, a ingestão de cálcio nos Estados Unidos fica entre 841mg e 1.435mg por dia (a média é de 1.143mg). A principal fonte de todo esse cálcio são os produtos lácteos e, mesmo assim, a osteoporose está entre os principais problema de saúde pública do país.

Para entender as causas da osteoporose, deve-se compreender o conceito de saldo negativo de cálcio. Vamos supor que você consuma cerca de 1.000mg de cálcio por dia. Cerca de um terço do cálcio ingerido é absorvido. Sendo assim, você fica com aproximadamente 300mg de cálcio e os 700mg restantes ficam no trato digestivo e vão embora com as fezes. Se, nesse mesmo período de vinte quatro horas, você excretasse outros 350mg de cálcio pela urina, seu saldo de cálcio seria negativo ou positivo?

	SALDO NEGATIVO	SALDO POSITIVO
Ingerido	1.000mg	500mg
Absorvido	300mg	200mg
Excretado	350mg	100mg
Retido	– 50mg	+ 100mg

Um balanço negativo de cálcio significa que mais cálcio é excretado pela urina do que absorvido através da digestão. Um balanço positivo de cálcio significa que mais cálcio é absorvido do que excretado. Com o tempo, o balanço negativo resulta em perda de massa óssea, já que o organismo precisa compensar essa "dívida" de cálcio sacando um pouco da "poupança" (que, infelizmente, são os nossos ossos).

Estudos epidemiológicos mostram que a osteoporose não está ligada à baixa ingestão de cálcio, mas a vários fatores nutricionais que causam um excesso de perda de cálcio pela urina. A contínua depleção de nossas reservas de cálcio pela urina é a principal causa da osteoporose. Agora, vamos ver quais são os fatores que contribuem para isso.

FATORES ALIMENTARES QUE INDUZEM A PERDA DE CÁLCIO PELA URINA[70]

proteína animal
sal
cafeína
açúcar refinado
álcool
nicotina
antiácidos contendo alumínio
drogas como antibióticos, esteroides, hormônio da tiroide
suplementos de vitamina A

Pesquisas já publicadas ligam claramente o aumento da excreção urinária de cálcio à ingestão de proteína animal, mas não à ingestão de proteína vegetal.[71] Embora alguns alimentos de origem vegetal possam ser ricos em proteínas, eles não colaboram na formação de ácidos no organismo. Já a proteína de origem animal gera uma enorme descarga de ácido no sangue. Isso desencadeia uma série de reações que fazem com que parte do cálcio dos ossos seja liberado para ajudar a neutralizar o ácido. Os aminoácidos de enxofre presentes em produtos animais contribuem significativamente para a produção de ácido e para a perda de cálcio via urina.[72] O Nurse's Health Study descobriu que mulheres que consumiam 95g de proteína por dia tiveram um risco 22% maior de fratura de antebraço do que aqueles que consumiam menos de 68g.[73]

O levantamento epidemiológico mais abrangente sobre relação entre alimentação e fraturas de quadril foi feito em 1992.[74] Os autores revisaram cada um dos relatórios geográficos já feitos sobre a incidência de fraturas de quadril. Eles encontraram 34 estudos feitos com mulheres e publicados em 16 países. A análise mostrou que dietas ricas em proteína animal tiveram a maior correlação com as taxas de fratura de quadril: 81% das mulheres que sofreram fraturas de quadril comiam bastante carne.

O cálcio extra contido em laticínios não é suficiente para compensar o efeito poderoso de todos os fatores listados na tabela da página anterior. A alimentação média dos países industrializados não é apenas rica em proteína, mas também em sal, açúcar e cafeína, além de pobre em frutas e legumes. Frutas e vegetais podem ajudar a minimizar os efeitos do ácido gerado pela proteína animal, reduzindo a perda de cálcio.[75] Por causa disso, acabamos tendo que consumir muito mais cálcio do que o necessário para compensar essa poderosa combinação de fatores que induzem à perda de cálcio na urina.

Alguns pesquisadores acreditam que seja possível compensar nosso alto consumo de proteínas apenas ingerindo mais cálcio.[76] Isso poderia funcionar caso o excesso de proteína animal fosse a única falha da dieta e do estilo de vida que levamos. No atual contexto, simplesmente não dá para acreditar que a ideia vingue.

Beber mais leite não protege ninguém. Tomar suplementos extras de cálcio pode ajudar a amenizar um pouco a perda de cálcio e a diminuir a taxa de perda óssea, mas não o suficiente. Precisamos reduzir também as outras causas que nos fazem excretar o cálcio. Nossa alimentação atual é tão absurda que adicionamos vitamina A ao leite e muitas mulheres tomam suplementos de vitamina A, contribuindo ainda mais para a perda de cálcio.[77]

PAÍS	INGESTÃO APROXIMADA DE PROTEÍNA ANIMAL EM GRAMAS POR DIA	TAXA DE FRATURA DE QUADRIL A CADA CEM MIL HABITANTES
África do Sul (população negra)	10,4	6,8
Nova Guiné	16,4	3,1
Cingapura	24,7	21,6
Iugoslávia	27,3	27,6
Hong Kong	34,6	45,6
Israel	42,5	93,2
Espanha	47,6	42,4
Holanda	54,3	87,7
Reino Unido	56,6	118,2
Dinamarca	58	165,3
Suécia	59,4	187,8
Finlândia	60,5	111,2
Irlanda	61,4	76
Noruega	66,6	190,4
Estados Unidos	72	144,9
Nova Zelândia	77,8	119

Todos esses fatores ajudam a explicar por que a ingestão de cálcio não consegue reduzir os índices de fratura de quadril em todo o mundo. Os esquimós são um exemplo perfeito. Eles consomem uma enorme quantidade de cálcio, mais de 2.000mg por dia, por causa das espinhas de peixe maleáveis que comem. Mesmo assim, têm a maior taxa de fratura de quadril do mundo, pois consomem muita proteína animal, vinda do peixe.[78]

Os melhores alimentos para os ossos: frutas e verduras

Vegetais verdes, leguminosas, tofu, sementes de gergelim e até laranjas contêm grandes quantidades de cálcio e sem os problemas associados ao leite. Tenha em mente que ao manter uma dieta pobre em produtos de origem animal, sódio, açúcar e cafeína, você retém melhor o cálcio e não precisa de uma quantidade tão grande.

Muitos vegetais verdes têm taxas de absorção de cálcio acima de 50%, em comparação com os cerca de 32% do leite.[79] Além disso, a retenção do cálcio proveniente de vegetais é mais eficiente, uma vez que a proteína animal induz a excreção de cálcio pela urina. Todos os vegetais verdes são ricos em cálcio.

A dieta estilo "frango e macarrão" seguida por tanta gente é significativamente pobre em cálcio, então adicionar leite como uma fonte de cálcio nessa dieta pobre em minerais faz um certo sentido superficial — beber leite nesse caso é certamente melhor do que absolutamente nenhum cálcio. O problema é que está faltando muito mais nessa dieta. A única razão pela qual o leite de vaca é considerado uma fonte importante de cálcio é que a dieta americana está centrada em produtos de origem animal, grãos refinados e açúcar, todos eles desprovidos desse mineral. Qualquer dieta saudável contendo uma quantidade razoável de alimentos vegetais não processados terá cálcio o suficiente sem precisar fazer uso do leite. Frutas e vegetais fortalecem os ossos. Pesquisadores descobriram que aqueles que comem mais frutas e verduras têm ossos mais densos[80] e concluíram que esses alimentos não apenas são ricos em potássio, magnésio, cálcio e outros nutrientes essenciais para a saúde óssea, como também são alcalinos e, portanto, não produzem ácido no organismo e não induzem a perda urinária de cálcio. Vegetais verdes em particular têm um poderoso efeito na redução de fraturas de quadril, pois são ricos não apenas em cálcio, mas em outros nutrientes como a vitamina K, que é essencial para a saúde óssea.[81]

Níveis mortais de vitamina D

Vários estudos mostram que a maioria dos americanos é bastante deficiente em vitamina D, o que pode provocar osteoporose, bem como o aumento de doenças cardíacas, câncer e doenças autoimunes.

A vitamina D ajuda a manter níveis saudáveis de cálcio no sangue, assegurando que esse mineral estará sempre disponível para os tecidos do corpo. Ela também aumenta a absorção de cálcio no intestino delgado, reduz a sua excreção por via urinária e facilita a sua liberação dos ossos. Uma deficiência em vitamina D pode causar o aumento da desmineralização dos ossos, fazendo com que fiquem fracos e amolecidos. Fortes evidências indicam que três em cada quatro americanos se beneficiariam da suplementação de vitamina D no que diz respeito à fraturas e à prevenção de quedas. É possível que ainda ajudasse em outros problemas de saúde pública, como o funcionamento cardiovascular, diabetes e câncer.[82]

Estima-se que o nível ideal de vitamina D esteja entre 35 e 50ng/ml.[83] Quase 80% dos americanos estão abaixo desse nível e cerca de 50% alcançaram o perigoso nível abaixo de 20ng/ml. Nos últimos 15 anos, passei a aconselhar as pessoas a acompanharem as taxas de vitamina D no sangue e a tomarem suplementos dessa vitamina. Recentemente, essas recomendações foram corroboradas pelo Conselho de Nutrição e Alimentação do Instituto de Medicina e pela Academia Americana de Pediatria.

Estudos médicos demonstram que a eficácia dos suplementos de vitamina D na redução do risco de fraturas ósseas e cânceres depende de doses significativamente maiores que a dose recomendada por dia, que é de 400UI.[84] A maioria das pessoas precisa tomar mais de 1.000UI de vitamina D para atingir níveis adequados no sangue e para obter proteção substancial contra a osteoporose e contra doenças fatais como o câncer e complicações cardíacas. Inicialmente, alguns podem precisar de doses ainda mais elevadas para restabelecer os níveis ideais.

A vitamina D é encontrada naturalmente em poucos alimentos. As principais fontes são a luz solar, laticínios enriquecidos, cogumelos e suplementos. Eu não recomendo o consumo de produtos lácteos e nem a exposição à luz solar, pois traz um risco desnecessário de câncer de pele, além de causar rugas e envelhecimento da pele. Independentemente disso, a quantidade de luz solar necessária para resolver o problema não está disponível para muitas pessoas que trabalham trancadas em escritórios ou em lugares com pouca incidência dela. Por todos esses motivos, tomar um suplemento diário é a melhor escolha para estabelecer e manter os níveis ideais de vitamina D.

Beber ou não beber leite: eis a questão

O melhor a se fazer é evitar derivados do leite. Há inúmeros bons motivos para abandonar os laticínios. Um deles é que existe uma forte associação entre a lactose presente nos laticínios e as doenças isquêmicas do coração.[85] Há ainda uma associação clara entre alimentos que promovem um crescimento elevado, como é o caso dos laticínios, e o câncer. Há ainda uma ligação entre o consumo de leite e os cânceres de bexiga, de próstata, colorretal e de testículo.[86] A gordura dos laticínios também é carregada de toxinas e é a principal fonte da exposição elevada dos americanos à dioxina.[87] A dioxina é um composto químico altamente tóxico que até mesmo a Agência de Proteção Ambiental dos Estados Unidos (U.S. Environmental Protection Agency) admite ser uma causa importante de muitos tipos de câncer em pessoas que consomem gordura de leite, como é caso da manteiga e do queijo.[88] O queijo é ainda um poderoso indutor de carga ácida, o que aumenta ainda mais a perda de cálcio.[89] Considerando-se que esses dois alimentos contêm o maior teor de gordura saturada e são a principal fonte de nossa exposição à dioxina, o queijo é uma escolha particularmente insensata como forma de obter cálcio.

O leite de vaca foi "concebido" para ser o alimento ideal para fazer um bezerro crescer rapidamente. Mas, como foi mencionado anteriormente, alimentos que promovem o crescimento rápido promovem também o câncer. Há ampla evidência de que o consumo de laticínios seja um fator causal de câncer de próstata e de ovário.[90] Em abril de 2000, o Physicians' Health Study constatou que consumir 2,5 porções de laticínios por dia aumentava o risco de câncer de próstata em mais de 30%.[91] Outro estudo controlado realizado na Grécia mostrou uma forte associação entre produtos lácteos e o câncer de próstata.[92] Ao analisar os dados, os autores calcularam que, se a população grega aumentasse o consumo de tomates e reduzisse o consumo de laticínios, a incidência de câncer de próstata poderia ser reduzida em 41%. Estima-se que uma redução ainda maior do que essa aconteceria nos Estados Unidos, onde o risco alimentar é ainda mais elevado. Outros estudos demonstraram que o risco de câncer da próstata foi elevado com o aumento do consumo de leite com baixo teor de gordura, sugerindo que a potencial ameaça para a saúde da próstata seja antes a proteína do leite do que sua gordura.[93]

A proteína presente nos laticínios aumenta a quantidade de IGF-1. O IGF-1 pode ser encontrado no leite de vaca e se mostra presente no sangue de indivíduos que consomem produtos lácteos regularmente.[94] O IGF-1 é conhecido por estimular o crescimento tanto de células normais quanto de células cancerígenas. Estudos de caso-controle em diversas populações têm mostrado uma associação forte e consistente entre os níveis séricos de concentração do IGF-1 e o risco de câncer de próstata.[95] Um estudo mostrou que homens que tinham níveis mais elevados de IGF-1 tiveram um risco de desenvolver câncer de próstata mais de quatro vezes superiores ao daqueles que tinham os níveis mais baixos dessa substância.[96]

Investigando a ligação entre lactose (açúcar do leite) e câncer de ovário nas 80.326 mulheres cadastradas no Nurse's Health Study, a dra. Kathleen Fairfield e seus colegas relataram que as que consumiam a maior quantidade de lactose (uma ou mais porções de laticínios por dia) tinham 44% mais chances de desenvolver todos os tipos de câncer de ovário invasivo em comparação com as que ingeriam a menor (três ou menos porções mensais). Leite desnatado e com baixo teor de gordura foram os maiores contribuintes para o consumo de lactose.[97] A constatação que podemos tirar disso é que laticínios simplesmente não são a fonte de cálcio mais saudável.

Talvez o argumento mais forte contra o consumo de produtos lácteos seja o seguinte: muitos de nós são intolerantes à lactose. Essas pessoas que não digerem bem os laticínios são continuamente bombardeadas com informações que as fazem acreditar que perderão seus ossos se não consumirem algum tipo de derivado do leite. Na minha opinião, elas fazem um melhor negócio ao se manterem longe desses itens.

Se você optar por consumir laticínios, minimize a ingestão para apenas pequenas quantidades. Lembre-se da regra dos 90%: coma 90% de alimentos vegetais integrais, aqueles que vão dar a você uma saúde inabalável. Laticínios podem ser uma parte desses 10% restantes, no entanto, não são essenciais para uma boa alimentação e potencializam os riscos à saúde.

Você não precisa de laticínios para obter cálcio, basta manter uma dieta saudável. Todos os alimentos naturais não processados são ricos em cálcio, até mesmo uma laranja (não o suco de laranja) tem cerca de 60mg desse mineral.

QUANTIDADE DE CÁLCIO EM 100 CALORIAS DE:	
acelga chinesa	775
nabo	685
couve-manteiga	539
tofu	287
couve	257
alface	194
leite	189
sementes de gergelim com casca	170
brócolis	114
pepino	107
cenoura	81
couve-flor	70
soja	59
linhaça	48
peixe	33
ovos	32
costeleta de porco	4
bisteca	3

O governo americano aconselha o consumo de 1,5mg de cálcio por dia. Isso é uma tremenda quantidade de cálcio. A recomendação é tão alta por causa de todos os fatores mencionados anteriormente. Mesmo esse elevado nível de cálcio não é suficiente para prevenir a osteoporose, mas, em uma população com tantos fatores causadores, o cálcio extra faz com que o balanço negativo pareça menos negativo e retarda a incidência da doença. No entanto, a única maneira de prevenir a osteoporose e ter ossos fortes é se exercitando e resolvendo o que causa a excreção excessiva de cálcio pela urina. A dieta proposta pelo método Coma para viver protege contra a osteoporose.

Capítulo 5
Conhecimento nutricional emagrece

Agora que já esclarecemos alguns equívocos comuns sobre nutrição, podemos partir para a análise dos componentes dos alimentos. Depois de ler este capítulo você vai entender como muitos alimentos ricos em nutrientes o farão perder peso.

Carboidratos não refinados auxiliam a perda de peso

Mais do que qualquer outra substância, nosso corpo precisa de carboidratos. Tanto o nosso cérebro quanto as nossas células musculares foram projetadas para funcionar à base de carboidratos. Quando consumidos no seu estado natural, alimentos ricos em carboidratos são pobres em calorias e ricos em fibras, se comparados a alimentos gordurosos, industrializados ou de origem animal.

Cada grama de gordura contém cerca de 9 calorias, enquanto proteínas e carboidratos carregam aproximadamente 4 calorias por grama. Isso significa que, ao comer alimentos ricos em carboidratos, como frutas frescas e leguminosas, você pode comer mais e ainda assim manter uma ingestão calórica relativamente baixa. O alto teor de fibras dos alimentos (não refinados) ricos em carboidratos é outro motivo crucial pelo qual você vai se sentir mais satisfeito e menos desesperado por um lanchinho — se fizer dos carboidratos não refinados a principal fonte calórica de sua dieta.

Geralmente, é a pequena quantidade de gordura ou de óleos refinados agregados aos carboidratos naturais que faz as pessoas engordarem. Por exemplo, uma xícara de purê de batata tem apenas 130 calorias, mas basta acrescentar uma colher de sopa de manteiga para ele ficar com 230 calorias.

Proteínas, gorduras e carboidratos são chamados de *macronutrientes*. Já as vitaminas e minerais são conhecidos como *micronutrientes*. Todos os alimentos vegetais são uma mistura de proteínas, gorduras e carboidratos (os macronutrientes). Uma simples banana contém cerca de 3,5% de proteína, quase o mesmo percentual do leite materno. Frutas e legumes ricos em amido — como batata-doce, milho e abóbora — são predominantemente compostos de carboidratos, mas também contêm um pouco de gordura e proteína. Vegetais verdes são 50% proteína, 25% carboidrato e 25% gordura. Legumes e leguminosas são 50% carboidrato, 25% proteína e 25% gordura.

Um dos princípios desse método de emagrecimento e promoção da saúde é você não ficar excessivamente preocupado com o equilíbrio de macronutrientes da sua alimentação. Se comer alimentos saudáveis, você automaticamente receberá quantidades suficientes de todos os três macronutrientes, basta não consumir muitas calorias vazias vindas de farinha branca, açúcar e óleo. Portanto, não fique receoso em comer alimentos ricos em carboidratos e não tenha medo de comer frutas só porque têm açúcar. Mesmo os alimentos vegetais ricos em carboidratos contêm fibras e nutrientes e são "leves" o suficiente para serem considerados nutritivos. Desde que o alimento não seja refinado, ele não deve ser excluído da sua dieta. Na verdade, é mesmo impossível reunir todos os nutrientes necessários para uma boa saúde se sua dieta não tiver uma grande quantidade de alimentos ricos em carboidratos.

Frutas frescas, leguminosas, legumes, cereais integrais e raízes são exemplos de alimentos cujas calorias vêm principalmente de carboidratos. É a concentração de nutrientes por caloria que determina seu valor alimentar. Não há nada de errado com os carboidratos, são as calorias vazias e o refinamento que constroem a má reputação deles.

Compreendendo o conceito de densidade calórica

Como carnes, laticínios e óleos são muito densos em calorias, é praticamente impossível comê-los sem exceder nas calorias. Esses alimentos extremamente calóricos nos fazem acumular uma enorme quantidade de calorias muito antes de nosso estômago ficar cheio e nosso apetite ser saciado. Por sua vez, comer alimentos repletos de nutrientes e fibras e menos calóricos nos permite ficar satisfeito sem ingerir calorias em excesso.

> Quando comparamos indivíduos que comem alimentos com baixa densidade calórica, tais como frutas e legumes, com aqueles que consomem alimentos mais ricos em calorias, vemos que os integrantes do segundo grupo chegam a ingerir duas vezes mais calorias por dia a fim de satisfazer seu apetite.[1]

Para transformar a glicose em gordura, seu corpo precisa queimar cerca de 23% das calorias consumidas em carboidratos. Já na hora de converter a gordura dos alimentos em gordura corporal, o organismo não tem quase nenhum trabalho, o processo é fácil e rápido. Cem calorias de gordura podem ser convertidas em 97 calorias de gordura corporal, queimando míseras 3 calorias. Quando você consome óleo ou gordura animal, essa gordura é armazenada muito facilmente.

MAIS VOLUME SIGNIFICA MENOS CALORIAS

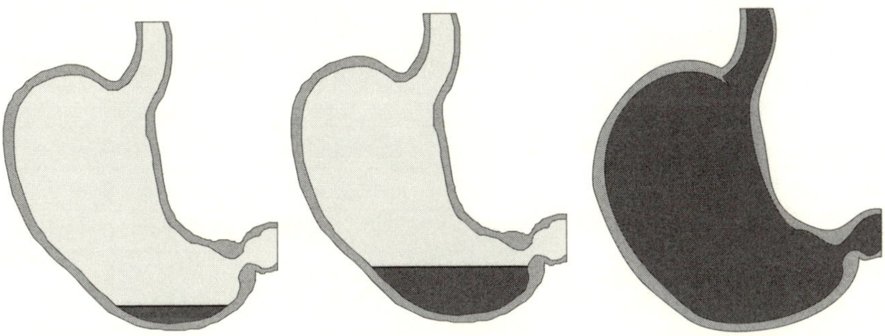

400 calorias de óleo

400 calorias de carne de frango

400 calorias de espinafre, beringela e leguminosa

Converter gordura alimentar em gordura corporal é fácil; o processo nem sequer modifica as moléculas. Um cientista pode até dizer exatamente de onde aquela gordura veio a partir de biópsia — se foi gordura de porco, de leite, de frango ou de azeite. A gordura fica armazenada no quadril do mesmo jeito que estava no prato, mas agora sob a sua pele. Ela vai literalmente da boca para a barriga, e fica por lá. Para piorar o quadro, gordura estimula o apetite: quanto mais você come, mais você quer.

Alimentos que emagrecem

O mecanismo de controle do apetite não é ativado pelo peso da comida, e sim por sua densidade nutricional e calórica e pela quantidade de fibras. Sendo assim, é útil pensar na quantidade de calorias em relação ao volume. Uma vez que o estômago pode armazenar cerca de um litro de comida, vamos ver quantas calorias cabem em um "estômago cheio" de cada tipo de alimento.

Assim fica bem claro quais são os alimentos capazes de satisfazer com a menor quantidade possível de calorias: frutas e legumes. Vegetais verdes, frutas frescas e legumes ganham novamente as medalhas de ouro, prata e bronze, respectivamente. Nenhum outro é páreo.

ÍNDICES CALÓRICOS DE ALIMENTOS COMUNS

	CALORIAS POR QUILO	CALORIAS POR LITRO	GRAMAS DE FIBRA POR QUILO
Óleos	7.800	7.700	0
Batata frita ou chips de batata	5.200	3.000	0
Carne	4.000	3.000	0
Queijo	3.200	3.400	0
Pão branco	2.600	1.500	0
Frango e peru (carne branca)	1.800	1.600	0
Peixe	1.600	1.400	0
Ovos	1.400	1.350	0
Grãos integrais (trigo e arroz)	1.200	1.000	6
Vegetais ricos em amido (batata e milho)	700	600	8
Feijões	**700**	**500**	**10**
Frutas	**500**	**300**	**18**
Vegetais verdes	**200**	**200**	**10**

Vegetais verdes são tão incrivelmente pobres em calorias e ricos em nutrientes e fibras que quanto mais você come, mais emagrece. Um dos meus segredos para atingir a excelência nutricional e uma ótima saúde é a regra do 500g de cada. Ou seja, tentar comer ao menos 500g de vegetais crus e 500g de vegetais cozidos (no vapor ou não) ou congelados por dia. Você pode mesclar vegetais verdes com outros não verdes. Quinhentos gramas cru e 500g cozido — tenha esse objetivo em mente na hora de planejar e fazer cada refeição. Esse pode ser um objetivo ambicioso demais para alguns de nós, mas trabalhando para chegar cada vez mais próximo dele é que você vai garantir seu equilíbrio alimentar e os resultados que deseja. Quanto mais vegetais comer, mais peso irá perder. O grande volume de verduras será o seu segredo para uma cintura fina e uma vida saudável, blindada contra doenças potencialmente fatais.

A linha da densidade de nutrientes

As pontuações de densidade de nutrientes a seguir são baseadas nos fitoquímicos conhecidos, na atividade antioxidante, no total de vitaminas e no conteúdo mineral de cada item.

Maior densidade de nutrientes = 100 pontos
Menor densidade de nutrientes = 0

100: Vegetais folhosos verde-escuros
couve, folha de mostarda, couve-manteiga, acelga, agrião, espinafre, rúcula

95: Outros vegetais verdes
alface, couve-chinesa, repolho, couve-de-bruxelas, aspargo, brócolis, vagem, ervilha

50: Vegetais não verdes ricos em nutrientes
beterraba, beringela, cogumelo, cebola, rabanete, broto de feijão, pimentão vermelho e pimentão amarelo, chicória, couve-flor, tomate, alcachofra, cenoura crua

45: Frutas frescas
morango, mirtilo e afins, ameixa, laranja, melão, kiwi, maçã, cereja, abacaxi, pêssego, pera, uva, banana

40: Leguminosas
lentilhas, feijão-roxo, feijão-branco, feijão-azuki, feijão-preto, feijão-carioquinha, grão-de-bico

30: Nozes e sementes cruas
girassol, abóbora, gergelim, linhaça, amêndoa, castanha-de-caju, pistache, nozes, pecã, avelã

25: Legumes coloridos ricos em amido
abóbora, batata-doce, milho, nabo

20: Grãos integrais e batata comum
aveia, cevada, arroz integral e selvagem, trigo mourisco, painço, quinoa, bulgur, pão integral, batatas brancas

18: Peixe

15: Laticínios desnatados

15: Ovos

15: Carne de animais selvagens e aves

8: Laticínios integrais

6: Carne vermelha

6: Produtos feitos com grãos refinados

3: Queijo

1: Óleos refinados

0: Doces processados
Biscoitos, bolos, balas, refrigerantes

Uma das áreas de pesquisa mais fascinantes nos últimos anos tem sido o estudo do valor terapêutico de vegetais crucíferos, que incluem a família do repolho e outros, como couve, agrião, rúcula, couve-flor e acelga chinesa. Os vegetais crucíferos são os alimentos mais poderosos no combate ao câncer. Seus fitonutrientes atuam no corpo como antioxidantes, o que significa que eles neutralizam os radicais livres, tornando-os inofensivos e reduzindo assim o risco de câncer. Os fitonutrientes encontrados nos vegetais crucíferos também ativam o sistema de controle de antioxidantes do próprio corpo. Esses compostos únicos permanecem no organismo por três a cinco dias após o consumo, oferecendo proteção e alimentando vários sistemas do organismo, o que lhes permite funcionar de forma mais eficaz.

Os vegetais têm níveis poderosos de carotenoides e outros nutrientes que previnem doenças relacionadas ao envelhecimento. Por exemplo, uma das principais causas de cegueira por causa da idade é a degeneração macular. Os baixos níveis de carotenoides na mácula são hoje considerados um fator de risco.[2] Ao comer verduras pelo menos cinco vezes por semana, seu risco de sofrer esse tipo de degeneração cai mais de 86%. A luteína e a zeaxantina são carotenoides com propriedades poderosas de prevenção dessa doença. Pesquisadores descobriram que indivíduos com níveis de luteína mais altos no sangue tinham os vasos sanguíneos mais saudáveis, com pouca ou nenhuma aterosclerose.[3]

QUANTIDADE DE LUTEÍNA E/OU ZEAXANTINA NOS ALIMENTOS[4] (EM MICROGRAMAS)

1 xícara de couve cozida	28.470
1 xícara de couve-manteiga cozida	27.710
1 xícara de espinafre cozido	23.940
1 xícara de acelga cozida	19.360
1 xícara de folha de mostarda cozida	14.850
1 xícara de pimentão vermelho cozido	13.600
1 xícara de folha de beterraba cozida	11.090
1 xícara de quiabo cozido	10.880
4 xícaras de alface romana	12.770

A proporção de nutrientes por peso é enganosa

O dr. William Harris fez uma análise dos principais grupos de alimentos intitulada "Menos grãos, mais verduras".[5] Embora seu objetivo não fosse estudar a atividade fitoquímica, Harris explicou em detalhes por que a análise e classificação de alimentos que relaciona o peso à concentração de nutrientes — método mais usual e canônico hoje em dia — é enganosa e desaconselhável do ponto de vista científico.[6]

As pessoas não comem até que um determinado peso de alimento seja ingerido, elas comem até que suas necessidades calóricas e nutricionais sejam satisfeitas. Para provar seu ponto, Harris compara uma mostra de espinafre com outra de espinafre com adição de água (sopa de espinafre) e mostra como o peso (água adicionada) não altera os nutrientes recebidos. Se analisarmos os nutrientes por peso, consideraremos equivocadamente que espinafre com água é menos nutritivo.

Além disso, Harris explica por que a indústria de alimentos, especialmente os fabricantes de produtos de origem animal, se opõe ao método de análise de nutrientes por calorias. Essa oposição se dá pois a classificação de nutrientes por peso esconde quão deficientes em nutrientes os alimentos de origem animal são, especialmente naqueles mais cruciais no combate ao câncer. Como constatou o dr. Harris, o atual modelo de classificação é "uma ótima maneira de manter o excesso de calorias, o colesterol e as gorduras saturadas na dieta, que é, por sua vez, uma excelente maneira de construir uma sociedade arteriosclerótica, obesa e cancerígena: justamente o que temos hoje".

AUMENTAR A DENSIDADE DE NUTRIENTES POR CALORIAS DA SUA DIETA:

- Provoca uma perda de peso que é permanente
- Promove a longevidade
- Reduz o apetite e o desejo incontrolável por comida
- Melhora a função imunológica e a resistência do corpo às doenças
- Tem efeitos terapêuticos para reverter doenças já instaladas
- Protege contra doenças cardíacas, derrame e demência
- Serve como combustível para os mecanismos de reparação celular que protegem contra o câncer

As gorduras são essenciais

É verdade que a maioria de nós come muita gordura, mas pesquisas científicas revelam que gordura de menos também pode ser um problema. Descobrimos que não apenas estamos consumindo muita gordura, como — mais importante — estamos consumindo as gorduras erradas. As pessoas geralmente consomem quantidades abusivas de gorduras de má qualidade e muito pouco das gorduras saudáveis que precisamos para maximizar a saúde.

Os ácidos graxos essenciais (AGE) são gorduras poli-insaturadas fornecidas pela alimentação, pois o corpo não consegue produzir sozinho. Os ácidos graxos são importantes para a estrutura e a função das membranas celulares e servem como precursores de hormônios, que desempenham um papel importante na nossa saúde. Essas gorduras são essenciais não somente para nosso crescimento e desenvolvimento, mas também na prevenção e tratamento de doenças crônicas.[7]

Os dois principais ácidos graxos essenciais são o ácido linoleico, uma gordura do tipo ômega-6; e o ácido alfalinolênico, uma gordura do tipo ômega-3. O corpo pode manufaturar outros ácidos graxos, chamados de gorduras não essenciais, a partir dessas duas gorduras básicas. A primeira ligação dupla do ácido linoleico está no local de seu sexto carbono, por isso ele é classificado como um ácido graxo ômega-6. Já a primeira dupla ligação do ácido alfalinolênico fica em seu terceiro carbono, por isso ele é chamado de ácido graxo ômega-3.

Uma saúde perfeita depende de uma alimentação que promova o equilíbrio adequado dos ácidos graxos. A dieta básica moderna fornece uma quantidade excessiva de gordura ômega-6 e muito pouca gordura ômega-3. Essa deficiência relativa de gordura ômega-3 tem implicações potencialmente graves. Além disso, o excesso de consumo do ômega-6 leva a altos níveis de ácido araquidônico, que pode promover a inflamação.

GORDURA TIPO ÔMEGA-6	GORDURA TIPO ÔMEGA-3
Ácido linoleico	**Ácido alfalinolênico**
▼	▼
Ácido gamalinolênico (GLA)	Ácido eicosapentaenoico (EPA)
▼	▼
Ácido araquidônico (AA)	Ácido docosa-hexaenoico (DHA)
▼	▼
Prostaglandinas pró-inflamatórias e leucotrienos	**Prostaglandinas anti-inflamatórias e leucotrienos**

Sem a dose adequada de ômega-3, o organismo não produz DHA o suficiente. O DHA é uma cadeia longa de ômega 3 com ação anti-inflamatória. Altos níveis de ácido araquidônico aliados a baixos níveis de ômega-3 podem contribuir para o desenvolvimento de doenças cardíacas, derrame, doenças autoimunes, doenças de pele, depressão e, possivelmente, da maior incidência de câncer.[8]

A maioria dos americanos poderia melhorar seu estado de saúde se consumissem mais gorduras do tipo ômega-3 e menos gordura do tipo ômega-6. Eu recomendo a vegetarianos e não vegetarianos que façam um esforço para incluir entre 1g e 2g diários de gordura ômega-3 na sua alimentação.

ADICIONE ALGUNS GRAMAS DE GORDURA ÔMEGA-3 EM SUA DIETA

Linhaça	1 colher de sopa	1,7g
Nozes	4 colheres de sopa	2g
Soja em grão (verde, congelada ou crua)	1½ copo	2g
Tofu	1½ copo	2g

Uma dieta muito rica em gordura ômega-6 é ainda pior: o seu corpo produz ainda menos DHA. Precisamos de bastante gordura do tipo DHA para garantir uma boa saúde. O elevado nível de ômega-6 compete pelas enzimas responsáveis pelo processo de dessaturação dos ácidos graxos (conversão para cadeias de gordura mais longas) e interfere na conversão de ácido alfalinolênico (ômega-3) em ácido eicosapentaenoico e ácido docosa-hexaenoico. Sendo assim, o nosso excesso de ingestão de gordura contribui para nossa deficiência de DHA.

Nossa dieta moderna, cheia de óleos vegetais e produtos de origem animal, é muito rica em ômega-6 e bastante pobre em ômega-3. Quanto maior for o desnível entre a quantidade de ômega-6 e a de ômega-3, maior será o risco de doenças cardíacas, diabetes e doenças inflamatórias.[9]

Gordura saturada, colesterol e gordura trans também interferem na conversão do DHA. Um dos efeitos mais benéficos de uma dieta rica em alimentos vegetais é o baixo nível de gordura saturada e trans (as mais prejudiciais) e o nível relativamente alto de ácidos graxos essenciais (gorduras benéficas). Tanto a alimentação vegetariana quanto a não vegetariana podem ser deficientes em gorduras saudáveis se não incluírem folhas verdes, leguminosas, nozes, sementes ou peixes o suficiente. Então, coma menos dos alimentos gordurosos que você está acostumado e adote as nozes, linhaça, soja e vegetais verdes folhosos.

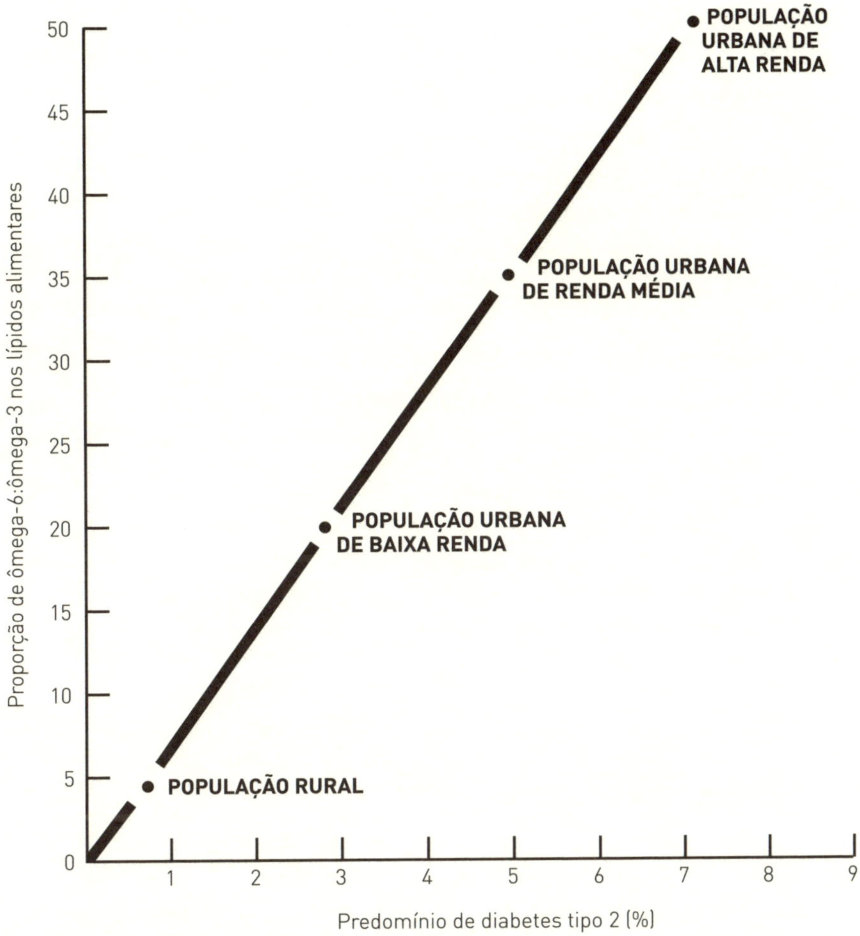

A diabetes é apenas uma de muitas doenças ligadas ao excesso de ômega-6.

Fontes: SIMOPOULOS, A.P. (1999). Essencials Fat Acids in Health and Chronic Disease. *American Journal of Clinical Nutrition*. 70: (3)560-69.[3]

O DICIONÁRIO DA GORDURA

Todas as gorduras são igualmente engordativas — todas contêm 9 calorias por grama, enquanto carboidratos e proteínas contêm 4 calorias por grama.

ÁCIDO ARAQUIDÔNICO: é uma cadeia longa de gordura tipo ômega-6 produzida pelo corpo, mas que também pode ser encontrada em carnes, aves, laticínios e ovos. Produtos feitos com quantidades excessivas desse ácido graxo têm o potencial de aumentar a inflamação e são causadores de doenças. Eles podem ainda gerar um aumento da pressão arterial, trombose, vasoespasmo coronariano e reações alérgicas. O ácido araquidônico está associado ao desenvolvimento de artrite, depressão e outras doenças comuns.

COLESTEROL: é uma gordura produzida pelo corpo e encontrada em alimentos de origem animal como carnes, aves, laticínios e ovos. Ingerir essa gordura aumenta o colesterol do sangue, mas não tanto quanto comer gorduras saturadas e gorduras trans. A quantidade dessa substância nos produtos vegetais é tão insignificante que dá para considerá-los livres de colesterol.

DHA: é uma cadeia longa de gordura ômega-3 produzida pelo corpo, mas que também pode ser encontrada em peixes como o salmão e a sardinha. O DHA é usado na produção de mediadores anti-inflamatórios que inibem a função imune anormal e previnem a coagulação excessiva do sangue. Não é considerado uma gordura essencial porque o corpo pode fabricar quantidades suficientes dela caso haja um nível adequado de cadeias curtas de ômega-3, presentes na linhaça, nozes, soja, vegetais folhosos etc. No entanto, por causa de diferenças genéticas na atividade enzimática e por causa do excesso de gordura ômega-6, muitas pessoas que não consomem peixes gordurosos regularmente são deficientes nesse importante tipo de gordura.

GORDURA HIDROGENADA: a hidrogenação é um processo de adição de moléculas de hidrogênio em gorduras insaturadas. Nesse processo, transformamos óleos que são líquidos na temperatura ambiente em gorduras duras, mais saturadas, como a margarina. O endurecimento da gordura estende a validade do produto, de modo que o óleo pode ser usado repetidas vezes para fritar batatas em um restaurante de *fast-food* ou ser adicionado aos alimentos processados, como biscoitos e bolachas. A hidrogenação não torna a gordura completamente saturada, mas cria ácidos graxos trans que agem no organismo do mesmo modo como as gorduras saturadas. Há evidências de que essa gordura fabricada pelo homem está ligada ao câncer e a doenças cardíacas. Evite todos os alimentos que contenham em sua lista de ingredientes a expressão "parcialmente hidrogenada", "óleos hidrogenados" ou simplesmente "gordura hidrogenada".

GORDURA MONOINSATURADA: essas gorduras têm apenas uma ligação dupla em sua cadeia de carbono. Elas são líquidas à temperatura ambiente e acredita-se que gerem benefícios para a saúde. Os supostos benefícios que essas gorduras trazem para a saúde aparecem quando são usadas no lugar das gorduras saturadas, que são perigosas. Mas até mesmo os óleos poli-insaturados reduzem o colesterol se usados no lugar da gordura saturada. A gordura monoinsaturada é encontrada em abacate, amêndoas, amendoim e na maioria dos outros frutos secos e sementes. Tenha em mente que nenhuma gordura isolada ou refinada, mesmo essas monoinsaturadas, devem ser consideradas saudáveis. Os óleos com o percentual mais alto de gordura monoinsaturada incluem azeite de oliva, óleo de canola e óleo de amendoim.

GORDURA POLI-INSATURADA: ácidos graxos com mais de uma união dupla em sua cadeia. Incluem óleo de milho, óleo de soja, óleo de cártamo e óleo de girassol. Essas gorduras são macias na temperatura ambiente e promovem maior crescimento do câncer em animais de laboratório do que aquele causado pelo azeite de oliva (uma gordura monoinsaturada).

GORDURA SATURADA: algumas gorduras produzidas naturalmente são chamadas de saturadas, pois todos os elos em sua cadeia de carbono são individuais. Essas gorduras são sólidas à temperatura ambiente e são geralmente reconhecidas como causa de doença cardíaca e câncer. As gorduras saturadas são encontradas principalmente em carnes, aves, ovos e laticínios. As gorduras do coco e do óleo de palma são amplamente saturadas e devem ser evitadas. Os alimentos com mais gordura saturada são manteiga, creme de leite e queijo.

GORDURA INSATURADA: é uma mistura de gorduras monoinsaturadas e poli-insaturadas. Substituir fontes de gordura saturada por fontes de gordura insaturada reduz o colesterol, mas cuidado, pois quantidades excessivas dessa substância podem favorecer o desenvolvimento de câncer.

Há algo de podre no reino dos óleos de peixe

A maior parte da propaganda sobre os efeitos benéficos das gorduras essenciais concentrou-se nos óleos de peixe, que são ricos em ácido eicosapentaenoico (EPA), uma gordura do tipo ômega-3. Um dos problema com os óleos de peixe é que grande parte da gordura já ficou rançosa. Se você cortar uma cápsula de óleo de peixe e provar, vai ver que tem gosto de gasolina. Além de muita gente não tolerar a indigestão, os arrotos e o cheiro de peixe, o aspecto rançoso pode afetar o fígado. Venho observando alterações da função hepática nos exames de sangue de alguns pacientes que estavam tomando cápsulas de óleo de peixe. O fígado deles voltou ao normal quando eles pararam de ingeri-lo.

Recentemente, uma ação movida na Califórnia por ambientalistas contra oito marcas populares de suplementos de óleo de peixe alegou que essas marcas continham níveis perigosos e ilegais de bifenilos policlorados, ou PCB, substâncias químicas cancerígenas.[10] Testes revelaram que os níveis de PCB em suplementos de óleo de peixe populares no mercado variam bastante: vão de 12ng por dose recomendada nas marcas menos contaminadas até 850 nanogamas nas marcas mais contaminadas. A ação alegou que os fabricantes estavam violando a lei da Califórnia ao não revelarem a presença de quaisquer níveis de PCB em seus produtos.

Grandes quantidades de óleo de peixe inibem a função imunológica.[11] Reduzir as funções das células que matam os invasores não é uma boa ideia, pois desfalca nossos batalhões de defesa contra infecções. Devido a esse problema de supressão imunológica e às questões de toxicidade, não recomendo que meus pacientes tomem cápsulas de óleo de peixe, embora haja algumas exceções.

Essa capacidade que os óleos de peixe têm para diminuir as atividades do sistema imunológico faz com eles que sejam úteis para alguns pacientes com doenças autoimunes, tais como a artrite reumatoide e a doença inflamatória intestinal.[12] Alguns pacientes com artrite reumatoide são "sensíveis" ao óleo de peixe, muitos outros não. Costumo aplicar um teste de três meses para ver se eles respondem ao óleo. Nos casos em que a resposta é positiva, o risco trazido pelo óleo são mínimos se comparados aos potenciais benefícios, especialmente se eles podem evitar drogas tóxicas. É claro que, ao usar óleo de peixe, devemos pesquisar os mais puros, livres de PCB e mercúrio.

Outro caso em que os óleos de peixe podem ser úteis é quando o indivíduo não consegue converter gordura ômega-3 em quantidades suficientes de DHA. Essas pessoas podem ser mais propensas a depressão, alergias e doença inflamatória da pele, como eczema. O médico pode pedir um exame de sangue para analisar o equilíbrio de ácidos graxos nas membranas de glóbulos vermelhos e, assim, determinar se há deficiência de DHA ou de ômega-3. Caso haja deficiência, a pessoa pode ser tratada com óleo de peixe ou com DHA de origem vegetal — é possível desenvolvê-lo em laboratório a partir de microalgas. Essa é uma alternativa pura de DHA sem mercúrio ou outras toxinas, com boa tolerância e o que é melhor: sem cheiro de peixe.

O peixe previne doenças do coração?

Existem dois ingredientes para causar um ataque cardíaco ou derrame. Primeiro, você precisa desenvolver placas ateroscleróticas. Essas placas se acumulam ao longo de muitos anos de uma dieta deficiente em vegetais *in natura*. Quase todos os americanos têm essa placa. Autópsias encontraram aterosclerose até mesmo na grande maioria das crianças americanas.[13]

Quando essas placas de gordura se acumulam e bloqueiam parcialmente uma artéria coronária, um coágulo pode se desenvolver em uma ranhura ou imperfeição da superfície da placa. Esse coágulo é chamado de trombo. Ele pode crescer e acabar bloqueando completamente o vaso — causando um ataque cardíaco — ou partir-se e viajar pelo corpo — obstruindo um ponto coronário mais distante. Os trombos viajantes são chamado de êmbolos. Êmbolos e trombos são as causas de quase todos os ataques cardíacos e acidentes vasculares cerebrais.

O peixe contém ácidos graxos de ômega-3 (EPA e DHA) que interferem na coagulação do sangue mais ou menos do mesmo jeito que a aspirina faz. Quando se tem uma aterosclerose expressiva, é interessante tomar esses agentes anticoagulantes, especialmente se você planeja continuar em uma dieta perigosa. Essas gorduras derivadas de peixe também têm algum efeito na proteção das paredes arteriais contra danos provenientes de outras gorduras. Isso significa que para quem come alimentos de origem animal, ricos em gordura saturada, é recomendável o consumo de uma ou duas porções semanais de peixes ricos em gordura como sardinha, salmão, truta, halibute ou cavala e a redução do consumo de outros tipos de carne. O aumento da ingestão de peixe para além de uma ou duas porções por semana não parece oferecer nenhuma proteção adicional.[14]

No entanto, a melhor maneira de prevenir um ataque cardíaco ou derrame é seguir uma dieta rica em nutrientes, com pouco ou nenhum produto de origem animal, garantindo assim que esses bloqueios não se desenvolvam, para início de conversa. Se a sua dieta for assim, comer peixe não vai ajudar em nada. É verdade que o aumento dos níveis dessas gorduras oriundas de peixes no sangue reduz significativamente a incidência de ataques cardíacos.[15] Contudo, ao contrário da crença popular, não apenas vegetarianos, como praticamente todos os adeptos de uma alimentação com doses adequadas de vegetais recebem a maior parte de suas cadeias longas de ácidos graxos ômega-3 de outras fontes que não o peixe.[16] De fato, a razão pela qual as gorduras do tipo EPA e DHA vindas do peixe não são consideradas gorduras essenciais é que quase todo mundo possui as enzimas necessárias para converter o ômega-3 oriundo dos vegetais nelas.[17]

O peixe é uma faca de dois gumes, até porque estudos mostram que ele aumenta o risco de ataque cardíaco se estiver contaminado com mercúrio.[18] Lembre-se de que, mesmo sendo uma população devoradora de peixes, a Finlândia tem uma das maiores taxas de mortalidade por doença coronariana do mundo.[19] Parece que os efeitos cardioprotetores de se comer um peixinho uma ou duas vezes por semana se perdem quando a pessoa come muito mais do que isso, provavelmente porque comer muito peixe a expõe a níveis elevados de mercúrio, que podem promover a peroxidação lipídica.[20] A peroxidação lipídica ocorre quando os lipídios do corpo reagem ao oxigênio e produzem um composto que desempenha um papel importante no desenvolvimento de problemas tais como doenças cardiovasculares, diabetes e artrite.

Além disso, aqueles que consomem peixe na esperança de reduzir seu risco cardíaco podem acabar levando brindes indesejáveis para casa: tóxicos, alguns cancerígenos.

O peixe é um dos alimentos mais contaminados que comemos e pode colocar os consumidores em um risco desnecessariamente alto de contrair vários tipos de câncer. Cientistas descobriram que os tumores encontrados em alguns peixes estava diretamente associados aos poluentes ingeridos ao longo da cadeia alimentar aquática, o que foi confirmado também pelo Laboratório Nacional da Pesca Marinha (National Marine Fisheries Service Laboratory), nos Estados Unidos. No caso da contaminação por PCB das trutas e salmões da região dos Grandes Lagos — entre o Canadá e os Estados Unidos —, ficou provado que uma pessoa teria que beber a água do lago por cem anos para acumular a quantidade da substância presente em meia porção de peixes contaminados daquela mesma área, segundo estudo de John J. Black, doutor e pesquisador sênior do Roswell Park Memorial Institute, para a Sociedade Americana do Câncer.[21] Do linguado do porto de Boston ao de Puget Sound, em Washington, cientistas relatam que a poluição dos hábitats por hidrocarbonetos se concentra nos peixes, contaminando sua carne. Outro indício que parece confirmar essa tese é que as taxas de câncer em torno de Nova Orleans — onde o peixe fresco e o marisco são a base da culinária local — são particularmente altas.

PEIXE E OS NÍVEIS DE MERCÚRIO

Níveis mais altos	Níveis mais baixos
Blanquillo azul	Salmão
Peixe-espada	Linguado
Cavala	Solha
Tubarão	Tilápia
	Truta
	Bacalhau

Fonte: Mercury Levels in Commercial Fish and Shellfish. Disponível em: http://www.fda.gov/food/foodsafety/productspecificinformation/seafood/foodbornepathogenscontaminants/methylmercury/ucm115644.htm

Níveis mais altos de mercúrio encontrados em mães que comem bastante peixe têm sido associados a doenças congênitas, convulsões, retardo mental, problemas de desenvolvimento e paralisia cerebral.[22] Isso acontece sobretudo quando o alto consumo ocorre durante a gravidez. Cientistas acreditam que fetos sejam muito mais sensíveis à exposição ao mercúrio do que adultos, embora adultos também sofram diferentes graus de danos cerebrais por causa do consumo de peixes.[23] Mesmo a FDA — sigla em inglês para Food and Drug Administration, o órgão governamental responsável pelo controle dos alimentos nos Estados Unidos —, que normalmente ignora relatórios sobre o perigo de nossas práticas alimentares, admite que peixes grandes como o tubarão e o peixe-espada são potencialmente perigosos. Pesquisadores também estão preocupados com outras toxinas concentradas em peixes que podem causar danos ao cérebro muito antes do surgimento de cânceres motivados por produtos químicos contidos nesses animais.

Ele também pode reduzir a eficácia de nosso sistema imunológico. Quem come muito peixe tem baixos marcadores sanguíneos de função imunológica, o que significa uma baixa defesa contra infecção.[24] Outro problema é que, como os óleos de peixe inibem a coagulação do sangue, eles acabam aumentando a probabilidade de sangramento nos delicados vasos do cérebro, podendo causar um acidente vascular cerebral hemorrágico. Ao mesmo tempo que reduz o risco de ataques cardíacos, o peixe pode aumentar o risco de sangramento. O consumo regular de peixe ou de suplementos de óleo de peixe deve ser evitado se uma pessoa tem um histórico familiar ou pertence a um grupo de risco de acidente vascular cerebral ou outros distúrbios hemorrágicos.

Para encerrar a conversa: prefira peixes a outras carnes, mas esteja ciente de sua proveniência e de seu tipo. Não aceite qualquer peixe trazido por um amigo. Nunca coma peixes contaminados com altas doses de mercúrio. Não coma peixe mais de duas vezes por semana e, se tiver histórico familiar de derrame, limite o consumo para apenas uma vez por mês.

Óleos extraídos — um problema escorregadio

Os americanos consomem grandes quantidades de óleo, um alimento processado e refinado em altas temperaturas. Quando expostos ao calor, os óleos têm a sua estrutura química de ácidos graxos essenciais alterada. Esse processo cria derivados tóxicos conhecidos como peróxidos lipídicos e outras substâncias tóxicas potencialmente causadoras de câncer.[25] Sem sombra de dúvidas, é melhor evitar frituras e óleos aquecidos. Eles não apenas destroem suas chances de atingir um peso normal, como podem causar câncer.

Adquira suas fontes de gordura da forma como a natureza as preparou. A melhor coisa a ser feita é consumir a pequena quantidade de gordura que precisamos em sua forma natural, sem processamento ou aquecimento. Em suma, alimentos naturais e integrais. A linhaça moída é mais saudável do que o óleo de linhaça, pois contém fibras valiosas, lignanas e outros fitonutrientes, não apenas gordura ômega-3. Sementes de girassol e de abóbora, milho e abacate crus são saudáveis, mas o óleo extraído desses alimentos pode não ser. Mesmo óleos prensados a frio estão sujeitos aos efeitos nocivos do calor e contêm peróxidos lipídicos. Então, costumo recomendar aos meus pacientes que, em vez de consumir o óleo, consumam uma colher de sopa de linhaça diariamente, ou algumas nozes. Assim você garante a ingestão adequada de ômega-3.

Lembre-se de que ao extrair o óleo do alimento integral em que ele se encontrava você remove a casca de antioxidantes e fitoquímicos que protegia aquele alimento, transformando um alimento razoavelmente equilibrado em termos de caloria por nutriente em um alimento pobre em nutrientes por caloria, e, ao mesmo tempo, estraga as características naturais daquela gordura com o calor. Alface romana, couve e acelga são ricos em fibras, vitaminas, minerais, fitoquímicos, proteínas vegetais e gorduras essenciais — outro motivo pelo qual considero vegetais de folhas verdes os campeões entre todos os alimentos.

Sua dieta não deve ser livre de gordura. Na verdade, seria quase impossível tornar essa dieta deficiente em gordura, já que até mesmo verduras e grãos contêm gorduras benéficas. O foco deve ser a redução (ou remoção) das gorduras nocivas, processadas e industrializadas, que devem ser substituídas por gorduras saudáveis encontradas em alimentos naturais integrais. Gorduras não processadas como as do abacate, semente de girassol e amêndoas, para citar apenas algumas fontes, podem ser um complemento bem-vindo. Embora tenham muitas calorias, esses alimentos carregam uma boa dose de vitamina E e outros antioxidantes e não são vazios de nutrientes como um azeite extraído, processado e armazenado em uma garrafa.

No entanto, esteja atento que a menos que você seja magro e fisicamente ativo, deve prestar atenção na quantidade desses vegetais relativamente ricos em gordura. Eles podem sim interferir no seu objetivo de alcançar o peso ideal. Se você é magro, se exercita regularmente, pode consumir entre 85g e 110g de castanhas ou sementes diariamente. Se preferir, coma um abacate ou use um pouco de azeite. Crianças em fase de crescimento e pessoas com dificuldade para ganhar peso podem incluir um pouco mais de gordura, mas ainda assim ela deve partir majoritariamente de alimentos saudáveis como os descritos acima.

Uma pessoa com sobrepeso já tem uma boa reserva de gordura em seu corpo e não precisa se preocupar se vai ou não ingerir gordura suficiente. Não há risco de se tornar deficiente em gordura, ainda que sua dieta seja pobre nessa substância. Durante o processo de perda de peso, é como se a pessoa permanecesse em uma "dieta de alto teor de gordura", já que o corpo utiliza sua gordura para gerar energia. Nesse caso, a única preocupação é manter um balanço saudável entre ácidos graxos ômega-6 e ômega-3. Para isso, aconselho a ingestão de uma colher de sopa de linhaça moída todos os dias. Muitos gostam de misturá-la com frutas ou salpicá-la na salada.

Há um maior risco de derrame em dietas com baixo teor de gordura?

Há evidências consideráveis de que, ainda que gorduras animais estejam definitivamente associadas a um aumento de doenças cardíacas, mais gordura pode também oferecer proteção contra derrames hemorrágicos.[26] É claro que pesquisas recentes mostram os importantes efeitos protetores de frutas, legumes e verduras, mas alguns dados sugerem que gordura, mesmo animal, oferece alguma proteção aos menores vasos cerebrais que causam os derrames hemorrágicos.[27]

Há dois tipos principais de derrame: isquêmico e hemorrágico. Quase todos os ataques cardíacos e a grande maioria dos derrames estão associados à isquemia (falta de fluxo de sangue) por coágulos sanguíneos. O pequeno porcentual de derrames do tipo hemorrágico (aproximadamente 8%) não resulta de um vaso cheio de colesterol que levou a um coágulo, mas da ruptura de uma pequena artéria no cérebro, consequência de anos e anos de pressão alta.[28] Alguns desses pequenos e frágeis vasos cerebrais talvez se tornem mais resistentes a rupturas quando estão mais afetados com gordura. É perfeitamente possível que em certos casos a mesma dieta que leva à formação anormal de coágulos e causa 99% dos ataques cardíacos e mais de 90% dos derrames possa ajudar os pequenos vasos do interior do cérebro a resistir à ruptura após anos de hipertensão descontrolada, desenvolvida por um alto consumo de sal. Isso não é, de modo algum, uma desculpa legítima para comer mais produtos de origem animal. É muito sensato se alimentar com uma dieta saudável antiataques cardíacos e manter sua pressão em um nível mais baixo ao não consumir muito sal adicionado.

Os dados são muito confusos, pois diversos estudos agrupam os dois tipos de derrame, quando na verdade são doenças muito diferentes com causas completamente distintas. Considerando derrames isquêmicos (ou embólicos), estudos tanto em humanos quanto em ratos ilustram a importância do consumo de ácido graxo essencial ômega-3, incluindo uma maior proporção de ômega-3 por ômega-6.[29] Essas gorduras ômega-3 são as mesmas que protegem contra ataques cardíacos, que também são de natureza isquêmica. Tenha em mente que o consumo de gorduras saturadas tem sido reiteradamente associado com um aumento nos derrames em geral, já que a maioria destes é do tipo isquêmico (embólico).[30]

Finalmente, para tornar as coisas ainda mais confusas, o consumo moderado de gorduras monoinsaturadas oferece um grau de proteção contra derrames e não aumenta o colesterol ou causa outros efeitos negativos das gorduras saturadas.[31] Os estudos que mostram o valor nutricional das gorduras monoinsaturadas apoiam a dieta mediterrânea e aqueles que defendem uma alimentação rica em azeite de oliva.

Obviamente, um pouco de ômega-6 ainda é essencial e necessário para uma resistência normal a doenças. Minha opinião é de que indivíduos magros devem consumir mais gorduras monoinsaturadas de vegetais saudáveis ricos em gorduras como abacates, castanhas cruas e sementes. Devido ao maior risco de doenças cardíacas, diabetes e câncer, assim como à reduzida ocorrência de derrames hemorrágicos ligados ao sobrepeso, pessoas acima do peso devem limitar o consumo dessas gorduras. Como possuem mais gordura estocada no corpo, elas não se beneficiam de um consumo maior de gordura na dieta da mesma forma que pessoas magras. Ao perder peso, essas pessoas já estarão em uma dieta de alto teor de gordura, pois estarão consumindo a gordura armazenada.

Deixe-me lembrá-lo que as melhores gorduras são as monoinsaturadas e as essenciais (ômega-3 e ômega-6) presentes em alimentos vegetais naturais e integrais, como abacates, castanhas cruas e sementes. Estudos mostram que o consumo de castanhas cruas protege tanto de ataques cardíacos quanto de derrames, sem os riscos do aumento de doenças coronarianas e câncer, como é o caso do alto consumo de gorduras de origem animal.[32] Quando as gorduras que consome vêm de alimentos integrais em vez de óleos, você ganha o pacote nutritivo da natureza: um equilíbrio de vitaminas, minerais, fibras e fitonutrientes.

Castanhas e sementes protegem contra a morte por causas cardiovasculares

Castanhas cruas e sementes são cheias de nutrientes. Lignanas, bioflavonoides, minerais e outros antioxidantes protegem o frágil frescor das gorduras de castanhas e sementes, e proteínas e esterois vegetais baixam naturalmente o colesterol.

Talvez uma das mais novas e inesperadas descobertas na epidemiologia nutricional nos últimos cinco anos seja a de que o consumo de castanhas e sementes oferece uma grande proteção contra doenças cardíacas. Muitos estudos clínicos observam os efeitos benéficos de uma dieta rica em castanhas (como nozes, amendoins, amêndoas e outras) nos lipídios do sangue.[33] Uma análise de 33 experimentos usando castanhas e nozes demonstrou de maneira convincente que seu consumo diário diminui o colesterol total e o LDL (o mau colesterol).[34] Esses alimentos não apenas baixam o colesterol LDL, como também aumentam o colesterol HDL (o bom). O interessante é que elas ajudam a normalizar um tipo perigoso de molécula LDL — as pequenas e densas partículas de LDL que causam danos aos vasos sanguíneos, particularmente às células endoteliais que as revestem.[35]

Levando em conta especificamente as mudanças em fatores de risco conhecidos, como a diminuição dos níveis de açúcar ou de colesterol no sangue, descobriu-se que o consumo de castanhas e sementes diminui as mortes causadas por doenças cardiovasculares e aumenta a expectativa de vida.[36] Até hoje, cinco grandes estudos (o Adventist Health Study, o Iowa Women's Health Study, o Nurse's Health Study, o Physicians Health Study e o Estudo CARE) examinaram a relação entre o consumo de castanhas e sementes e o risco de arteriosclerose. Todos encontraram uma relação inversa.

Baseando-se nos dados no Nurse's Health Study, estima-se que substituir a energia proveniente de carboidratos pelo equivalente em gordura advinda de castanhas reduz em 30% o risco de doenças cardíacas. A substituição da gordura saturada pela gordura de castanhas está associada a uma redução de 45% no risco.

O Physicians Health Study apresentou ainda mais dados. A mais fascinante, e talvez mais importante, descoberta é que castanhas e sementes não apenas diminuem o colesterol e protegem contra ataques cardíacos, como seus componentes também parecem ter efeitos antiarritmia e anticonvulsões, reduzindo radicalmente a taxa de mortes súbitas.[37] O estudo acompanhou 21.454 homens durante uma média de 17 anos. Os pesquisadores registraram um menor risco de morte súbita cardíaca e outras fatalidades causadas por doenças do coração depois de controlar fatores de risco coronarianos conhecidos e outros hábitos alimentares. Quando comparados com homens que raramente ou nunca consumiam sementes ou castanhas, aqueles que consumiam duas ou mais porções por semana tinham um risco de morte súbita cardíaca

50% menor. A morte súbita cardíaca não é um ataque do coração, mas uma arritmia perigosa chamada fibrilação ventricular ou taquicardia ventricular. Pessoas com doenças do coração nem sempre morrem de ataque cardíaco; elas podem morrer por causa de batimentos irregulares que impedem o coração de bombear o sangue adequadamente.

Coma castanhas e sementes em vez de óleos para uma perda de peso saudável

Estudos epidemiológicos indicam uma associação inversa entre o consumo de castanhas e sementes e o índice de massa corporal. O interessante é que consumi-las pode na verdade conter o apetite e ajudar as pessoas a se livrarem de diabetes e dos quilos a mais.[38] Em outras palavras, quem consome mais nozes e sementes tende a ser magro, e quem consome menos tende a ser mais gordo. Experimentos com o consumo controlado de castanhas, desenvolvidos para verificar se a ingestão desse tipo de alimento resultava em ganho de peso, mostraram o contrário: comer castanhas cruas e sementes promove perda, e não ganho, de peso. Muitos outros também mostraram que comer uma pequena quantidade de castanhas e sementes na verdade ajuda quem está em dieta a se sentir saciado, manter-se no programa e conseguir perder peso por bastante tempo.[39]

Por sua vez, óleos refinados, que contêm 120 calorias por colher de sopa, engordam e podem sabotar sua perda de peso. Além disso, eles não possuem nenhum efeito protetor para o coração. O segredo aqui é esquecer o óleo e, em seu lugar, fazer molhos e pastinhas misturando sementes e castanhas.

A dieta mais saudável para todas as idades é aquela que inclui alguns alimentos gordurosos saudáveis. Essa mesma dieta também irá prevenir e reverter doenças. Mesmo para pessoas acima do peso, recomendo 30g de castanhas e sementes cruas e sem sal por dia, como sementes de gergelim, de girassol, de linhaça, de abóbora, nozes, pistache ou amêndoas.

Gordura trans: um lobo em pele de cordeiro

As gorduras trans não existem na natureza. São desenvolvidas em laboratório e trazem consequências adversas para a saúde. Elas interferem na produção corporal de ácidos graxos benéficos e promovem doenças cardíacas.[40] Como ácidos graxos trans não oferecem benefícios e apenas claras consequências metabólicas prejudiciais, quando você vir as palavras *parcialmente hidrogenado* na embalagem, considere o conteúdo venenoso e descarte o produto.

Gorduras trans certamente favorecem o câncer e aumentam seu colesterol tanto quanto gorduras saturadas.[41] Considerando que elas também reduzem o colesterol HDL (o bom), as gorduras trans podem ser ainda mais aterogênicas que os ácidos graxos saturados.[42] O Nurse's Health Study e outros estudos indicam, com fortes evidências, que as gorduras trans estão tão ligadas a ataques cardíacos quanto as gorduras de produtos de origem animal.[43]

A quantidade de gorduras trans utilizada em alimentos diminuiu significativamente nos últimos anos. Muitos fabricantes reformularam seus produtos para reduzi-las ou eliminá-las. Hoje eles devem indicar a presença dessas substâncias nas tabelas nutricionais de seus produtos. Fique atento, pois níveis menores que 0,5g por porção podem ser listados como 0g de gordura trans, tornando possível que uma pessoa que consuma várias porções de um alimento aparentemente livre de gorduras trans esteja, na verdade, ingerindo uma quantidade significativa destas.

A conclusão gordurosa

Não há dúvida de que uma dieta rica em gorduras aumenta o risco de muitos tipos de câncer. Isso tem sido demonstrado em centenas de estudos em animais e humanos. Não é apenas a quantidade, mas também o tipo de gordura que está ligado ao maior risco (assim como o tipo de proteína). Como não é um assunto simples, aqui vão os pontos principais:

1. Qualquer óleo (gordura) extraído, mesmo as gorduras mais saudáveis, como o azeite de oliva, e consumido em excesso acrescenta muitas calorias vazias. Calorias em excesso trazem efeitos tóxicos, contribuindo para a obesidade, o envelhecimento precoce e o câncer.
2. Excesso de ácidos graxos ômega-6, encontrados em óleos poli-insaturados como óleo de milho e de cártamo,

aumentam o risco de câncer. As gorduras ômega-3, abundantes em sementes, verduras e alguns peixes e que são mais difíceis de se obter, tendem a baixar o risco.

3. As gorduras mais perigosas para doenças do coração e câncer são as saturadas e os ácidos graxos trans, listados como "parcialmente hidrogenados" em embalagens de alimentos. Você seria louco em não evitar essas gorduras. Gorduras trans podem aumentar o risco de câncer de mama em mais de 45%.[44]
4. Alimentos vegetais naturais integrais (grãos integrais, verduras, castanhas e sementes) fornecem as gorduras adequadas. Comer uma variedade de alimentos naturais impedirá que você tenha uma deficiência em gorduras. Para aqueles que precisam de mais gorduras DHA, linhaça, sementes de cânhamo e sálvia, nozes e suplementos de DHA derivados de vegetais são as fontes mais saudáveis e puras.

Lembre-se: uma dieta com baixa ingestão de gordura pode ser pior que uma dieta rica em gordura se tiver mais saturadas ou trans, ou se contiver uma quantidade excessiva de carboidratos refinados.

	PORCENTAGEM DE CALORIAS PROVENIENTES DE GORDURA	PORCENTAGEM DE GORDURA QUE CORRESPONDE À GORDURA SATURADA
Cream cheese	89	63
Gouda	69	64
Cheddar	74	64
Muçarela	69	61
Muçarela parcialmente desnatada	56	64
Queijo processado	65	66
Queijo processado light	43	67
Ricota	68	64
Ricota parcialmente desnatada	51	62

Note que carne magra ou aves, que contêm entre 2g e 5g de gordura por 30g, possuem menos gordura, inclusive saturada, e menos calorias do que o queijo, que contém entre 8g e 9g de gordura por 30g. O queijo tem muito mais gordura saturada (a mais perigosa), cerca de dez vezes mais, que um peito de frango. Ele é o alimento que contribui com a maior parte da gordura saturada da dieta americana. Mais da metade de suas calorias advém de gorduras, e mesmo as opções "light" são ainda muito gordurosas.

Os americanos têm um fetiche em fiscalizar a gordura e esquecer todo o resto que sabemos sobre nutrição. Gordura não é tudo. Se as gorduras que você consumir forem aquelas saudáveis, encontradas em sementes cruas, castanhas e abacates, e se sua dieta for rica em alimentos não processados, não precisa se preocupar muito com a gordura — a não ser que esteja acima do peso.

O que você deve aprender é: evite gorduras saturadas e gorduras trans (hidrogenadas) e tente incluir alguns alimentos que contenham ômega-3.

Deixando para trás os mitos sobre proteínas — É como mudar de religião

Lembra aquelas tabelas dos "Quatro grupos de alimentos básicos" que todos vimos na escola primária? As proteínas tinham seu lugar próprio, no qual havia a imagem de um bife grosso, um peixe inteiro e uma galinha. Os laticínios também tinham seu espaço. Aprendemos que uma dieta saudável supostamente era centrada em carne e leite. Pensava-se que as proteínas eram o melhor de todos os nutrientes e que ingeri-la em grande quantidade, a chave para a força, a saúde e o vigor. Infelizmente, as taxas de câncer dispararam. Com o resultado de pesquisas sobre as causas da doença, tivemos que repensar aquilo que nos ensinaram. É difícil se livrar de velhos hábitos: a maioria dos americanos ainda se prende ao que foi ensinado quando criança. Poucos assuntos são tão distorcidos na cultura moderna como esse das proteínas.

Saiba que realmente precisamos de proteínas. Não podemos ser saudáveis sem elas. Vegetais possuem muitas proteínas. Você não precisa ser um nutricionista ou especialista em dietas para saber o que comer, e não tem que combinar e recombinar alimentos para obter o total de proteínas de que precisa. Qualquer combinação de alimentos naturais suprirá seu aporte adequado de proteínas, incluindo todos os oito aminoácidos essenciais e não essenciais.

É desnecessário combinar alimentos para ingerir as proteínas necessárias a cada refeição. O corpo armazena e libera os aminoácidos necessários em um período de 24 horas. Cerca de um sexto de nossa utilização diária de proteínas vem da reciclagem de nosso próprio tecido corporal. Essa reciclagem, ou digestão de nossas próprias células que recobrem o trato digestivo, nivela qualquer variação entre as refeições em termos de "incompletude" de aminoácidos. Ela não requer qualquer espécie de sofisticação para adquirir proteínas suficientes, mesmo se você consumir apenas vegetais.

É apenas quando uma alimentação vegetariana gira em torno de pão branco e outros alimentos processados que o conteúdo de proteínas cai demais. No entanto, no minuto em que você inclui alimentos não processados como vegetais, grãos integrais, leguminosas ou castanhas, a dieta se torna rica em proteínas.

E a relva fez o leão

O que possui mais proteínas? Aveia, presunto ou tomate? A resposta é que todos possuem a mesma quantidade de proteínas por caloria. A diferença é que o tomate e a aveia são recheados de fibras e outros nutrientes antidoenças, e o presunto é recheado de colesterol e gorduras saturadas.

Algumas pessoas acreditam que apenas produtos de origem animal contêm todos os aminoácidos essenciais e que proteínas vegetais são incompletas. Mentira. Essas pessoas aprenderam que proteínas animais são superiores a proteínas vegetais. Mentira. Aceitam a noção ultrapassada de que proteínas vegetais devem ser combinadas de alguma maneira complicada que necessita de um físico nuclear para uma dieta vegetariana ser adequada. Mentira.

Acho que elas nunca pensaram muito em como um rinoceronte, hipopótamo, gorila, girafa ou elefante se torna tão grande comendo apenas vegetais. Animais não adquirem aminoácidos do ar; todos vieram originalmente de vegetais. Mesmo os aminoácidos não essenciais que são fabricados pelo próprio corpo são apenas aminoácidos básicos levemente modificados de algum modo pelo corpo. Assim, os músculos do leão podem ser compostos apenas pelos precursores das proteínas e aminoácidos que a zebra e a gazela comeram. A relva fez o leão.

Eu atendo entre vinte e trinta pacientes por semana e sempre lhes pergunto: "O que tem mais proteína: 100 calorias de bife ou 100 calorias de brócolis?" Quando lhes digo que é o brócolis, o comentário mais frequente que ouço é: "Não sabia que brócolis fornecia proteína." Ao que pergunto: "E de onde você acha que vêm as calorias do brócolis? Você acha que são mais gorduras, como nos abacates, ou carboidratos, como nas batatas?"

O TEOR DE PROTEÍNA DE ALIMENTOS COMUNS, EM ORDEM CRESCENTE DE PROTEÍNA POR CALORIA

	PROTEÍNA (GRAMAS)	CALORIAS	PROTEÍNA POR CALORIA	PERCENTUAL DE PROTEÍNA
1 banana	1,2	105	0,01	5
1 xícara de arroz integral cozido	4,8	220	0,02	9
1 espiga de milho	4,2	150	0,03	11
1 batata assada	3,9	120	0,03	13
1 copo de macarrão convencional	7,3	216	0,03	14
170ml de iogurte de frutas	7	190	0,04	15
2 fatias de pão integral	4,8	120	0,04	16
1 cheesebuguer do Burguer King	18	350	0,05	21
Almôndega com molho	14	230	0,06	24
1 xícara de ervilha congelada	9	120	0,08	30
1 xícara de lentilha cozida	16	175	0,09	36
1 xícara de tofu	18	165	0,11	44
1 xícara de brócolis congelado	5,8	52	0,11	45
1 xícara de espinafre cozido	5,4	42	0,13	51

Nota: Os vegetais verdes têm mais proteína por caloria que os alimentos listados.

As pessoas sabem menos sobre nutrição do que sobre qualquer outro assunto. Mesmo médicos e nutricionistas que assistem às minhas palestras respondem rapidamente: “Bife!” E se surpreendem ao descobrir que o brócolis possui duas vezes mais proteínas que um bife.

Quando você consome grandes quantidades de verduras, ingere uma quantidade considerável de proteínas. Lembre-se de que uma caixa de 300g de brócolis congelado contém mais de 10g de proteínas.

De quanta proteína precisamos?

Ao longo dos anos, a quantidade de proteínas recomendadas pelas autoridades subiu e desceu como um ioiô. Somente depois que os estudos sobre o balanço de nitrogênio se tornaram disponíveis pudemos realmente medir as doses necessárias de proteínas.

Hoje, a dose diária recomendada (RDA, em inglês) é de 0,8mg/kg corporal,[45] ou cerca de 44g para uma mulher de 55kg e 55g para um homem de 68kg. Essa é a dose recomendada, não a quantidade mínima. O pressuposto é de que é necessário cerca de 0,5mg/kg, então uma larga margem de segurança foi prevista na RDA para quase dobrar o mínimo necessário determinado pelos estudos de balanço de nitrogênio. Ainda assim, o americano médio consome mais de 100g de proteína diariamente — uma quantidade nada saudável.

Apenas 10% do total de calorias consumidas por uma pessoa normal precisa ser em forma de proteína. Na verdade, somente 2,5% de calorias vindas de proteínas podem bastar para uma pessoa em geral.[46] Apesar de as muitas opiniões sobre consumo adequado ou ideal de proteínas, a maioria dos vegetais, menos as frutas, fornecem pelo menos 10% das calorias a partir de proteínas, sendo que as verduras têm em média 50%. Dietas ricas em nutrientes que são predominantemente vegetarianas, como a que recomendo, fornecem aproximadamente entre 40g e 70g de proteína, dentro da média de 1.200 a 1.800 calorias por dia. Isso é muita proteína.

Além disso, a noção ultrapassada de proteínas de “alto valor biológico” é baseada em perfis de aminoácidos essenciais que dão aos ovos um alcance de 100% a partir das necessidades nutricionais de roedores. Não é de surpreender que ratos precisem crescer mais que humanos. Pássaros e ratos necessitam de grande quantidade de metionina e cistina, os aminoácidos que contêm enxofre. Esses aminoácidos são importantes para o crescimento de penas e pelos. Recentemente, os perfis de aminoácidos essenciais foram atualizados para que possamos adequar melhor as necessidades dos humanos. Por exemplo, o leite materno humano é deficiente se considerarmos as demandas nutricionais de ratinhos, mas ideal ao levarmos em conta as necessidades humanas.

Hoje, o alcance de proteínas é computado de maneira diferente do passado. Ele é baseado em necessidades humanas, não nas de ratos, e proteínas de soja são mais eficientes que proteínas de carne vermelha.[47]

Usando um programa de análise nutricional computadorizado, tentei compor uma dieta de alimentos naturais deficiente em qualquer aminoácido necessário. Foi impossível. Quase qualquer tipo de vegetal continha cerca de 30g a 40g de proteína por 1.000 calorias. Quando suas necessidades calóricas são atingidas, você atinge automaticamente suas necessidades proteicas. Foque em ingerir alimentos naturais saudáveis; esqueça as tentativas de conseguir proteínas suficientes.

E o atleta, o levantador de peso, a grávida? Eles não precisam de mais proteína? É claro que o atleta em pleno treinamento precisa de mais proteína. Eu fiz parte da equipe americana de patinação artística no início dos anos 1970. Era normal treinar mais de cinco horas por dia. Além de todo o exaustivo trabalho no gelo, eu fazia muito levantamento de peso e corrida. Com todo aquele exercício, eu precisava de mais proteína, mas precisava de muito mais de tudo, principalmente calorias. Quando você come mais, recebe as proteínas, as gorduras, os carboidratos e os nutrientes de que precisa em quantidades extra. Eu enchia o banco de trás do meu carro com quantidades enormes de frutas, legumes, castanhas cruas e grãos integrais. Ingeria muito mais alimentos e recebia mais proteína (e tudo mais) no processo. A necessidade de proteínas aumenta em proporção direta ao aumento da necessidade calórica e ao apetite. E adivinhe: você automaticamente recebe o suficiente. O mesmo vale para a gravidez.

Quando você supre suas necessidades calóricas com uma variedade de alimentos vegetais naturais, recebe a quantidade certa de proteínas — nem demais, nem de menos.

Colocando a RDA em perspectiva

Os níveis da RDA são definidos pelo governo americano para vários nutrientes considerados desejáveis para uma boa saúde. Mas será que eles estão corretos? Serão níveis apropriados e será que níveis ainda mais altos de certos nutrientes irão nos beneficiar? Perguntas difíceis de responder, mas antes vamos ver como as RDAs são definidas.

As RDAs começaram a ser definidas quando o governo americano questionou o valor nutricional das rações militares distribuídas aos soldados durante a Segunda Guerra Mundial. Mais tarde, o conselho para alimentos e nutrição do governo observou os alimentos que eram consumidos pela maioria das pessoas. Ao analisar a dieta comum, sugeriram um mínimo nutricional e então adicionaram um tanto para teoricamente assegurar uma saúde ideal.

As RDAs tendem a favorecer um nível de consumo convencional. Não são baseadas no que as pessoas devem comer para manter uma saúde ideal; em vez disso, foram formuladas para representar como comemos. Elas caracterizam a dieta convencional: rica em produtos animais; muitos laticínios e gorduras; e baixo teor de fibras, antioxidantes e outros nutrientes, como vitamina C, nos quais os vegetais são ricos. As RDAs refletem uma dieta que causou todos os problemas, para início de conversa.

Assim vemos uma tendência a manter baixas as RDAs para nutrientes de origem vegetal, e altas as de nutrientes advindos de produtos animais. Por exemplo, tome como exemplo a mais ridícula recomendação da RDA: a para vitamina C. Qualquer dieta abundante em alimentos vegetais não refinados oferece uma quantidade significativa de vitamina C. A dieta que recomendo e que consumo contém entre 500mg e 1.000mg diários de vitamina C, vindos apenas da comida. Se você seguir uma dieta que seja apenas a metade em termos nutritivos do que a que recomendo, ainda consumirá entre 250mg e 500mg dela. A recomendação diária (RDA) de apenas 60mg reflete como a dieta americana é inadequada e como seria impossível obter vitamina C suficiente se você ingerisse tão poucos alimentos vegetais naturais.

Você pode tomar um comprimido de vitamina C de 1.000mg para compensar sua dieta mortalmente deficiente, mas assim perderia todos os outros antioxidantes e fitoquímicos derivados de plantas que vêm no mesmo pacote da vitamina C. O governo tem que manter a RDA ridiculamente baixa, pois seria incoerente com as outras absurdas sugestões dietéticas e impossível alcançar tais níveis sem suplementos.

A maioria das recomendações dietéticas do governo americano foi descartada e atualizada com o tempo. Tais recomendações, como o guia dos "Quatro grupos básicos de alimentos", sempre estiveram pelo menos dez nos atrás da ciência corrente e são fortemente influenciadas pelos fabricantes de alimentos. As RDAs atuais devem ter o mesmo destino; elas são baseadas em teorias nutricionais obsoletas que não se sustentam diante da pesquisa científica. Por último, e o mais importante, é que não há RDAs para milhares de fitonutrientes. Há nuances e interações nutritivas sutis que criam resistência a doenças a partir da sinergia de diversas substâncias de alimentos naturais. Como uma orquestra sinfônica cujos membros tocam em perfeita harmonia, nosso corpo depende de uma interação harmoniosa de nutrientes, conhecidos e desconhecidos. Ao fornecer uma rica variedade de alimentos naturais, maximizamos da melhor forma o funcionamento da obra-prima humana.

Lembre-se das duas principais mensagens deste capítulo. Primeiro, quando há processo de refinamento os macronutrientes deixam a categoria de "naturais", o alimento assume propriedades causadoras de doenças. Segundo, verduras levaram o título e legumes e frutas frescas levaram para casa merecidas medalhas de prata e bronze nas olimpíadas da densidade de nutrientes.

Capítulo 6
Livrando-se da compulsão alimentar

Uma importante descoberta

Muitas pessoas temem a fome. Parece absurdo que o medo de passar fome possa existir em populações superalimentadas. Ainda assim, nossa obsessão por comida é inegável. As pessoas geralmente ficam apavoradas quando consideram ficar sem comer até mesmo por curtos períodos de tempo. E comer sem parar não apenas acaba com as suas chances de perder peso, como pura e simplesmente não é saudável. Alimentar-se da maneira errada, com poucos nutrientes, leva ao que eu chamo de "fome tóxica" e ao desejo de consumir ainda mais calorias. Quando não conseguimos suprir nossas necessidades de micronutrientes, só nos sentimos bem enquanto nosso trato digestivo estiver trabalhando continuamente. A fome tóxica vai além do instinto natural que controla o apetite e provoca um aumento dramático no consumo de calorias.

Tenho observado que uma dieta com boa dosagem de micronutrientes pode diminuir o desejo e a gulodice e desestimular hábitos de consumo de comida em excesso. Essas sensações são conhecidas apenas como "fome" e até mencionadas em textos médicos como tal, mas desaparecem na maioria dos casos depois da ingestão de uma dieta rica em micronutrientes. Uma nova sensação, que eu chamo de "fome verdadeira", é que aparece. Entender a ciência e a fisiologia humana que estão por trás dessa importante distinção é algo digno de nota.

Todo mundo que você conhece é viciado em comida

Quando o corpo de uma pessoa se acostuma a um agente tóxico ou nocivo, dizemos que ela tem um vício. Ser indulgente com esse vício pode até trazer algum prazer, mas, se ela parar de tomar aquela determinada substância, como nicotina ou cafeína, se sente doente, como se o corpo mobilizasse qualquer perda de célula e tentasse reparar o dano causado pela exposição. É o que chamamos de retraimento. Se você bebe quatro xícaras de café ou de qualquer bebida à base de cafeína por dia, terá uma enxaqueca pelo retraimento ao tentar parar com o hábito. Para sentir-se melhor, poderia tomar mais cafeína (ou qualquer outra droga) ou comer com mais frequência, pois a própria digestão retarda a desintoxicação ou o retraimento. Do mesmo modo, a fome tóxica ganha maiores proporções pelo consumo de bebidas com cafeína, refrigerantes e alimentos industrializados. Ocorre geralmente depois que a digestão acaba e o trato digestivo se esvazia e pode fazer com que uma pessoa se sinta extremamente desconfortável se não ingerir certa quantia de calorias (para inibir a desintoxicação).

SINTOMAS DA FOME TÓXICA

- dores de cabeça
- fadiga
- náusea
- fraqueza
- confusão mental e irritabilidade
- espasmos abdominais e esofágicos
- agitação e cólicas estomacais

A confusão existe porque, quando ingerimos os mesmos alimentos pesados ou não saudáveis que causam o problema, nos sentimos melhor enquanto o processo de desintoxicação é interrompido ou adiado. Isso gera um sobrepeso inevitável, porque, se paramos de digerir a comida, mesmo por um curto período de tempo, nosso corpo começa a ter sintomas de desintoxicação ou retraimento da nossa dieta que justamente não é a saudável. Para evitar isso, fazemos refeições pesadas que requerem um tempo maior de digestão, ou comemos toda hora para manter nosso trato digestivo ocupado e superalimentado e para diminuir o desconforto da nossa alimentação tão estressante.

Na fase *anabólica*, digerimos e guardamos uma quantidade de calorias para uso futuro. Na fase *catabólica*, queimamos as calorias armazenadas.

Nosso corpo varia entre períodos de digestão-assimilação (fase anabólica) e de utilização de calorias armazenadas (fase catabólica), que começa quando o processo digestivo termina. Durante a fase anabólica, a glicose absorvida é armazenada no fígado e nos tecidos musculares como o glicogênio, para ser desmantelada e utilizada posteriormente, quando não estivermos comendo ou digerindo. Durante a fase catabólica, "somos sustentados" pelos nutrientes armazenados na fase anabólica. A quebra do glicogênio guardado é chamada de glicólise, e é durante esse processo que nosso corpo entra em um período de alta atividade de desintoxicação.

Quando queimamos as gorduras e o glicogênio armazenados, o corpo está exposto a mais toxinas celulares, e a eliminação e a desintoxicação aumentam na mesma medida. Essa eliminação de toxinas pode causar desconforto, especialmente quando nossos tecidos possuem uma excessiva camada tóxica. Esses sintomas desconfortáveis não são causados por "baixo nível de açúcar", ainda que eles ocorram paralelamente a uma queda do nível do açúcar. Quando nossa dieta é baixa em fitoquímicos e outros micronutrientes, construímos mais produtos residuais intracelulares. Já é bem-aceito na literatura científica que toxinas como os radicais livres, produtos finais de glicação avançada (AGEs) e lipídios A2E aparecem em tecidos humanos que recebem baixas quantidades de antioxidantes e outros micronutrientes e que essas substâncias favorecem o surgimento de doenças.[1]

Vale mencionar que indivíduos com sobrepeso desenvolvem mais estresse oxidativo (como resultado dos danos de radicais livres) quando alimentados com refeições com poucos micronutrientes, em comparação a pessoas com peso normal. Aumento de peroxidases e aldeídos, derivados de lipídios e proteínas danificados, foram encontrados em amostras de urina.[2] Isso indica que pessoas com tendência à obesidade experimentam mais sintomas de retraimento, o que as faz ingerir mais calorias. É um círculo vicioso que promove o problema e ao mesmo tempo previne sua resolução. Indivíduos com dietas mais saudáveis não apresentaram esses marcadores inflamatórios.[3] Quando consumimos proteínas animais em excesso (o que gera perdas excessivas de nitrogênio) e não comemos vegetais ricos em fitoquímicos, há uma exacerbação dos produtos residuais metabólicos em nosso corpo.[4]

A CURVA DO AÇÚCAR NO SANGUE

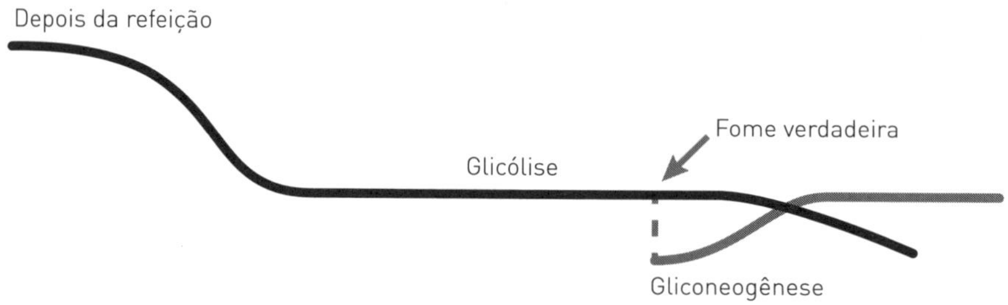

Conforme as horas passam e ficamos sem comer, o glicogênio armazenado é utilizado como energia (glicólise). A glicólise ocorre depois que a digestão acaba. Ela é um processo perfeitamente confortável, não acompanhado de sintomas em um indivíduo saudável com uma dieta adequada. Enquanto continuamos a queimar glicogênio armazenado, a fome verdadeira surge. A gliconeogênese é a quebra do tecido muscular e ocorre para suprir o corpo com glicose quando não há mais glicogênio. O corpo não pode gerar a glicose de que precisa para abastecer o cérebro de gorduras armazenadas, mas pode produzir glicose de aminoácidos derivados do tecido muscular. A fome verdadeira protege nossa massa muscular e nos dá um sinal claro para comer antes que a gliconeogênese comece.

Fome verdadeira ou fome tóxica?

O que tenho observado e quantificado com milhares de pessoas é que o impulso para superconsumir calorias é atenuado por um alto consumo de micronutrientes. Os sintomas que se supunham ser hipoglicemia ou até mesmo fome, que ocorrem assim que a glicólise começa, simplesmente desaparecem depois de comer de maneira bastante saudável por alguns meses. Depois dessa janela, que vai de dois a quatro meses, quando os micronutrientes já se acumularam nos tecidos do corpo, sintomas como fadiga, dor de cabeça, irritabilidade e indisposição estomacal desaparecem, e as pessoas voltam a ter a fome verdadeira, sentida especialmente na garganta. A fome verdadeira torna o ato de se alimentar mais prazeroso, e essa sensação é mais capaz de nos conduzir a uma quantidade apropriada de calorias para as necessidades biológicas de nosso corpo.

Em nosso atual ambiente de comidas tóxicas, muitos perderam a habilidade de se conectar com os sinais corporais que nos indicam quanta comida precisamos de verdade. A natureza nos deu a habilidade, magicamente orquestrada, de sinalizar o quanto precisamos comer para manter um peso ideal e com saúde em longo prazo. Documentei todo esse processo, demonstrando que esse fenômeno, anteriormente tão mal ou pouco estudado, é real. Resultou em milhares de pessoas perdendo muito peso. Centenas perderam até aproximadamente 50kg, e alguns outros até bem mais do que 100kg, sem nenhuma intervenção cirúrgica e com um sucesso prolongado. Em termos de controle do peso em longo prazo, alimentar-se de maneira saudável é mais eficiente que reduzir as porções. Modifica e diminui as sensações de fome tóxica, permitindo que indivíduos com sobrepeso se sintam mais confortáveis com menos calorias.

A fome verdadeira sinaliza quando nosso organismo precisa de calorias para manter a massa corporal na medida. Se você come apenas quando está com fome verdadeira, não vai engordar. Se tem uma camada de gordura expressiva em torno do quadril, isso significa que você consumiu muita comida em resposta à fome tóxica ou comeu demais de maneira recreativa. O corpo não armazena grandes quantidades de gordura quando alimentado por uma dieta natural e dentro da real necessidade da fome verdadeira.

A fome verdadeira é sentida na garganta, no pescoço e na boca, não no estômago ou na cabeça. Não é desconfortável sentir fome verdadeira; ela faz com que a comida tenha um gosto melhor quando mastigada, tornando a refeição bem mais agradável. Não provoca sensações estranhas e não é dolorosa, e você sabe quando sente que é uma reação normal, que indica necessidade por comida. Diz a você que seu corpo está fisiologicamente pronto para ingerir e digerir alimentos, e as glândulas digestivas recuperam a capacidade total de secretar enzimas. O resultado é você se sentir melhor e não comer demais.

SINTOMAS DA FOME VERDADEIRA

Aumento da sensação gustativa
Maior salivação
Sensação de garganta roendo

A fome verdadeira não requer nenhum tipo de comida especial para se satisfazer. Ela é aliviada assim que se come praticamente qualquer coisa. Você não pode implorar por algo em especial e chamar isso de fome; esse desejo vem de um impulso vicioso, não é algo sentido por uma pessoa que não é ou está viciada. É bom ter em mente que quase todos os americanos são viciados em seus hábitos tóxicos. Uma dieta que gera doenças é viciante. Uma dieta que gera saúde não. Você não precisa ficar andando de um lado para outro com uma calculadora ou uma balança para descobrir o quanto comer. Um corpo saudável vai lhe dar as coordenadas certas. Para atingir o peso ideal, consumir a quantidade exata de calorias e manter um corpo esguio que vai prolongar sua vida, você tem que voltar a ter a fome verdadeira. Coma quando estiver com fome e não coma quando não estiver.

COMO ATINGIR UM ESTADO DE FOME VERDADEIRA

1. Não coma se não estiver com fome.
2. Não belisque nada fora de hora, a não ser que esteja com fome verdadeira.
3. Não coma demais. Não coma até se sentir estufado.
4. Não faça um jantar enorme.
5. Não coma depois do jantar. Em vez disso, limpe a cozinha, escove os dentes, passe fio dental e fique longe da comida. Pense em como você vai saborear a comida na manhã seguinte, assim que acordar e sentir fome de novo.
6. Descontinue ou pare de vez com a cafeína, sal, álcool, doces, manteiga, queijo, alimentos industrializados, refrigerantes, fumo, além de drogas legais ou ilegais, se puder.

Comer a toda hora gera mais calorias consumidas ao fim da semana.[5] Para completar, estudos científicos comprovaram que uma frequência de ingestão reduzida aumentou a longevidade de roedores e macacos, mesmo quando as calorias consumidas por semana eram as mesmas no grupo alimentado com mais frequência e no com menos frequência.[6] O corpo precisa de tempo entre as refeições para digerir porque, quando a digestão acaba, ele pode desintoxicar com mais eficiência e promover a reparação celular. Para melhorar a saúde, portanto, não adianta comer o tempo todo nem se alimentar indiscriminadamente.

Espere até sentir fome de comer mesmo. Tente comer menos no jantar para que então tenha fome para três refeições diárias. Enquadre o seu corpo em um horário regrado, com três refeições diárias, sem exagerar em nenhuma delas. Se não sentir fome para a refeição seguinte, atrase-a um pouco ou até deixe de comer. Da próxima vez, coma muito menos até você só se alimentar nas horas certas, para que sinta fome a tempo de comer em cada refeição. É permitido comer duas vezes por dia em vez de três se você realmente só tiver fome o suficiente para dois momentos do dia. Para a maioria das pessoas que se exercitam regularmente, três refeições sem lanchinhos é a norma. A verdade é que precisamos comer bem menos do que parece. Assim que nos livramos da perversa fome tóxica, nosso sistema nervoso central pode mensurar e nos dar sinais de como manter um peso ideal com a quantidade certa de calorias. Em algum momento você vai saber exatamente a quantidade de comida que saciará seu apetite para cada refeição, vai se sentir satisfeito (mas não cheio) e então terá fome de novo no momento da próxima refeição.

Você pode não se sentir bem no começo

Tente impedir um viciado em açúcar de comer doces ou tirar refrigerante, pizza e hambúrgueres de um viciado em *fast-food*, e você vai notar como eles ficarão com péssimo aspecto. Isso é o que chamamos de retraimento. Quando paramos de fazer algo que é ruim a nós mesmos, nos sentimos mal, já que o corpo tenta reparar o dano causado pela longa exposição a substâncias nocivas, reduzir a tolerância, mobilizar resíduos celulares e lidar com receptores vazios. Se parar de fumar, mesmo quando não há mais nenhuma molécula de nicotina em seu corpo, você pode se sentir mal, já que seu corpo está ativamente determinado a reparar o dano causado pela substância ofensiva. De repente, o fumante de longa data se sente pior por ter parado de fumar, e não melhor. A nicotina pode ter ido embora, mas ele começa a tossir mais e com muco. Assim que resgata um pouco de saúde, o corpo se torna cada vez menos tolerante às irritações nocivas anormais que foram suportadas ao longo da vida. Por restaurar a habilidade ao reparar células danificadas, a inflamação pode aumentar temporariamente assim que os tecidos ficarem mais reativos aos produtos residuais ali retidos. Nesse caso, a inflamação serve como função corretiva, pois o sistema imunológico do corpo reage, em caráter de proteção, para remover as substâncias nocivas e restaurar a função celular.

A comida tóxica funciona do mesmo modo. Ao iniciar uma dieta realmente saudável, os mecanismos de autorreparação do corpo estão fortalecidos e trazem sintomas, muitas vezes até febre baixa, instabilidade emocional, fadiga e dor de cabeça. Não se assuste se durante a primeira ou segunda semana de sua dieta você se sentir mal e perceber que tem mais desejo de comer para compensar o desconforto. Isso geralmente passa nos primeiros quatro dias.

Por que as dietas falham

A imprensa americana, os livros de dieta e até mesmo boa parte da comunidade científica estão confusos em relação às questões de nutrição e dieta. Quase todos os artigos sobre o assunto discutem comidas mágicas, suplementos, intensificadores de metabolismo ou proporção de gordura, carboidrato e proteínas que podem resolver todos os seus problemas de peso. Pesquisas continuam testando dietas com pouca gordura, muita gordura, pouco carboidrato e muito carboidrato, e a mídia continua a divulgar os sucessos e fracassos dos regimes. É algo que caminha em círculo, mas tentar gerenciar carboidratos, gordura ou proteína não vai melhorar sua saúde nem aumentar sua longevidade. Ainda pior, esse tipo de dieta encoraja flutuações temporárias de ingestão calórica, levando a mudanças não sustentadas no peso corporal, o conhecido efeito sanfona. Essas dietas dificilmente funcionam e são péssimas para a sua saúde, porque não é algo muito saudável perder e ganhar peso sem parar. Elas demonstram que se não houver foco na qualidade dos micronutrientes a dieta não será eficaz.

O que você está aprendendo aqui é diferente, pois não é racionando gordura, carboidrato ou proteína que conseguirá o peso ideal e uma saúde excelente. Claro, precisamos comer menos gordura, menos proteína e menos carboidratos, as únicas três fontes de calorias nos alimentos. É óbvio também que precisamos de algumas calorias, mas queremos garantir que a gordura, as proteínas e os carboidratos que escolhemos ingerir sejam integrais e com a maior quantidade de nutrientes possível. O jeito mais saudável de se alimentar, o jeito que vai fazer você, natural e automaticamente, desejar menos calorias, é entender o conceito de densidade nutritiva, comer de maneira saudável para remover seus vícios alimentares e permitir que seu corpo reprograme seus gostos. O prazer ao comer só melhora porque você come quando a fome está de fato presente. Você vai descobrir que seus gostos e preferências se adaptam ao que é ingerido regularmente, e uma melhor nutrição complementa o aparelho gustativo.

Ainda que haja uma overdose de livros de dieta por todos os lados, estima-se que mais de 75% dos americanos estão acima do peso.[7] Pesquisas indicam tal crescimento da obesidade também em níveis globais, o que já pode ser considerado uma epidemia séria, afetando uma camada significativa da população mundial.[8] A Organização Mundial da Saúde estima que o alcance dos alimentos industrializados e dos *fast-foods* americanos em todo o mundo fez com que a obesidade e outras doenças relacionadas a poucos nutrientes se tornassem os grandes responsáveis pelos índices de morte prematura no mundo, mais do que a inanição. Diz a OMS:

> As famílias devem optar predominantemente por dietas ricas em vegetais, com uma variedade de frutas, verduras e legumes, optando cada vez menos por alimentos industrializados e ricos em amido.[9]

Pelo fato de estar obeso ou acima do peso aumentar dramaticamente o risco das maiores causas de morte, a indústria de comidas tóxicas americana pode ser o grande problema em nossos dias. Peso e saúde ideais são elementos inseparáveis. Um programa de redução de peso pode ser considerado bem-sucedido apenas se a perda de peso for permanente e segura, além de promover boa saúde. A perda temporária de peso não traz nenhum ou muito pouco benefício, especialmente se compromete a saúde. As confusas guerras dietéticas e as opiniões divergentes entre especialistas estão impedindo que milhares de pessoas melhorem sua saúde e parem de sofrer.

Na clássica dieta de controle de porções diárias (contagem de calorias), é provável que o corpo não obtenha a quantidade suficiente de fibras ou nutrientes. O corpo terá uma sensação de fome, aliada a desejos e a um adicional retraimento, que para muitos é algo pesado demais. A filosofia dietética invariavelmente resulta em pessoas perdendo mais e mais peso de maneira contínua. A contagem de calorias simplesmente não funciona em longo prazo. Uma dieta baseada em controle de porções diárias e contagem de calorias permite a ingestão de alimentos com poucos nutrientes e altamente tóxicos, o que nos faz lutar contra nossos impulsos do vício para comer menos. Essa combinação subnutre o corpo e resulta em necessidades incontroláveis de comida em várias horas do dia, junto com um desejo elevado por calorias concentradas. Essa ingestão deficiente em micronutrientes, em conjunção com os sintomas do retraimento, pode levar a necessidades fora de controle, como o desejo de comer *junk food*, beber álcool ou usar drogas. Essas necessidades não são resultados da fome, mas sim de hábitos tóxicos. Qualquer um que queira adotar uma dieta saudável deve aceitar que haverá um período (geralmente seis semanas ou menos) durante o qual o corpo vai tentar se desintoxicar. Você pode se sentir mal durante esse tempo, e a fome verdadeira pode não surgir. Sem uma educação adequada em nutrição, com princípios sólidos aos quais se agarrar, as pessoas tendem a se atrapalhar e desistir, pulando de um regime para outro, sempre nesse jogo de perde e ganha, mais frequentemente ganhando peso que perdendo.

A desinformação trabalha lado a lado com a autodecepção. Inúmeras dietas vendem que você pode comer tudo o que quiser e ainda assim perder peso. Consequentemente, por que alguém iria querer remendar a própria dieta? Parece que seria bem mais fácil comer menos algo de que você gosta do que trocar e comer algo de que você não gosta. O problema é que na prática comer menos das mesmas coisas que você comia antes não resolve a questão. Estudos mostram que dietas de controle de porção resultaram em perda significativa de peso (ou seja, o peso se manteve por mais de cinco anos) em menos de três em cada cem pessoas.[10]

É apenas uma questão de tempo para aqueles que estão comendo menos voltarem a comer mais. A quantidade de fibra nessas dietas é insuficiente, e a densidade nutritiva é pobre. Essas dietas restringem as calorias, mas, pelo fato de os alimentos escolhidos serem tão calóricos, quem as pratica deve comer apenas porções minúsculas para perder peso. Essas escolhas não satisfazem seus desejos, que então imploram por mais comida e ficam mais frustrados. Quando não conseguem mais aguentar ver aquele pratinho tão minúsculo na sua frente e comem até não aguentar mais, eles querem se vingar. Essas dietas são todas fundadas em uma ciência falsa que perpetua mitos nutricionais. Para estar saudável, resistente às doenças e permanentemente magro, não dá para fugir da necessidade de comer maiores quantidades de alimentos ricos em nutrientes.

Você está morrendo para perder peso?

Muitos dos livros de dieta mais famosos são os mais perigosos. Alguns dos livros e sites mais populares promovem dietas ricas em proteínas, com poucos carboidratos, enfatizando os riscos de ingerir farinha branca, açúcar e xarope de milho. Claro que concordo com os perigos de consumir verdadeiros lixos glicêmicos, mas acredito que é hora de acabar com o mito das dietas ricas em proteínas. Não deveria haver nem discussão. Elas não ajudam você a viver mais, não protegem contra o câncer, como uma dieta rica em micronutrientes derivados de vegetais, e não são boas para a saúde de seu coração. Na verdade, mesmo quando elas resultam em perda de peso, ainda podem aumentar seu colesterol e causar ou permitir o avanço de doenças cardíacas.[11] O sucesso limitado em perda de peso que essas dietas oferecem a uma minoria das pessoas, ao remover ou reduzir os carboidratos com poucos nutrientes, simplesmente não é bom o bastante.

A popularidade desses livros evidencia o fato de as pessoas estarem buscando maneiras de perder peso sem necessariamente ter que cortar seu caso de amor com os alimentos pesados e pouco saudáveis. Essas dietas pregam o que todos querem ouvir: podem continuar ingerindo à vontade colesterol e gordura saturada, que vão perder peso do mesmo jeito. Esse romance ilícito pode gerar as mais devastadoras consequências.

Gurus da dieta rica em proteínas geralmente defendem a ideia de que a solução deles é a mais saudável. Fazem seus devotos acreditarem que há uma conspiração mundial de mais de 3.500 estudos científicos envolvendo mais de 15 mil cientistas e pesquisadores relacionando o consumo de carne, frango, ovos e laticínios com a incidência de doenças cardíacas, câncer, falência renal, constipação, cálculos biliares, diverticuloses e hemorroidas, só para mencionar algumas. O ponto aqui não é se confundir nutrição e saúde com desinformação; precisamos nos esforçar para ingerir cada vez menos produtos de origem animal e cada vez mais alimentos ricos em nutrientes de origem vegetal. Muitas pessoas que fazem essas dietas têm medo de comer frutas porque contêm carboidratos. O consumo de frutas, contudo, mostra uma associação poderosa com a redução de doenças cardíacas, cânceres e outros tipos de mortalidade.[12]

Devido à ênfase em comer mais produtos de origem animal e menos carboidratos, a famosa dieta Atkins é um protótipo da desinformação nutricional. Tragicamente, uma garota de 16 anos (que era perfeitamente saudável antes) morreu depois de seguir tal dieta por três semanas. Outras dietas populares e mais recentes também são perigosas. Considero a dieta South Beach uma das mais perigosas porque as três fases encorajam as pessoas a seguir e interromper uma dieta cetogênica, o que pode causar mudanças de eletrólites e provocar arritmias cardíacas.[13] Houve um aumento tremendo do número de mortes por causas cardíacas em mulheres jovens ou de meia-idade no período em que essas dietas restritivas de carboidratos, ricas em proteínas e cetogênicos, tornaram-se bastante populares. E isso foi reportado na 41ª conferência anual da Sociedade Americana do Coração, em 2001, depois de uma pesquisa nacional feita pelo dr. Zheng e colegas no Centro de Controles de Doenças.[14] Mortes parecidas foram relatadas no passado, também em relação a outras dietas líquidas com alto teor de proteínas.[15] Coincidência? Duvido. Esse é um assunto sério demais.

A literatura médica relata que dietas cetogênicas podem causar um alargamento patológico do coração, chamado de cardiomiopatia, que é reversível apenas se a dieta for interrompida a tempo.[16] No livro *A dieta de South Beach*, escrito por um cardiologista, o leitor segue por diversas fases que vão e voltam entre retomada de peso e mais restrição de carboidratos. Fazer com que o peso de uma pessoa flutue para baixo e para cima desse jeito é arriscado demais, podendo levar a problemas cardíacos e aumentar a presença do tipo mais perigoso de placa aterosclerótica. Quando um cardiologista recomenda esse ciclo de peso e uma restrição cetogênica de carboidratos a pacientes com problemas no coração, isso não é apenas irresponsável, mas também bem ilustrativo de que um conselho nutricional incorreto pode ser fatal.

Como visto antes, no capítulo 4, altos níveis de proteína animal apresentam uma forte relação com a incidência de câncer. Centenas de estudos científicos documentaram a ligação entre produtos de origem animal e certos tipos de câncer:

- maior risco de câncer de pulmão;[17]
- maior risco de câncer no pâncreas;[18]
- maior risco de câncer colorretal;[19]
- maior risco de câncer do estômago e do esôfago;[20]
- maior risco de câncer de próstata e de bexiga;[21]
- maior risco de tumores de mama.[22]

Ainda que esteja errado afirmar que a comida de origem animal seja a única causa do câncer, está claro hoje que o consumo elevado desses produtos combinado ao baixo consumo de produtos frescos favorecem muito o desenvolvimento de vários tipos de câncer. Muitos pesquisadores concordam que o consumo de carne é um fator importante na etiologia do câncer humano.[23] De fato, reduzir a proteína animal em uma dieta pode ser a melhor intervenção que alguém pode fazer para reduzir o risco de câncer.[24] Dietas ricas em proteínas promovendo produtos de origem animal e poucos vegetais (carboidratos) não são apenas insalubres, mas podem ser também letais.

Benefícios em curto prazo, riscos em longo prazo!

Além de todos os perigos apontados aqui, deve ficar claro que comer carne de fato está relacionado a aumento de peso, não à perda, a não ser que você realmente corte sua taxa de carboidratos e mantenha uma cetose crônica.[25] Pesquisadores da Sociedade Americana do Câncer estudaram 79.236 indivíduos por mais de dez anos e descobriu que aqueles comiam carne mais de três vezes por semana eram bem mais propensos a ganhar peso com o tempo do que aqueles que evitavam carne.[26] Quanto mais vegetais os participantes comiam, mais resistentes eram em relação a ganhar peso.

Se o aumento do risco de ataque cardíaco e de câncer ainda não é argumento suficiente contra as dietas ricas em proteínas, a ciência conclui que elas também causam danos e pedras renais, além de gota.[27] Muitas pessoas desenvolvem problemas renais ainda jovens por causa da alta taxa de proteína. Graças à quantidade de pesquisa acumulada, o Fundo Americano do Rim (American Kidney Fund's) declarou que dietas ricas em proteínas podem resultar em danos irreversíveis aos rins. Isso também é válido em atletas que consomem proteínas em excesso para enrijecer os músculos. Os únicos tratamentos são a diálise e o transplante de órgãos. A pesquisa mostra que a função renal é afetada mesmo em atletas de boa saúde. Só isso já deveria ser um belo recado a qualquer um que esteja querendo fazer ou já faz esse tipo de dieta.[28]

Indivíduos com sobrepeso costumam ter algum problema renal também, já que quase 25% das pessoas acima dos 45 anos, especialmente aquelas com diabetes ou pressão alta, têm um grau de enfraquecimento dos rins. A conclusão dos pesquisadores é a de que "o impacto potencial do consumo de proteínas na função renal tem importantes implicações na saúde pública, dada a prevalência de altos índices de proteína e uso de suplementos".[29] Os diabéticos têm um risco ainda maior de doenças renais, e seus rins são extremamente sensíveis aos efeitos das dietas ricas em proteínas.[30] Em um enorme e multifocado estudo envolvendo 1.521 pacientes, a maior parte dos diabéticos que ingeria muita proteína animal perdera mais da metade de suas funções renais, e a maior parte do dano era irreversível.[31]

Testes sanguíneos que monitoram a função renal geralmente não começam a detectar problemas até que mais de 90% dos rins já estejam destruídos.

Uma dieta de excelência nutricional

Há uma importante mensagem aqui: compreender como a nutrição é uma questão de vida ou morte. Temos que entender mesmo. Humanos são primatas, e todos os outros primatas seguem uma dieta predominantemente vegetal. Se os primatas ingerem algo de origem animal, é bem pouco dentro de sua ingestão calórica total. A ciência moderna mostra que os males mais comuns de nossos dias são resultado de ignorância nutricional. Porém, podemos seguir uma dieta rica em fitoquímicos de uma variedade de vegetais que nos dão a capacidade de viver mais e de maneira mais saudável.

Sempre tento enfatizar os benefícios da excelência nutricional. Com uma dieta verdadeiramente saudável, você não apenas pode esperar uma baixa na pressão sanguínea, no colesterol e a reversão de qualquer doença cardíaca, mas também em suas dores de cabeça, constipações, indigestões e até mau hálito. Comer por uma excelência nutricional nos permite reverter quadros diabéticos e até nos desligar gradualmente de vícios de drogas. Dá para atingir um peso normal sem ficar contando calorias, assim como ter uma saúde forte e viver mais sem medo de ataques cardíacos e derrames.

A excelência nutricional, que envolve comer muitos vegetais, frutas e leguminosas, não tem que excluir de todo os produtos animais, mas tem que ser bastante rica em nutrientes vegetais (que devem corresponder a 80% de sua ingestão calórica). Não mais que 10% do total de suas calorias devem vir de origem animal. Os dados são insuficientes nesse momento para sugerir longevidade àqueles que adotam uma dieta vegana (inteiramente livre de comida animal). Contudo, a literatura científica sugere que há uma vantagem nesse sentido ao diminuir o consumo de alimentos de origem animal a uma ou duas vezes por semana apenas. A descoberta mais consistente na literatura nutricional baseada em todos os estudos epidemiológicos é a de que, conforme aumenta o consumo de frutas e vegetais, as doenças crônicas e as mortes prematuras caem.

O programa Coma para viver que sugiro já foi testado e se mostrou a forma mais eficiente de diminuir os níveis de colesterol, conforme relatado na revista médica *Metabolism*.[32] Um estudo recente também mostrou que quem seguiu meu plano por dois anos perdeu mais quilos e manteve o peso mais do que aqueles que seguiram dietas anteriormente estudadas.[33]

Longevidade e proteção contra doenças deviam ser os objetivos finais de qualquer conselho nutricional; você pode perder peso cheirando cocaína e fumando cigarros. Quando segue um conselho nutricional de segunda classe, você se condena não apenas a uma vida mais curta, mas também a uma qualidade de vida bem mais pobre nos últimos anos. Humanos podem sobreviver o bastante para se reproduzir com dietas variadas, mas podemos usar a ciência nutricional para estender exponencialmente o potencial da saúde humana e permitir uma expectativa de vida maior e com mais qualidade. Podemos fazer melhor que nossos pais e muito melhor que nossos ancestrais. Temos uma oportunidade sem precedentes na história para viver mais e melhor. Aqueles que promovem produtos ricos em proteína e de origem animal, que apelam àqueles que se entregam a essas preferências dietéticas, mutilam a ciência nutricional por interesse pessoal, destroem oportunidades de uma vida melhor a milhões de pessoas e perpetuam mortes prematuras e desnecessárias.

Coma para viver significa que os benefícios da perda de peso são apenas a ponta do iceberg. Milhares de estudos científicos demonstram o potencial das comidas para prolongar a vida e proteger contra o câncer. O que faz de Coma para viver único entre todos os programas de dieta é que encoraja o consumo de ingredientes naturais ricos em nutrientes, particularmente aqueles com benefícios incríveis à saúde. O resultado é que esses nutrientes reduzem sua vontade de comer fora de hora, removem o vício por comida e cortam qualquer comportamento de ingestão exagerada. Sem esse conhecimento e sem a devida atenção à qualidade dos nutrientes, as dietas estão fadadas ao fracasso.

Não dá para se ter um nível ideal de proteção alimentar que inclua o suficiente de frutas e vegetais, a não ser que você reduza significativamente seu consumo de produtos animais, alimentos industrializados, óleos, farinhas e adoçantes. Isso abre um espaço calórico e estomacal suficientes para uma quantidade de comida protetora. E é disso que se trata o Coma para viver. Quando você come volumes suficientes de alimentos benéficos de maneiras deliciosas e satisfatórias, não haverá mais espaço para outros alimentos que não promovem nenhum bem à saúde, e eventualmente você vai parar de desejá-los.

Uma dieta baseada em frango, massa e azeite de oliva é a fórmula perfeita para uma saúde medíocre e uma expectativa de vida baixíssima. Esses são todos alimentos com baixo teor de nutrientes. Sem necessariamente ser restrita a grãos, carne ou milho, a dieta do nutriativo é baseada em ingredientes vegetais de muitas cores e com muitos nutrientes. Cunhei o termo *nutriativo* para representar uma pessoa cuja dieta foque alimentos saudáveis e ricos em nutrientes. Um nutriativo reconhece que verduras e legumes ricos em nutrientes o previnem de doenças, são terapêuticos e têm propriedades que garantem uma melhor e maior longevidade.

E SE TODO MUNDO...

- comesse uma vasilha grande de salada verde diariamente
- comesse uma porção grande de legumes cozidos no vapor diariamente
- ingerisse uma xícara de leguminosas por dia
- ingerisse pelo menos 30g de nozes e sementes por dia
- comesse pelo menos três frutas diariamente
- consumisse mais tomates, pimentas, cebolas, cogumelos, ervas e alho diariamente

Você pode imaginar o que aconteceria com os altos custos com saúde em tantos países? Com a epidemia de obesidade, câncer, diabetes? E mesmo com a economia atolada em gastos com saúde, como seria se todo mundo fizesse as coisas listadas acima?

O programa Coma para viver não é para qualquer um. Alguns podem decidir ignorar as informações que valorizam a vida apresentadas aqui. Inúmeros outros promotores de saúde oferecem suas dietas, suplementos nutricionais, procedimentos cirúrgicos e até mesmo drogas com a promessa de perda de peso sem mudança na maneira como você se alimenta. Só essa promessa é suficiente para fazer com que as pessoas não queiram mudar em nada. Ela dá ao seu subconsciente uma saída fácil. E o subconsciente não é lógico. Muitas dessas dietas foram desmitificadas, mas elas ainda continuam sedutoras.

Mudar os hábitos é complicado

Frequentemente encontro alguém que me diz "Já li *Eu consigo emagrecer*. Entendo que faça sentido, mas não consigo comer desse jeito". Ou "Li seu livro, mas não consigo ser vegetariano". Na maior parte dos casos, são pessoas que não leram o livro inteiro, apenas deram uma folheada. Elas temem que as mudanças alimentares removerão todos os prazeres de sua vida.

Hábitos são difíceis de mudar, sem dúvida. Algumas pessoas não conseguem se convencer, nem pela melhor ciência do mundo, que vale mais a pena ingerir apenas comidas saudáveis. Nada, a não ser uma doença, o medo ou a dor (ou os três ao mesmo tempo), vai fazê-las mudar de ideia. A alimentação tóxica pode ser tão viciante quanto fumar ou usar drogas. Os mesmos passos são necessários para superar esse vício. O primeiro é reconhecer que você tem um problema e que ele é um vício. Conhecimento pode ajudar a acabar com os vícios. Também ajuda ter uma estrutura de apoio de outras pessoas para reforçar a certeza de que qualquer sofrimento temporário decorrente da mudança vai trazer uma vida muito mais feliz e prazerosa a longo prazo.

O comportamento do viciado pode parecer um caminho eficiente para fugir da tristeza, solidão e do medo porque traz prazeres momentâneos. É difícil abandonar antigos hábitos nutricionais e criar novos e mais saudáveis. Uma das dificuldades é o poder imenso do vício, que torna a mente humana mais ansiosa para racionalizar e justificar maus hábitos. Como consequência, as pessoas geralmente desistem mesmo antes de tentar mudar. Podem recorrer à negação em relação à necessidade vital de mudança — a necessidade de melhorar a saúde e ser mais feliz — ou simplesmente desistir sem nem mesmo tentar, achando que a mudança é complicada demais. Tenha em mente que parte de você (sua inteligência) quer que você mude e seja saudável. Quer acabar com o sofrimento causado por seus maus hábitos. Mas a outra parte (parte do seu subconsciente) não quer mudanças. Quer que você evite o conflito e o desconforto que vêm do retraimento de seus hábitos e vícios. Essa parte quer que você finja que as coisas estão bem do jeito que são, obrigado, e ela pode até apresentar algumas razões bem convincentes para você não seguir o programa Coma para viver. Aqui algumas das mais comuns:

- é uma mudança muito radical;
- não há proteína o suficiente;
- vou ficar magro demais e minha pele vai enrugar;
- a minha família não vai comer dessa maneira;
- é muito difícil comer desse jeito na rua;
- não vai ter nada parecido para comer nos restaurantes;
- já tentei várias dietas antes e sei que sempre volto a engordar depois;
- eu não gosto de vegetais.

Vícios afetam nossa habilidade de pensar racionalmente. Eles prejudicam nosso julgamento para continuarem ativos. É por isso que é tão difícil até mesmo decidir mudar, quanto mais mudar de fato. Aqueles viciados em ingredientes que comumente geram ataques cardíacos são mais felizes acreditando na mentira de que um baixo nível de colesterol não é desejável e passam a reproduzir o discurso de entusiastas das proteínas que espalham o mito de que baixo colesterol é perigoso. Muitas pessoas viciadas em comida animal abraçariam a crença de que a Terra é plana para justificar seu consumo de carnes gordurosas, manteiga e queijos.

A indústria alimentícia e farmacêutica moderna converteu uma porção significativa da população mundial a uma nova religião: um culto massivo de seguidores de prazer que consomem café, cigarros, refrigerantes, doces, chocolates, álcool, alimentos industrializados, *fast-foods* e gordura láctea concentrada (queijos) em uma orgia autoindulgente de comportamento destrutivo. Quando os resultados inevitáveis de tais maus hábitos aparecem — dor, sofrimento, mal-estar, doenças —, os membros desse culto se arrastam até os médicos e pedem drogas para aliviar suas dores, mascarar seus sintomas e curar suas doenças. Eles se tornam tão inebriados em seus comportamentos que já não conseguem mais diferenciar o que é saúde do que é tratamento de saúde.

Os benefícios de uma dieta baseada em excelência nutricional aumentam com o tempo, e atingi-los, é claro, exige esforço. Mas o Coma para viver não tem que ser uma decisão de tudo ou nada de um dia para o outro. Pequenas melhorias também trazem benefícios, e a mudança pode vir aos poucos. Alimentos saudáveis têm um gosto fantástico, mas talvez você tenha que reabilitar seu paladar e tirar algum tempo para aprender novas técnicas de cozinha e receitas.

Em vez de buscar truques de perda de peso, adote a solução para ser saudável. Foque sua saúde, não seu peso, e isso o fará perder peso naturalmente. Uma dieta saudável, isto é, rica em fibras vegetais, vai ajudá-lo a sentir-se mais satisfeito sem aquela necessidade doentia de comer tudo e a toda hora. As outras dietas falham porque tentam se adaptar aos gostos americanos, que incluem muitos alimentos industrializados e produtos de origem animal para ser saudável. Pare de medir porções e tente não seguir nenhuma fórmula complicada. Em vez disso, coma quantos vegetais, leguminosas e frutas frescas forem possíveis, e menos de todo o resto. Não sucumba a outros programas, que são um insulto a seu corpo e a sua inteligência.

Capítulo 7
A abordagem do método Coma para viver sobre as doenças

Vivemos hoje em uma sociedade viciada e de comedores compulsivos. Essa relação doentia com a comida tem criado indivíduos alérgicos e doentes. Coma e viva como a maioria dos americanos e você acabará contraindo várias doenças, como acontece com a maioria deles.

Uma boa saúde não é meramente a ausência de doenças. Uma boa saúde presume proteção contra possíveis doenças futuras que podem ser evitadas a partir de uma alimentação adequada e estilo de vida condizente. A saúde não é uma mercadoria que pode ser comprada: você precisa conquistá-la com atitudes saudáveis. Consultar médicos, acupunturistas, quiropráticos, homeopatas, naturopatas, osteopatas e outros profissionais de saúde não o tornam saudável. Esses profissionais podem *aliviar os sintomas* dos seus problemas, mas não são tratamentos médicos que fazem uma pessoa saudável.

Para a maioria das pessoas, adoecer significa colocar o destino nas mãos de médicos e cumprir com as suas recomendações — que geralmente incluem tomar medicamentos a vida toda enquanto o paciente vê o seu vigor físico se deteriorar progressivamente. As pessoas ignoram completamente o fato de que a maior parte das doenças é autoinduzida e pode ser revertida com métodos nutricionais agressivos.

Tanto médicos quanto pacientes agem como se todos os problemas do mundo fossem genéticos ou uma mera consequência natural do envelhecimento. Acreditam que ter doenças crônicas é a regra, exatamente o que todos nós devemos esperar mais dia menos dia.

Infelizmente, a indústria médica e farmacêutica tem incentivado as pessoas a acreditar que problemas de saúde são hereditários e que precisamos engolir veneno para derrotar nossos genes. Isso quase sempre é falso. Todos nós temos fraquezas genéticas, mas nossos pontos fracos nunca teriam a chance de se expressar se não abusássemos de nossos corpos por anos e anos de maus tratos. Nunca esqueça: 99% de seus genes são programados para mantê-lo saudável. O problema é que nunca deixamos que eles façam seu trabalho.

Minha experiência clínica ao longo dos últimos vinte anos me mostrou que quase todas as principais doenças que afligem a sociedade americana — assim como outras sociedades industrializadas — são reversíveis com alterações nutricionais agressivas projetadas para desfazer os danos causados por anos de uma alimentação inadequada e causadora de doenças. A dita alimentação equilibrada que a maioria das pessoas segue cria as doenças que elas mesmas têm.

Esses problemas e muitos outros podem ser eficazmente prevenidos ou tratados através de uma alimentação adequada. Desse modo, as complicações de saúde vão para o espaço e os pacientes podem aos poucos se ver livres dos medicamentos que lhes foram prescritos.

O alimento é a cura

Os pacientes são informados de que a alimentação não tem nada a ver com as doenças que eles desenvolveram. Dermatologistas insistem que acne não tem nada a ver com alimentação. Reumatologistas insistem que artrite reumatoide não tem nada a ver com alimentação. Gastroenterologistas insistem que doença do intestino irritável e inflamações no intestino não têm nada a ver com alimentação. Até os cardiologistas resistiram bastante até aceitarem as evidências de que a aterosclerose é totalmente evitável e tem tudo a ver com alimentação. A maioria deles ainda acredita que a doença arterial coronariana e a angina pectoris requerem tratamento cirúrgico invasivo e não são reversíveis com intervenção nutricional. A maioria dos médicos não tem experiência em tratamentos naturais baseados na excelência nutricional e os mais desinformados estão convencidos de que isso é impossível.

Distúrbios comuns tais como a asma não apenas estão associados ao aumento do peso corporal e à nossa dieta doentia, como também,

DOENÇAS DE ALTA PREVALÊNCIA QUE TÊM CAUSAS ALIMENTARES

- acne
- apendicite
- aterosclerose
- derrame
- diabetes (adulto)
- fibromialgia
- gota
- pressão alta
- síndrome do intestino irritável
- degeneração macular
- disfunção sexual
- alergias
- artrite
- pólipos do cólon
- diverticulose
- cálculos biliares
- dores de cabeça
- sintomas de hipoglicemia
- pedras nos rins
- dor musculoesquelética
- angina
- asma
- constipação
- esofagite
- gastrite
- hemorroidas
- indigestão
- síndromes da coluna lombar
- osteoporose
- miomas uterinos

pela minha experiência, são frequentemente curáveis através de uma nutrição adequada.[1] A asma é um exemplo de doença considerada incurável que eu já vi várias vezes desaparecer com a adoção de melhores hábitos alimentares.

Meus pacientes geralmente têm uma recuperação completa e *previsível* dessas doenças usando como tratamento principal mudanças alimentares radicais. É sempre um prazer encontrar novos pacientes prontos a assumir a responsabilidade por sua própria saúde e bem-estar.

Você pode assistir a uma revolução feita pela sabedoria do seu próprio corpo, que vai se transformar em uma nova e aprimorada versão dele mesmo. Esse seu novo eu terá órgãos que funcionam melhor e até um cérebro que funciona melhor. Depressão, fadiga, ansiedade e alergias também estão relacionadas à nossa dieta inadequada. O cérebro e o sistema imunológico suportam melhor o estresse quando nosso corpo está bem-nutrido.

Não sou cientista nem escritor profissional. Eu sou um médico que vivencia a medicina na prática, que vê pelo menos cinco mil pacientes por ano. Eu trabalho com esses pacientes, educo-os, motivo-os a fazer mais do que outros médicos lhes pediram. Os resultados que vejo em meus pacientes são *emocionantes*. Todos os dias, vejo doenças consideradas incuráveis serem curadas.

A cura é a regra, não a exceção

A esmagadora maioria dos meus pacientes com hipertensão é capaz de normalizar exames e até abandonar medicamentos. A maioria de meus pacientes com angina põe fim aos sintomas de doença arterial coronária nos primeiros meses da dieta que prescrevo a eles. Mesmo os que não têm a sorte de um resultado tão rápido costumam se sair bem; a recuperação só é mais demorada. A questão é: eles se recuperam.

Mais de 90% dos diabéticos do tipo 2 podem interromper o uso de insulina já no primeiro mês. Mais de 80% dos pacientes com dores de cabeça crônicas e enxaqueca se recuperam sem medicação após anos em busca de alívio com vários médicos, inclusive especialistas em dores de cabeça.

Algumas pessoas, especialmente outros médicos, podem ser céticas em relação a esses resultados. Há tantas alegações falsas e exageradas sendo feitas no campo da saúde, especialmente por aqueles que vendem os chamados remédios naturais. No entanto, é errado subestimar os resultados obtidos através de uma intervenção nutricional adequada, ainda que rigorosa. Até mesmo muitos dos meus pacientes com doenças autoimunes como lúpus, artrite reumatoide, asma e hipertireoidismo são capazes de se recuperar e jogar fora seus medicamentos. Os resultados são tão espetaculares que estou sujeito ao ceticismo e até mesmo a expressões periódicas de raiva de outros médicos.

Quando uma de minhas pacientes que tiveram um caso grave de artrite reumatoide voltou ao seu médico anterior, um reumatologista, e lhe disse que agora estava bem e não necessitava de quaisquer medicamentos, ele respondeu: "Deve ser apenas porque você está descansando mais." Ela respondeu: "Eu não estou descansando mais. Na verdade, estou mais ativa do que nunca, já que não sinto mais dor e parei com os remédios." Ele insistiu: "É apenas uma remissão temporária, você voltará em breve com uma nova crise." Ela nunca mais voltou.

O lado bom é que mais e mais médicos estão se interessando em intervenções nutricionais. Esse tipo de tratamento é claramente mais viável do ponto de vista financeiro, reduz custos médicos e salva vidas. Nada é mais emocionalmente gratificante para um médico do que assistir à melhora real de seus pacientes. Como não ficar emocionado com isso?

A cada 30 segundos um americano tem um ataque cardíaco que ***poderia*** ter sido evitado

A doença cardíaca é o assassino número um nos Estados Unidos, sendo responsável por mais de 40% do total de mortes. Todos os anos, cerca de 1,25 milhão de americanos sofre um ataque cardíaco ou infarto do miocárdio, e mais de quatrocentos mil deles morrem.[2] A maioria dessas mortes ocorre logo após o início dos sintomas e muito antes de as vítimas serem internadas em um hospital.

Cada um desses ataques cardíacos é uma tragédia terrível, pois poderia ter sido evitada. Muita gente morre desnecessariamente, por causa de informações erradas, pouco rigorosas, praticamente inúteis dadas pelo governo, por médicos, nutricionistas e, até mesmo, autoridades de saúde como a Sociedade Americana do Coração. Diretrizes convencionais são simplesmente insuficientes para oferecer uma proteção consistente contra doenças cardíacas.

Noventa e cinco por cento dos americanos com mais de quarenta anos entram no grupo de risco de ter aterosclerose (endurecimento) dos vasos sanguíneos. Você pode até pensar: "Isso não vai acontecer comigo", mas eu tenho uma má notícia: já está acontecendo, e suas chances de morrer de um ataque cardíaco por causa da aterosclerose que provavelmente já desenvolveu é de cerca de 40%. Seus exercícios leves e sua dieta americanizada pretensamente de baixa ingestão de gordura também não vão ajudar muito. Você precisa se esforçar mais.

TESTE RÁPIDO SOBRE DOENÇA CARDÍACA

1. **Qual a percentagem de crianças com idades entre quatro e 11 anos que já apresentam sinais de doença cardíaca?[3]**
   A. 0
   B. 10%
   C. 40%
   D. Mais de 75%
2. **Qual o percentual de mulheres vítimas fatais de um único ataque do coração, mas que nunca souberam que tinham uma doença cardíaca?[4]**
   A. 0
   B. 10%
   C. 25%
   D. Mais de 75%

3. **Qual a percentagem de pacientes com doença cardíaca que se submetem a angioplastia e seis meses depois voltam a ter as mesmas artérias entupidas?[5]**
A. 5%
B. 10%
C. 25%
D. Nenhuma das alternativas.

Respostas: 1. D; 2. C; 3. C

As recomendações da Sociedade Americana do Coração são perigosas

O aconselhamento dietético típico, representado pelas diretrizes da Sociedade Americana do Coração, ainda é o de uma dieta perigosa. É improvável que a dieta recomendada o proteja de um ataque cardíaco e certamente não permite que o corpo reverta doenças já instaladas. Moderação mata. O fato é que o que é aconselhado por essa organização ainda permite o avanço da doença cardíaca na esmagadora maioria ou pacientes.

AVISO: Não se limite a cumprir essas recomendações excessivamente permissivas da Sociedade Americana do Coração. Do contrário, é possível que você morra de ataque cardíaco.

- A ingestão total de gorduras deve ser limitada a 25% a 35% do total de calorias.
- A ingestão de colesterol deve ser inferior a 300mg por dia.
- O consumo de sal não deve exceder 1.500mg de sódio por dia.

Apenas para destacar uma pequena diferença entre as diretrizes da Sociedade Americana do Coração e as minhas recomendações: minhas dietas têm menos de 300mg de colesterol *por semana*! Mais de uma dúzia de estudos demonstraram que a maioria dos pacientes com doença arterial coronária que segue uma dieta nesse estilo proposto por esse órgão piora suas condições de saúde.[6] Nenhum estudo jamais mostrou que pacientes que seguem essa dieta podem reverter ou barrar o agravamento da doença arterial coronariana.

Ainda assim, vários estudos demonstram que a doença cardíaca é reversível para a maioria dos pacientes que segue uma dieta vegetariana.[7] O mais comum é que essas dietas, a exemplo daquela desenvolvida pelo cardiologista Dean Ornish, não sejam nem mesmo ideais, pois não limitam o suficiente a ingestão de grãos processados, alimentos industrializados, sal e outros alimentos de baixa densidade nutricional. Mesmo assim, tais dietas ainda são eficazes para a maioria dos pacientes.

A literatura médica continua a se referir à dieta recomendada pelo Programa Nacional de Educação sobre o Colesterol (National Cholesterol Education Program) como sendo de "baixo teor de gordura". Pelos padrões mundiais, esse programa deveria ser considerado rico em gordura e, o mais importante, pobre em densidade nutricional, com um nível perigosamente baixo de nutrientes derivados de plantas. O seu resultado quase inútil é que pacientes com doença cardíaca geralmente mantêm uma dieta que deriva mais de 80% de suas calorias de alimentos processados e produtos de origem animal.

Não importa quão mal eles se alimentem: a maioria dos pacientes afirma que segue uma dieta saudável. Eles acreditam que uma dieta baseada em frango e massas é, de alguma maneira, saudável simplesmente porque comem menos carne vermelha. No entanto, o frango é quase tão perigoso para o coração quanto a carne vermelha, e a mudança de carne vermelha para carne branca não abaixa o colesterol.[8] Essas dietas convencionais não reduzem o colesterol suficientemente e não contêm fatores de proteção cardíaca adequados, tais como fibras, antioxidantes, ácido fólico, bioflavonoides e outros fitoquímicos.

Outro problema grave com as dietas ditas de baixo teor de gordura é que elas não oferecem muitos vegetais ricos em fibras e fitoquímicos e muitas vezes não têm o cuidado de incluir uma quantidade suficiente de gorduras cardioprotetoras. Por exemplo, vários estudos já mostraram os efeitos protetores do consumo de nozes, que são ricas em ácidos graxos ômega-3. Um estudo com 34.192 californianos adventistas do sétimo dia mostrou que aqueles que consumiam com frequência castanhas cruas tiveram uma redução de 31% no risco de vida causado por doenças isquêmicas do coração.[9] Numerosas pesquisas têm confirmado o papel significativo que as nozes e castanhas em geral têm na proteção contra doenças cardíacas.[10] Portanto, a dieta ideal para reverter doenças cardíacas é quase livre de gordura saturada, gordura trans e colesterol, é rica em nutrientes e fibras, e pobre em calorias para alcançar a magreza. No entanto, deverá conter ácidos graxos essenciais suficientes. Por isso é importante incluir uma pequena quantidade de nozes e sementes como castanhas e sementes de linhaça.[11]

Reduza seu colesterol "ruim" drasticamente e sem medicamentos

Alguns estudos concluíram que mudanças na alimentação não são suficientes para alterar os níveis de lipídios plasmáticos.[12] A mensagem publicada tanto em periódicos médicos quanto na imprensa em geral é que dietas de baixa ingestão de gordura não funcionam. Isso reforça o conceito de que não há muito o que possamos fazer para alterar nossa genética, exceto, talvez, tomar drogas. Infelizmente, as dietas propostas pelas autoridades nutricionais não são radicais o suficiente para oferecer proteção verdadeira e muito menos uma chance real de recuperação para pacientes com doenças cardíacas. Essas dietas que dizem melhorar a saúde do coração não são nada parecidas com as minhas recomendações alimentares.

Algumas autoridades médicas têm certo receio em relação às dietas de "baixo teor de gordura" porque podem reduzir o HDL e aumentar os níveis de triglicerídeos.[13] Isso é verdade. Reduzir a ingestão de gordura não é o passo mais essencial para obter uma dieta cardioprotetora. Cortar a gordura não é suficiente. Se tudo o que você faz é retirá-la do seu cardápio, pouco se beneficiará, e seus níveis de triglicerídeos provavelmente irão subir.

No entanto, os níveis de triglicerídeos só aumentam em dietas pobres em gordura, mas ricas em *alimentos refinados, com baixo teor em fibra e incapazes de fazer perder peso.*[14] As minhas observações foram confirmadas por outros estudos.[15] Os pesquisadores compararam uma dieta rica em frutas e vegetais (como a que recomendado neste livro) com uma dieta de baixo teor de gordura baseada em grãos. Os participantes do primeiro grupo tiveram uma queda de 33% em seu colesterol ruim (LDL) — uma redução maior do que aquela alcançada pela maioria dos medicamentos usados para baixar o colesterol.[16] Essa redução é expressivamente maior do que a experimentada por indivíduos que fizeram uma dieta mediterrânea rica em grãos ou a dieta moderna e de baixa gordura recomendada pela Sociedade Americana do Coração.

Eu raramente vejo aumentarem os triglicerídeos de pacientes que fazem minha dieta, densa em nutrientes, rica em fibras e pobre em gorduras. Em 95% dos pacientes, os níveis caem drasticamente. Isso também ocorre porque meus pacientes não comem além da conta; eles emagrecem porque se sentem satisfeitos com toda a fibra dos alimentos naturais e porque a dieta tem uma alta densidade de nutrientes por caloria. Vemos o problema dos triglicerídeos desaparecer à medida que perdem os quilos indesejados; os triglicerídeos caem vertiginosamente com a perda de peso.

A conclusão do comitê de nutrição da Sociedade Americana do Coração é incontestável:

> Há provas contundentes de que a redução do peso, da ingestão de gordura saturada e de colesterol sejam as estratégias alimentares mais eficazes para a redução do colesterol total, dos níveis de LDL-C e do risco cardiovascular. A diminuição da gordura saturada deve vir às custas da gordura total, já que não há necessidade biológica de gordura saturada.[17]

Assim, a principal diferença entre minhas recomendações e as da Sociedade Americana do Coração é que eu aderi de forma mais rigorosa a essas conclusões. Você deve fazer o que for necessário para atingir os resultados desejados. Ao diluir as recomendações para torná-las politicamente ou socialmente aceitáveis, você engana as pessoas que querem ajuda de verdade e que estão dispostas a fazer o que for necessário para se proteger.

Os resultados que obtenho junto aos meus pacientes são consideravelmente melhores do que os de outras intervenções alimentares porque minhas diretrizes costumam ser mais rigorosas e levam em consideração a densidade de nutrientes por caloria dos alimentos para elaborar uma dieta baseada em vegetais com a maior eficácia possível.

Outros países também apresentam pesquisas com resultados bastante impressionantes utilizando o que eles chamam de dieta vegetariana "antiaterogênica", a exemplo de um estudo russo que conseguiu melhoras significativas em todos os tipos de alterações lipídicas anormais.[18]

O contra-ataque do ataque cardíaco

Para reverter uma doença do coração é preciso duas coisas: a primeira é ficar magro e muito bem-alimentado, e a segunda é manter o LDL abaixo de cem. Sob essas condições, as doenças cardíacas regridem. Quem espera diminuir a placa aterosclerótica ao longo do tempo e estabilizá-la a fim de reduzir significativamente a chance de um ataque cardíaco deve se esforçar para alcançar os seguintes parâmetros de normalidade:

- O paciente deve alcançar um peso normal, tornar-se magro (menos de dois centímetros de gordura abdominal em mulheres e menos de meio centímetro em homens) ou estar em processo de constante perda de peso em direção a esse objetivo.
- O paciente deve alcançar um colesterol normal. A minha definição de normal é um colesterol LDL abaixo de cem (a maioria das autoridades usa essa marca de referência). Remédios raramente são necessários para atingir esse nível quando se adota uma abordagem nutricional agressiva. Um LDL abaixo de cem resultante de excelência nutricional é muito mais benéfico do que um LDL abaixo de oitenta fruto de medicação. Ao atingir um nível favorável de colesterol a partir de uma nutrição adequada, você promove toda uma cascata de efeitos benéficos, tais como a redução dos níveis de inflamação; redução dos depósitos de gordura em todo o corpo, incluindo o interior dos vasos sanguíneos; pressão arterial mais baixa e menor propensão de coagulação do sangue.
- A dieta do paciente deve ser nutricionalmente densa. Produtos de origem animal e gorduras prejudiciais devem ser evitadas para impedir o aumento da gordura depois da refeição.[19] Carboidratos refinados também devem ser evitados para prevenir o aumento súbito de glicose após a refeição e controlar os triglicerídeos.

- A pressão arterial deve ficar dentro da faixa de normalidade, abaixo de 130/85, ou ir melhorando lentamente até atingir essa meta mínima. A normalização da pressão sanguínea em concomitância com a descontinuidade de medicamentos representa a regressão da aterosclerose e constitui um critério importante para prever a segurança cardíaca. Ao reduzir o risco cardíaco, a pessoa não mais necessita de remédios para manter uma pressão normal e estabilizada. A intervenção nutricional torna os vasos mais elásticos.

A angioplastia e cirurgia de ponte de safena podem ser evitadas

Meu vigoroso tratamento nutricional de reversão de doenças deveria ser testado em todos os pacientes com diagnóstico de doença arterial coronariana antes de procedimentos de revascularização eletivos serem considerados. Pela minha experiência, a maioria dos pacientes busca um regime radical quando é apoiada por um médico especialista e envolvido que fornece orientação e apoio contínuo. Quantos pacientes optariam por ter seu peito aberto em uma cirurgia de ponte de safena depois de ouvirem o médico explicar todos os riscos da abordagem convencional e as possibilidades de reversão trazidas por um manejo nutricional agressivo?

Mesmo quem tem a sorte de não ter complicações pós-operatórias depois da cirurgia de ponte de safena ainda assim sofre algum grau de lesão cerebral — algo que ocorre em quase todos os pacientes por causa do uso da circulação extracorpórea pela máquina coração-pulmão. Em testes neuropsicológicos feitos seis meses depois, cerca de 20% dos pacientes operados ainda apresentaram deterioração.[20] A lesão cerebral pode variar de graus sutis de deficiência intelectual e perda da memória até mudanças de personalidade e danos cerebrais permanentes.[21]

Mesmo aqueles que se dão bem depois da angioplastia, colocação de stent ou ponte de safena não escapam da má notícia de que a aterosclerose se desenvolve em um ritmo mais rápido nas artérias que foram submetidas a esse tipo de procedimento — a placa cresce mais rápido após a cirurgia. Aproximadamente 25% das artérias tratadas por angioplastia são obstruídas novamente em um período de quatro a seis meses.[22] Esse processo é chamado de reestenose.

A reestenose é uma doença iatrogênica (causada pela intervenção médica). Ela acontece por causa das cicatrizes deixadas pela cirurgia. Essas cicatrizes não se comportam como uma aterosclerose normal e não têm uma resposta tão boa ou tão previsível a modificações do estilo de vida do paciente. Em outras palavras, por causa de alterações feitas na placa aterosclerótica pelo tratamento da angioplastia, os bloqueios gerados pela reestenose são menos sensíveis à intervenção nutricional. Muitos pacientes ficam em uma situação pior após o tratamento, não melhor. Se eles tivessem seguido o meu plano de regressão de doença arterial coronariana, em vez de terem se submetido a esses procedimentos, o coração deles estaria se tornando mais forte a cada semana.

Implante de stent é uma tentativa de reduzir o alto risco de reestenose, mas não resolve o problema completamente.[23] Stents são minúsculos tubos de malha de metal atados no segmento estreitado das artérias esticadas por angioplastia com balão. O stent pode também causar instabilidade ou inflamação vascular no ponto onde a malha termina e a placa nativa começa, aumentando assim o risco de trombose coronariana.[24] Seria bom lembrar aos pacientes que procedimentos de revascularização não influenciam na doença subjacente e que o restante da vasculatura coronariana continua cheio de aterosclerose difusa e não angiográfica. A aterosclerose que permanece mesmo depois da cirurgia continua sendo um fator de risco para eventos cardíacos futuros.

Ataques cardíacos ocorrem de maneira mais comum quando a placa de um segmento lipídico se rompe. Essas áreas vulneráveis da placa não são necessariamente aquelas que o cateterismo identifica como áreas significativamente reduzidas. Ataques cardíacos podem ocorrer em segmentos apenas um pouco estreitados que pareciam normais durante o cateterismo e o teste de estresse.

A maior parte do iceberg fica debaixo d'água

Ter bons resultados no cateterismo cardíaco e nos testes de estresse comuns não significa que você não tenha aterosclerose. Você pode ter um ataque cardíaco um dia depois de ouvir do médico que seus vasos estão limpos. Esse tipo de teste só é capaz de detectar a doença em níveis avançados.

Dois terços dos infartos do miocárdio são causados por ateromas (depósitos de gordura) de tamanho considerável que ficam à espreita dentro da parede vascular.[25] A maioria dos ataques cardíacos ocorre em locais invisíveis para os testes realizados por cardiologistas.[26] É por isso que os procedimentos cardíacos invasivos aliviam a dor, mas não ajudam tanto assim na redução do risco de ataques cardíacos futuros.

Somente um forte controle dos fatores de risco através de uma intervenção nutricional agressiva e radical pode reverter a doença difusa, que se espalha pelo corpo sem ser detectada, reduzindo assim as chances de um ataque cardíaco futuro. A sobrevivência depende de uma gestão racional de seus fatores de risco — parar de fumar, emagrecer, controlar a pressão arterial, a glicose, o colesterol e os níveis de insulina; tudo isso como resultado de uma alimentação exemplar —, não de procedimentos realizados pelo cardiologista ou pelo cirurgião. Só assim seu organismo conseguirá se recuperar, fazer alterações benéficas na composição da placa, promover a cura do revestimento dos vasos sanguíneos, estabilizando a parede dos vasos, e reduzir substancialmente o risco de um ataque cardíaco.

Você está enganando a si mesmo se acha que remédios ou procedimentos como a terapia por quelação vão por si só reverter sua condição enquanto permanece desnutrido e com sobrepeso. Ao contrário do que se alega, a quelação não é capaz de dissolver a aterosclerose. Os estudos feitos sobre essa terapia não são impressionantes.[27] Mesmo submetendo-se a ela, a saúde dos pacientes em geral continua se deteriorando, a menos que eles mudem a alimentação, percam peso e reduzam o colesterol. Em outras palavras, a menos que façam alterações no estilo de vida que não estão relacionadas com essa terapia.

As áreas de placa vulnerável que causam os ataques cardíacos têm um grande núcleo de colesterol. Remover o lipídio da placa pode torná-la menor e mais resistente à ruptura. Use o bom senso: pensar que a quelação possa sugar a substância gordurosa de uma artéria coronária de um jeito tão preciso é tão ingênuo quanto pensar que ela pode sugar a gordura do seu quadril esquerdo. Não tem como os agentes quelantes removerem seletivamente os lipídios dos ateromas.

Os ateromas que se formam no interior dos nossos vasos sanguíneos são tumores de gordura com uma cápsula fibrosa. Eles encolhem e se tornam mais resistentes à ruptura à medida que perdemos peso, restringimos nosso consumo calórico e de lipídios e mantemos um nível nutricional de excelência. Os resultados mais impressionantes de encolhimento e remoção de ateromas acontecem quando a pessoa perde todo o excesso de gordura corporal. A gordura corporal é projetada para o armazenamento de energia. Ateromas são mais difíceis de remover: é uma gordura que o organismo só elimina depois que os outros estoques de gordura se esgotam. Felizmente, o mesmo organismo que criou os ateromas tem a capacidade de desintegrá-los.

Muitos dos meus pacientes foram aconselhados por outros médicos a se submeter a angioplastias ou pontes de safena. Ao se recusarem, eles foram encaminhados para o meu consultório e optaram por um manejo nutricional agressivo. Todos, sem exceção, têm se saído bem. As dores no peito foram extintas em quase todos os casos (apenas um teve que fazer outra angioplastia por causa da recorrência dos sintomas) e ninguém morreu de doença cardíaca.

Um paciente típico é John Pawlikowski. Vejo casos como o dele quase todos os dias. A história de John não é incomum, mas ele considera um verdadeiro milagre. Ele veio até mim com um histórico de constante agravamento da angina. Suas dores no peito vinham aumentando. Seu teste de estresse com tálio indicou doença coronariana multiarterial. Ele foi submetido a um cateterismo cardíaco que revelou uma estenose de 95% da artéria descendente anterior e seu circunflexo esquerdo também estava comprometido com a doença difusa. Sua função cardíaca estava normal. Seu colesterol era de 218, ele pesava 82kg e estava tomando dois medicamentos para pressão arterial.

Depois de algumas semanas seguindo minha dieta, a dor no peito cessou, e John parou de tomar comprimidos de nitroglicerina para aliviá-la. Em dois meses, seu peso caiu para 69kg — uma redução de 13kg em oito semanas — e seu teste de estresse foi normalizado. Hoje, 16 anos depois, ele ainda pesa 68kg e segue a mesma dieta. Ele está bem, sem problemas cardíacos e fisicamente bem disposto. Sua pressão arterial média é de 120/70. Ele tem 88 anos e não toma medicação.

EXAMES LABORATORIAIS DE JOHN

	6/6/1994	5/5/1999	ALTERAÇÃO EM PORCENTAGEM
Colesterol	218	161	– 26
Triglicerídeos	140	80	– 43
HDL	48	65	35
LDL	144	80	– 44
Proporção de HDL em relação ao colesterol total	4,7%	2,4%	– 49

Procedimentos de revascularização podem ser necessários em raras circunstâncias, tais como em casos de doença triarterial com função cardíaca reduzida ou quando o músculo cardíaco está lesionado. No entanto, estou convencido de que a terapia nutricional agressiva, com a adição de suplementos nutricionais (e, se necessário, medicação) irá fornecer um resultado mais favorável para a maioria dos pacientes do que a angioplastia, colocação de stent e ponte de safena.

Alguém pode perguntar: onde estão os estudos que provam isso? Mas onde estão os estudos para provar que a revascularização dará um resultado melhor, estabilizando o estado do paciente e reduzindo a perda da capacidade cardíaca? Os benefícios de procedimentos de revascularização em pacientes com boa função cardíaca não foram provados de forma convincente, e há evidências que sugerem que os efeitos colaterais indesejados superem os benefícios potenciais. Além disso, esses resultados duvidosos são medidos em pacientes que se recusaram a fazer a revascularização e passaram a seguir recomendações dietéticas tradicionais (essas que eu já disse que são praticamente inúteis). Quando consideramos os resultados que vejo em pacientes submetidos a uma mudança alimentar radical, parece provável que muitos reduziriam os riscos se evitassem procedimentos cardíacos invasivos e cirurgias. Felizmente, não sou o único médico que pensa assim, ainda que às vezes pareça.[28]

Raramente você vai encontrar um cardiologista que aconselhe a terapia nutricional agressiva antes de angioplastia ou da ponte de safena. E os médicos que oferecem intervenções desse tipo normalmente ficam satisfeitos se a pressão arterial gira em torno de 140/90 e o nível de colesterol está abaixo de duzentos. Esses níveis não são bons o suficiente para oferecer proteção de verdade.

Seu médico mentiu: você tem pressão e colesterol altos

Estudos demonstram claramente que, quanto maior o nível de colesterol de uma pessoa, maior será o risco de desenvolver doença cardíaca. Logo, quanto menor o nível de colesterol, menor o risco. Para uma proteção consistente, não ficaremos satisfeitos até que o colesterol LDL esteja abaixo de cem. Não há nada particularmente mágico a respeito do número duzentos, tradicionalmente estipulado pelos médicos — o risco de doença do coração continua a diminuir à medida que o colesterol diminui além desse nível. O nível médio de colesterol na China é de 127. O Framingham Heart Study mostrou que os participantes com níveis de colesterol abaixo de 150 não tiveram ataques cardíacos.[29] Na verdade, a maioria dos ataques cardíacos ocorre em pacientes cujo colesterol circula entre 175 e 225. Esse intervalo é justamente o colesterol médio entre os americanos, e o americano médio é um sujeito que tem doenças cardíacas. Você quer estar na média ou quer ser saudável?

Eu sei que lhe disseram que, se a sua pressão arterial estiver abaixo de 140/90, é normal. Infelizmente, isso não é verdade. Essa é a *média*, não o *normal*. Esse número é usado justamente por ser a média em americanos adultos acima dos sessenta anos. Acontece que o risco de derrames e ataques cardíacos começa a subir quando a pressão atinge 115/70.

Em sociedades onde não vemos altos índices de doenças cardíacas e derrames, não vemos aumento da pressão arterial com a idade.[30] Quase todos os americanos têm pressão arterial perigosamente alta. No mínimo, devemos considerar anormal a pressão arterial maior que 125/80.

Vários estudos científicos demonstraram que as seguintes intervenções têm algum grau de eficácia na redução da pressão arterial:[31]

- Perda de peso.
- Restrição de sódio.
- Aumento da ingestão de potássio.
- Aumento da ingestão de cálcio e magnésio.
- Restrição do álcool.
- Restrição da cafeína.
- Aumento da ingestão de fibras.
- Aumento do consumo de frutas e verduras.
- Aumento da atividade ou do exercício físico.

Estudos têm mostrado que controlar a ingestão de sódio e perder peso são medidas eficazes na redução da pressão arterial, mesmo em pessoas idosas.[32] Como incorporar essas mudanças em sua vida? É simples. Basta comer muito mais frutas, verduras e legumes, comer menos de todo o resto e se engajar em uma rotina moderada de exercício. A pressão alta é algo relativamente simples de ser controlado.

Eu encorajo meus pacientes a fazer o que for necessário para normalizar a pressão arterial para que eles não necessitem de medicação. Prescrever medicamentos para pressão arterial alta é como dar ao paciente uma carta branca. Medicamentos têm um efeito mínimo na redução do risco de ataque cardíaco em pessoas com hipertensão porque não eliminam o problema subjacente (a aterosclerose), apenas tratam o sintoma. Pacientes que recebem a medicação geralmente se iludem, pensando que estão protegidos, e seguem levando o mesmo estilo de vida que gerou o problema até que o inevitável aconteça — o primeiro ataque cardíaco ou derrame. Talvez, se os remédios para pressão alta nunca tivessem sido inventados, os médicos teriam sido obrigados a ensinar hábitos de vida saudável e as causas nutricionais das doenças. É possível que, assim, muitas vidas fossem salvas.

É você, e não o seu médico, que deve assumir total responsabilidade

Não espere receber conselhos de saúde relevantes de um médico convencional. Os médicos geralmente não ajudam muito porque correm de uma consulta para outra, ainda mais no atual clima dos planos de saúde. Recebendo muito pouco por consulta, eles são pressionados a atender a maior quantidade possível de pacientes por dia. Além disso, seu médico provavelmente se alimenta tão mal quanto você e tem hábitos de vida ainda mais questionáveis. Depois de ler este livro, talvez você possa ajudá-lo a reduzir o risco de morte prematura mais do que ele pode ajudá-lo a reduzir o seu. Mesmo quando os médicos oferecem o seu tempo integral e esforço, suas recomendações são, invariavelmente, demasiado leves para trazer um benefício significativo.

Os doutores Randall S. Stafford e David Blumenthal, do Hospital Geral de Massachusetts, em Boston, analisaram os prontuários médicos de mais trinta mil consultas feitas por 1.521 médicos de diversas especialidades e descobriram que a pressão arterial dos pacientes era medida em 50% das visitas. Os níveis de colesterol eram avaliados em apenas 4,6% das consultas. Médicos ofereceram conselhos a pacientes sobre como perder peso em 5,8% dos casos e sugestões sobre como parar de fumar em 3% das vezes. Em média, os médicos deram aconselhamento sobre mudanças na dieta e outros hábitos que podem ajudar a diminuir o colesterol em 4,3% das consultas e recomendações sobre exercícios físicos em 11,5%. Analisando os prontuários de pacientes com doença cardiovascular, em geral os médicos não falavam com os seus pacientes nem mesmo sobre aquele típico aconselhamento dietético tradicional e quase inútil ou sobre exercícios físicos.[33] Obviamente, ainda temos muito trabalho pela frente.

Diabetes — a consequência da obesidade

Mais de vinte milhões de americanos têm diabetes.[34] Como a população só engorda, esse número está subindo. A diabetes é uma doença relacionada à alimentação, um mal que pode ser tanto evitado quanto revertido (no caso da diabetes tipo 2) através de métodos nutricionais.

A diabetes favorece uma série de outros problemas, causando ataques cardíacos e derrames, bem como outras complicações graves. Mais de 80% dos adultos com diabetes tipo 2 morrem de ataques cardíacos e acidentes vasculares cerebrais.[35] Essas estatísticas se tornam ainda mais frustrantes ao vermos as pessoas engordando, tornando-se ainda mais doentes e desenvolvendo as complicações inerentes a essa condição, tudo isso sob supervisão de seus próprios médicos.

> O aumento do sobrepeso é proporcional ao aumento dos casos de diabetes. A explosão mundial da diabetes cresce em paralelo ao aumento do peso corporal.

Os pacientes são instruídos a aprender a conviver com a diabetes e a controlá-la, já que ela não pode ser curada. “Não, não e não!”, eu digo. “Não viva com isso, emagreça e livre-se desse problema, como muitos dos meus pacientes fizeram!”

Existem basicamente dois tipos de diabetes: tipo 1 ou diabetes deflagrada na infância, e diabetes tipo 2 ou diabetes adulta. No tipo 1, que normalmente surge ainda na infância, as crianças apresentam danos no pâncreas — o órgão que produz e secreta insulina — e por isso apresentam uma deficiência de insulina. No tipo 2, o mais comum, o indivíduo produz níveis quase normais de insulina, mas o organismo é resistente a ela, de modo que o nível de açúcar no sangue — a glicose — aumenta. O resultado final é o mesmo em ambos os tipos: o indivíduo tem um nível elevado de glicose no sangue.

Ambos os tipos de diabetes aceleram o envelhecimento do corpo. Contribuem bastante para o desenvolvimento de aterosclerose e da doença cardiovascular, além de deteriorar e envelhecer rins e outros órgãos. A diabetes é a principal causa de cegueira e falência renal em adultos. Vemos hoje um grande número de pacientes com diabetes tipo 2 que têm complicações terríveis como amputações, neuropatias periféricas (danos dolorosos nos nervos das pernas) retinopatias (a principal causa de cegueira em diabéticos) e nefropatia (lesão renal). As complicações trazidas pela diabetes tipo 2 são tão ruins quanto as da diabete tipo 1.[36]

Diabéticos, independentemente do tipo, têm níveis mais elevados de triglicerídeos e LDL do que o restante da população. Eles têm uma incidência de ataques cardíacos 400% maior que a dos não diabéticos. Um terço de todos os pacientes insulinodependentes (tipo 1) morre de ataque cardíaco antes dos cinquenta anos. A aceleração do processo aterosclerótico e a elevada taxa de mortalidade resultante estão presentes em ambos os tipos de diabetes.[37]

Pela lógica, era de se esperar que toda recomendação nutricional feita para esse grupo ao menos tentasse reduzir o risco de ataque cardíaco, derrame ou outro evento cardiovascular. Infelizmente, o aconselhamento nutricional dado é de que sigam a mesma dieta feita por pacientes cardíacos, comprovadamente inútil. Essa dieta é arriscada para todas as pessoas, mas para o diabético ela é excepcionalmente perigosa — e mortal. A combinação de grãos refinados, alimentos processados e produtos de origem animal garante um fluxo constante de pacientes em hospitais e salas de emergência.

Ao adotar uma abordagem nutricional mais agressiva e progressiva, o diabético tipo 1 consegue evitar muitas das complicações que podem lhe acometer. Eles podem ter uma expectativa de vida normal, já que a causa de uma estatística tão sombria não é apenas a diabetes, mas sua interação com uma dieta moderna e causadora de doenças.

Mesmo mantendo uma dieta ideal, diabéticos do tipo 1 ainda podem requerer alguma dose de insulina, mas muitas vezes meus pacientes passam a tomar apenas metade da dose que tomavam antes de adotarem meu programa. Suas taxas de açúcar deixam de sofrer variações ab-ruptas e, como usam menos insulina, eles têm menos chance de passar por episódios de hipoglicemia potencialmente perigosos.

Já os diabéticos tipo 2 podem deixar de ser diabéticos e alcançar bem-estar e até mesmo um nível excelente de saúde. Eles podem se ver livres da doença para o resto da vida! Quase todos os meus pacientes diabéticos se veem livres da insulina já no primeiro mês. Graças à excelente nutrição, esses pacientes têm um nível muito melhor (menor) de açúcar no sangue do que quando tomavam insulina. Os horrores da diabetes prestes a cair sobre eles são abortados.

Também acompanhei pacientes que chegaram ao meu consultório com retinopatia diabética e neuropatia periférica melhorarem gradualmente e até curarem sua condição. O dr. Milton Crane relatou resultados similares em seus pacientes: 17 dos 21 que adotaram uma dieta vegana rica em vegetais obtiveram alívio completo de sua neuropatia periférica.[38]

Insulina para a diabetes tipo 2 só piora as coisas

A insulina perde eficácia quando as pessoas comem alimentos gordurosos ou engordam. Dietas com menos gordura melhoram a sensibilidade à insulina, assim como o emagrecimento.[39] Uma pessoa acima do peso exige mais insulina, seja ela diabética ou não. Na verdade, dar mais insulina aos diabéticos com sobrepeso só os torna ainda mais doentes, já que a insulina promove o ganho de peso. Eles se tornam ainda mais diabéticos. Como isso funciona? O pâncreas secreta a quantidade de insulina exigida pelo organismo. Uma pessoa de peso normal com cerca de um centímetro de gordura periumbilical secreta uma quantidade X de insulina. Vamos supor que essa pessoa ganhe cerca de 9kg de gordura. O corpo agora vai requisitar quase o dobro da insulina, pois a gordura bloqueia a absorção de insulina nas células.

Se a pessoa é obesa e tem mais de 20kg de excesso de gordura, o organismo vai exigir enormes cargas de insulina do pâncreas, chegando a demandar dez vezes mais insulina que uma pessoa de peso normal. Então, o que você acha que acontece depois de cinco ou dez anos forçando seu pâncreas a trabalhar nesse ritmo? Isso mesmo: ele pede as contas e para de trabalhar para você.

O pâncreas começa a secretar menos insulina, ignorando as enormes exigências do corpo. Como o organismo passa a ter menos insulina disponível para levar a glicose do sangue para as células, mais glicose permanece no sangue, e a pessoa acaba sendo diagnosticada como diabética. Na maioria dos casos, esses indivíduos ainda estão liberando quantidades excessivas de insulina (em comparação com uma pessoa de peso normal), só que essa quantidade industrial não é suficiente. Quando eles adotam uma alimentação mais saudável e perdem peso, deixam de precisar da insulina extra para controlar os açúcares.

Isso significa que a diabetes tipo 2 geralmente é causada pelo excesso de peso em indivíduos que têm pouca reserva de células secretoras de insulina no pâncreas. No indivíduo suscetível, mesmo um pequeno excesso de peso de cerca de 5kg ou 10kg já pode fazer a diferença. Perder o peso extra permite que esses indivíduos vivam de acordo com as capacidades de seu corpo. A maioria dos diabéticos tipo 2 ainda produz insulina suficiente para manter a normalidade caso reconquistem um corpo magro.

Seguir o meu programa é a coisa mais importante que um indivíduo com essa doença pode fazer para prolongar a expectativa de vida. Sabemos há anos que a perda intencional de peso melhora a concentração de açúcares e lipídios no sangue dos diabéticos e ajuda a controlar a pressão arterial. Um estudo registrou um aumento significativo na expectativa de vida — com uma média de 25% de redução da mortalidade prematura — quando os indivíduos diabéticos emagrecem. Outros estudos chegaram a conclusões semelhantes.[40] Imagine os resultados que podem ser obtidos quando o emagrecimento está atrelado a um programa de excelência nutricional.

A insulina é uma droga perigosa para diabéticos tipo 2. Essas pessoas já estão acima do peso, para começo de conversa. O tratamento com insulina acarretará mais ganho de peso, acelerando a diabetes. Começa então um ciclo vicioso que geralmente faz com que os pacientes precisem de mais e mais insulina à medida que engordam cada vez mais. Quando chegam ao meu consultório, eles reclamam que é impossível controlar o açúcar do sangue mesmo tomando doses industriais de insulina, além de medicamentos orais. É como viver com uma granada no bolso, prestes a explodir a qualquer momento.

Não controle sua diabetes — livre-se dela de uma vez

Quando os meus pacientes começam o programa, costumo cortar a dose de insulina pela metade. Depois disso, a insulina é gradualmente reduzida nos dias ou semanas seguintes, a depender da resposta e da evolução do estado de saúde de cada um. A maioria dos pacientes pode largar de vez a insulina em questão de dias. O alerta que faço para pacientes que pretendem adotar esse programa e para seus médicos é não subestimar a sua eficácia. Se os medicamentos, especialmente a insulina, não forem drasticamente reduzidos, pode acontecer uma reação hipoglicêmica perigosa: o açúcar pode cair muito em decorência do excesso de medicação. É mais seguro submedicar e deixar que os níveis de glicose fiquem um pouco altos no início e, em seguida, retomar as doses se necessário. Isso vai minimizar o risco de hipoglicemia. Como essa dieta é muito poderosa e eficaz na reversão da diabetes e de outras doenças que derivam de nossa negligência nutricional, é importante que você trabalhe em estreita colaboração com um médico que possa ajudá-lo a ajustar a dose de sua medicação de maneira cuidadosa.

> Nenhum paciente diabético que esteja sob medicação deve fazer mudanças alimentares sem o acompanhamento de um médico, pois será necessário ajustar a dose da medicação para prevenir a hipoglicemia ou a queda exagerada do nível de açúcar no sangue.

Eu normalmente mantenho ou prescrevo as doses de Glucophage (metformina) ou de outros medicamentos semelhantes. Os novos medicamentos que não interferem na perda de peso são mais seguros do que os medicamentos orais utilizados antigamente. Às vezes, quando perde mais peso, o paciente pode voltar a ter níveis de glicose normais sem qualquer medicação. Ele deixa de ser diabético, embora a doença possa voltar caso ele engorde e se alimente mal.

O caso de Gerardo Petito é um exemplo do tipo de resultado que vejo regularmente em outros pacientes diabéticos. Gerardo disse que a principal razão que o trazia a meu consultório era que ele queria controlar melhor sua diabetes. Na época de sua primeira consulta, em 18 de janeiro de 2000, ele tomava três medicamentos: Accupril de 20mg para a pressão arterial e dois remédios para diabetes, Glucophage 500 duas vezes ao dia e 15 unidades de insulina duas vezes por dia. Ele tomava insulina havia sete anos. Sua taxa de glicose em jejum pela manhã era de 175. A pressão ficava por volta de 140/85, e ele pesava 116kg.

Após uma longa conversa, Gerardo concordou em seguir minha dieta. Instruí que ele reduzisse a dose de insulina para dez unidades naquele mesmo dia e para cinco unidades na manhã seguinte. Depois disso, Gerardo cortou a insulina completamente.

Quando voltou, duas semanas depois, ele pesava 107kg, uma perda de 9kg em apenas duas semanas. Sua média de glicose de manhã era de 115, e sua pressão arterial caiu para 125/80. Além de verificar seu exame de sangue e fazer um eletrocardiograma só para desencargo de consciência, não fiz nenhuma alteração em seu programa. Ele estava gostando da dieta e seguia minhas orientações ao pé da letra.

No mês seguinte, houve a terceira consulta: ele pesava 100kg, uma perda de 16kg em 52 dias. Ele tinha acabado de voltar de um cruzeiro — onde continuou a seguir a dieta prescrita. Sua glicose média de manhã ficou em torno de 80 (totalmente normal), então cortei o Glucophage. A sua pressão arterial estava em 88/70, então interrompi o Accupril.

Dez meses após sua primeira visita, Gerardo pesava 86kg, uma perda de 30kg. O colesterol estava em 134, e sua pressão arterial era de 112/76. Sua hemoglobina A1C, uma medida de controle da diabetes, foi para 5,3 — dentro da faixa não diabética. Ele não tomava mais nenhuma medicação.

Em vez de controlar a pressão arterial e a diabetes, ele optou por seguir o meu conselho e se livrar completamente de seus problemas de saúde.

Conselhos para o paciente diabético

O conselho geral deste livro é suficiente para a maioria dos diabéticos. O objetivo mais importante é que você perca bastante peso; o fato de sua glicose subir um pouco no curto prazo é secundário. Siga minhas orientações para perda de peso expressiva no próximo capítulo.

Se você seguir meu programa ao pé da letra, a sua dieta não será complicada, e você não vai precisar ficar contando calorias nem procurando produtos específicos para diabéticos. A maioria das pessoas também não precisa medir as porções. Os seus objetivos serão os mesmos dos pacientes com doença arterial coronária: emagrecer e tratar agressivamente seus fatores de risco. Com o tempo, o corpo vai normalizar o peso e os níveis de açúcar. Mantenha as seguintes diretrizes:

1. Amidos refinados como pão branco e massas são particularmente prejudiciais; evite-os ao máximo.
2. Não consuma qualquer suco de fruta ou frutas secas. Evite todos os doces, com exceção de frutas frescas e em quantidades razoáveis. Duas ou três frutas no café da manhã, outra após o almoço e uma quinta como sobremesa do jantar está de bom tamanho. Os melhores frutos são os que contêm menos açúcar: toranja, laranja, kiwi, morango e outras frutas vermelhas, melão e maçãs-verdes.
3. Evite todo e qualquer óleo. Castanhas são permitidas, mas no máximo 30g por dia.
4. O nome da sua dieta será "a dieta das leguminosas e das verduras". Elas devem compor a maior parte das refeições.
5. Limite a ingestão de alimentos de origem animal a não mais do que duas porções de peixe por semana.
6. Tente se exercitar regularmente e de maneira consistente. Trate isso com a mesma disciplina de quem toma um remédio. Faça suas atividades em um horário regrado, de preferência duas vezes por dia. Subir escadas é um dos melhores exercícios para perda de peso.

Fazendo deste livro sua receita de saúde, você pode evitar ataques cardíacos e derrames. Se a dieta aqui contida fosse adotada pelo público geral, veríamos doenças hoje tão comuns se tornarem raras e a diabetes praticamente desaparecer de nossa sociedade.

A fórmula de Coma para viver reduz os triglicerídeos

Alguns médicos e nutricionistas acreditam que os indivíduos que sofrem de obesidade, diabetes e triglicerídeos elevados podem conseguir bons resultados se mantiverem uma dieta rica em proteína e pobre em carboidratos. Eles desenvolveram essa crença depois de observarem que uma dieta rica em carboidratos aumentava os níveis de triglicerídeos.

Concordo que uma dieta rica em carboidratos *refinados* não seja aconselhável e deve piorar o quadro. No entanto, é bom deixar bem claro que esses pacientes podem alcançar resultados espetaculares sem ter que se submeter aos perigos acrescidos por uma dieta rica em proteína animal e gordura saturada. Tudo o que eles precisam é de orientação sobre como adaptar a dieta rica em vegetais para sua condição. Isso pode ser feito através de uma dieta relativamente rica em proteínas de origem vegetal e que restringe a quantidade de carboidratos pobres em fibras. Essa dieta teria muitas leguminosas, vegetais crus e verduras cozidas. Os resultados são sempre impressionantes.

Dores de cabeça, hipoglicemia e fome

Parece inacreditável, mas quase todos os pacientes com dores de cabeça e hipoglicemia que seguem a fórmula deste livro se veem livres desses problemas de maneira permanente. Acredito que isso tenha muito a ver com a *desintoxicação*.

O corpo pode curar a si mesmo quando removemos os obstáculos para essa cura e os agentes causadores do estresse. A razão pela qual as pessoas dificilmente se recuperam por completo é que elas insistem em manter maus hábitos, comendo e bebendo de forma pouco saudável.

Imagine que você é uma dessas pessoas que bebem dez xícaras de café por dia. Se de repente você para de beber café, se sentirá mal. Talvez tenha dores de cabeça, fraqueza e até tremedeiras. Felizmente, tudo isso acaba em um momento e dentro de quatro ou seis dias você estaria bem novamente.

Se fosse esse bebedor de café compulsivo, quando você acha que se sentira pior? Logo depois de comer, ao acordar de manhã ou quando atrasa ou pula uma refeição?

Você está certo se respondeu que se sentiria pior ao acordar ou quando atrasa ou pula uma refeição. O corpo passa por uma desintoxicação mais eficaz quando não está ocupado digerindo a comida. Uma refeição pesada fará com que você se sinta melhor. Outra opção é simplesmente beber outra xícara de café. Acontece que nesse caso, embora se sinta melhor imediatamente, o ciclo vicioso logo se reinicia, e você vai se sentir mal, beber café e voltar a se sentir mal assim que o nível de cafeína ou glicose no sangue começar a cair.

Atrasar uma refeição provoca sintomas que a maioria das pessoas chama de "fome". Esses sintomas incluem cólicas abdominais, fraqueza e mal-estar — *os mesmos sintomas sofridos por um viciado durante a abstinência*.

Isso não é fome. Nossos hábitos alimentares — especialmente o costume de comer alimentos ricos em proteínas de origem animal três vezes por dia — são tão estressantes para o sistema de desintoxicação do fígado e dos rins que o organismo começa a ter sintomas de retraimento ou desintoxicação assim que se desocupa do trabalho de processar esse tipo de alimento.

A verdadeira fome não é tão desconfortável assim. A fome é mediada pelo hipotálamo, no cérebro. Ela causa uma série de sensações na região da boca e da garganta.[41]

Você pode se sentir melhor bebendo uma xícara de café a cada três horas, ou menos, para manter níveis constantes de cafeína no sangue. Outra opção é tomar medicamentos como Fioricet, Cafergot, Excedrin, Fiorinal, Wigraine e outros cujos ingredientes ativos são narcóticos, barbitúricos, ergotaminas ou cafeína. Melhor ainda: você pode deixar os substitutos de lado e começar a usar drogas, como anfetamina e cocaína, naquele beco que fica atrás da mercearia. De todo modo, espero que você compreenda que se sentir temporariamente melhor não significa estar bem. Expor seu corpo a drogas tóxicas pode apenas comprometer sua saúde, causando mais dependência e sofrimento. Se o objetivo é desintoxicar, você precisa se sentir pior, não melhor. Quando os sintomas de abstinência passarem, aí sim você ficará bem de verdade.

Sentir-se melhor pode significar ficar ainda mais doente. Sentir-se temporariamente mal pode significar ficar bem.

Durante a formação médica, eu e meus colegas aprendemos com um pesquisador que a proteína animal causa estresse ao fígado, que precisa desintoxicar o organismo após a ingestão desse tipo de proteína. Aprendemos também que os resíduos nitrogenados gerados por essa operação são tóxicos. Essas toxinas metabólicas (são cerca de 14) entram na corrente sanguínea aumentando também a quantidade de ácido úrico no sangue depois de uma refeição rica em proteína animal. Quando essas toxinas são retiradas da alimentação, o corpo reage com sintomas desconfortáveis em indivíduos susceptíveis. Muitos chamam esses sintomas de hipoglicemia.

A palavra *hipoglicemia* significa "baixa glicose no sangue". Ela dá a impressão de que o baixo nível de glicose em si é a causa do problema.

Certos problemas médicos pouco comuns (tais como tumores secretores de insulina), excesso de medicação para diabetes e outras doenças raras podem causar hipoglicemia e até mesmo coma hipoglicêmico; mas não é a esses casos que estou me referindo. Estou me referindo aqui a pessoas com hipoglicemia reativa. Elas passam mal quando atrasam uma refeição, mas não têm um problema de saúde grave, e o açúcar no seu sangue não atinge níveis perigosamente baixos. A maioria das pessoas com esse diagnóstico não tem uma glicemia de jejum abaixo de 50. Quando elas fazem exame de sangue ou passam algumas horas sem comer, sentem-se mal, mas geralmente o açúcar do sangue não está baixo o suficiente para justificar essa sensação tão ruim. Não parece haver qualquer correlação entre a gravidade dos sintomas e seus baixos níveis de glicose, mas mesmo assim essas pessoas sentem desconforto quando tentam reduzir o consumo de proteína.

Pensar que o baixo nível de glicose no sangue é a única causa para esse problema é simplificar demais as coisas. Até porque, na minha experiência, as pessoas que relatam ter os piores sintomas nem sequer têm baixos níveis de glicose.

Muitos médicos aprendem durante sua formação que se o fígado está comprometido, como acontece na cirrose, o paciente não consegue remover essas toxinas direito e pode se sentir mentalmente afetado, confuso e com sintomas psicóticos, a menos que faça uma dieta de baixo teor de proteína com o objetivo de produzir menos resíduo de nitrogênio. Por causa disso, o procedimento médico padrão é fornecer a um paciente com doença hepática avançada uma dieta de baixa proteína.

Boa parte dos ocidentais sofre com as toxinas geradas pelo excesso de consumo de proteínas animais. Assim como o paciente com cirrose (mas num nível menor), essas pessoas estão intoxicadas porque o sistema de desintoxicação de seu organismo se esforça para dar conta da carga excessiva de nitrogênio, além de todo sal, cafeína, doces, gordura trans e outros produtos químicos nocivos que consumimos. Desse modo, nos sentimos mal a cada vez que o estômago se esvazia. Isso não é fome. A maioria das pessoas está intoxicada demais para sentir fome. O que elas sentem são sintomas de desintoxicação. Algumas pessoas comem porque está na hora de comer ou porque sentem desconfortos causados pela desintoxicação. *A maioria dos americanos, por exemplo, nunca sentiu fome de verdade em toda sua existência superalimentada.*

Muitas pessoas vêm ao meu consultório com um diagnóstico de hipoglicemia, pois se sentem mal quando demoram para comer. Vários desses pacientes foram orientados a se alimentar com frequência e com altas doses de proteína animal. Eu insisto que esse tipo de alimentação é justamente a causa do problema, não sua solução. Isso é basicamente o mesmo que dar uma xícara de café por hora ao viciado em café. Claro que eles vão se sentir melhor temporariamente, mas, se o que querem é fazer uma recuperação completa e duradoura, então precisamos tentar algo novo. Essas pessoas devem encarar um período de provação de cerca de uma semana, em que realmente não vão se sentir tão bem, mas em seguida estarão livres do desconforto e do vício em maus hábitos e dieta tóxica.

Quando comecei a tratar pacientes com sintomas de hipoglicemia, orientei que eles fizessem lanches entre as refeições e comessem algumas castanhas e leguminosas em cada refeição. Costumo proibi-los de comer qualquer carboidrato refinado tais como pães, massas, doces ou sucos de frutas, para evitar oscilações nos níveis de insulina. Em algumas pessoas, os níveis de insulina variam muito só porque elas comeram açúcar e grãos refinados em vez de alimentos naturais não processados. O único problema desses indivíduos é que eles são mais sensíveis do que a média à *junk-food* que comemos. O teste de glicose notoriamente pouco confiável — aquele em que o paciente consome cerca de 100g de glicose — duplica quando se come uma grande quantidade de *junk-food*. Mesmo pessoas normais podem se sentir mal fazendo isso.

Invariavelmente, os sintomas diminuem dentro de duas ou três semanas, e as pessoas ganham a capacidade de passar um pouco mais de tempo sem comer sem se sentirem mal. Elas podem então seguir a mesma dieta que eu recomendo para todo mundo, sem sentir quaisquer efeitos nocivos.

Se você se enquadra nesse perfil, deve evitar bebidas alcoólicas, café, chá, condimentos artificiais e aditivos alimentares. O consumo de frutas frescas não é restrito.

A solução dos problemas de quem tem enxaqueca

O caso das pessoas que sofrem de dores de cabeça recorrentes não é muito diferente. Essas dores são quase sempre resultado de nossa insensatez nutricional e, assim como outros problemas que mantêm os consultórios médicos lotados, são completamente evitáveis.

A relação entre alimentação e enxaqueca já foi tema de muitos debates, com pesquisas indicando diferentes resultados. Especialistas como Seymour Diamond, diretor da Clínica Diamond de Dor de Cabeça do Hospital Columbus, em Chicago, relatam que cerca de 30% dos pacientes com esse quadro sabem dizer que alimentos desencadeiam a dor.[42]

Minha experiência ao tratar pacientes com enxaqueca e dores de cabeça severas utilizando uma abordagem nutricional mais abrangente mostra que entre 90 e 95% deles se veem livres da dor após os três primeiros meses de mudanças alimentares. Esses pacientes evitam consumir alimentos que comumente desencadeiam a enxaqueca e, durante a primeira fase do tratamento, adotam uma dieta vegana rigorosa e natural, composta principalmente de frutas e vegetais ricos em amido, como abóbora e arroz integral. Esses pacientes devem evitar todos os alimentos embalados e processados, conhecidos por conter aditivos alimentares escondidos mesmo quando não descritos no rótulo. Eles também evitam todo o sal adicionado.

Acredito que os resultados que obtenho são tão impressionantes não apenas porque meus pacientes evitam ingerir alimentos que costumam ter relação direta com as dores de cabeça, mas também porque o paciente se torna mais saudável como um todo e passa a ser capaz de processar as toxinas de maneira mais eficiente. Além disso, quando o consumo de produtos de origem animal é significativamente reduzido ou removido da dieta, o fígado não é obrigado a processar toda essa carga tóxica pesada e pode executar melhor sua função normal de desintoxicação. Com muita frequência, na fase inicial do meu programa, quando os pacientes estão em uma dieta com níveis mais baixos de agentes irritantes do tecido, as dores de cabeça são precipitadas. Em outras palavras, é possível que o paciente se sinta pior no início, não melhor. Eu incentivo esses pacientes a, se possível, não tomar medicamentos durante essa fase inicial. Em vez disso, recomendo que coloquem um pano úmido e gelado na testa e descansem em um quarto escuro. A dieta prescrita, muito baixa em sódio e proteína animal, resolve as dores de cabeça na maioria dos doentes. Se isso não acontecer, nem tudo está perdido porque alguns jejuns geralmente fazem desaparecer o problema na maioria dos portadores de cefaleia restantes.[43]

Os meus pacientes começam seguindo uma dieta na linha que descrevo a seguir. Eles são instruídos a não tomar qualquer medicamento após a primeira semana e a controlar a dor com gelo, banhos quentes e faixas compressoras depois disso. Eles nunca vão se recuperar se não se desintoxicarem do vício em analgésicos. Esses medicamentos podem até oferecer alívio para a dor, mas ao mesmo tempo a perpetuam. Medicamentos utilizados para dores de cabeça como, por exemplo, acetominofeno (Tylenol), barbitúricos, codeína e ergotaminas fazem com que a dor retorne e se crie um círculo vicioso. Isso acontece assim que as toxinas deixadas pelos remédios são postas para fora do sistema nervoso. Mesmo uma aspirina pode provocar uma síndrome de dor crônica diária.[44]

15 DESENCADEADORES DE ENXAQUECA COMUNS

- doces
- alimentos fermentados
- pizza
- glutamato monossódico
- levedura
- queijo e derivados do leite
- chocolate
- carnes defumadas
- nozes
- proteína hidrolisada
- alimentos salgados ou em conserva
- vinagre
- álcool
- aditivos alimentares
- lanches assados

A primeira fase da dieta antidor de cabeça deve ser seguida rigorosamente por duas semanas. A partir daí, se a pessoa estiver livre das dores, começo a expandir a dieta para incluir uma ampla variedade de frutas e, na segunda fase, entram também as leguminosas. Geralmente peço que evitem nozes e castanhas nas primeiras semanas porque podem gerar desconforto em algumas pessoas. Todos os laticínios e leveduras devem ser evitados.

FASE 1 DA DIETA ANTIDOR DE CABEÇA, COM TAXA DE CURA SUPERIOR A 90%

Café da manhã:
Melão, maçã ou pera
Mingau de aveia feito com água, sem adoçante
Pão integral sem levedura

Almoço
Salada verde grande com uma colher de chá de azeite de oliva
Um amido vegetal ou grãos (milho, batata-doce, arroz integral)
Uvas, pera ou maçã

Jantar
Salada verde grande com tomates e uma colher de chá de azeite de oliva
Um vegetal verde cozido no vapor (vagens, aspargos, alcachofra, brócolis, abobrinha)
Um vegetal rico em amido ou grãos (abóbora, batata, painço, macarrão integral)
Molho de tomate sem sal (liberado)

Doenças autoimunes e todo o resto

Se drogas perigosas fossem a única maneira de uma pessoa obter alívio da dor, seríamos forçados a aceitar os inconvenientes trazidos pelas terapias tradicionais para doenças autoimunes. A realidade, no entanto, é que as intervenções dietéticas e nutricionais funcionam com as doenças autoimunes do mesmo modo como funcionam contra a artrite reumatoide.

Boa parte do meu trabalho como médico nos últimos vinte anos tem sido cuidar desse tipo de paciente. Já vi dezenas de artrites reumatoides, lúpus e doenças do tecido conjuntivo sararem por completo através desse tipo de intervenção alimentar. Muitos dos meus pacientes também tiveram recuperações completas de quadros de alergias e asma. Nem todos os pacientes conseguem uma remissão completa, mas a maioria é capaz de evitar o uso de medicamentos.

A chave para o tratamento de doenças autoimunes é seguir a fórmula S = N/C. Só assim o sistema imune pode se recuperar e normalizar suas funções.

Estudos em todo o mundo confirmam que esse método é eficaz.[45] Ainda é preciso fazer mais pesquisas nessa área, mas todos os estudos que têm sido feitos apontam para uma melhora nos sintomas dos pacientes e das inflamações. Na prática, vejo isso acontecer todos os dias.

Aqui estão as principais formas de aumentar as chances de melhora e cura em casos de doenças autoimunes:

1. Uma alimentação estritamente vegetariana (vegana), livre de laticínios, livre de trigo e livre de glúten costuma ser necessária. Reduzir o consumo de proteínas animais também ajuda.
2. Garantir uma boa densidade de nutrientes por caloria e fazer restrição calórica o suficiente para obter um peso normal é essencial.
3. Os níveis de ácido araquidônico e DHA devem ser verificados e comparados aos níveis de ácidos graxos essenciais. Se a proporção de ácidos graxos não estiver adequada, pode ser feita uma suplementação com ácidos graxos ômega-3 para alcançar o equilíbrio. Linhaça moída, suplementos de DHA de base vegetal ou, em alguns casos, óleo de peixe de alta potência podem ser utilizados.
4. O jejum terapêutico pode ser um adjuvante extremamente eficaz para controlar a resposta autoimune e restabelecer o sistema imunitário hiperativo para um nível mais normal (inferior) de atividade. Não tente jejuar caso seja dependente de múltiplas drogas imunossupressoras, como o metotrexato e o Imunoran, pois não é seguro jejuar enquanto faz uso desse tipo de

remédio. É fundamental que os pacientes sejam supervisionados de maneira adequada por um médico. Se você estiver interessado em outras informações sobre o uso terapêutico do jejum no tratamento de doenças autoimunes, deve ler o meu livro *Fasting and Eating for Health*. Os médicos podem me pedir artigos e estudos de caso, além de referências bibliográficas fáceis de entender, sobre essa terapia escritos por mim pelo site DrFuhrman.com.

5. Eliminar alguns alimentos pode revelar certas sensibilidades do organismo. A esse ponto a maioria dos alimentos agressores já foi eliminada — produtos de origem animal, trigo e laticínios —, mas muitos pacientes acabam descobrindo outros alimentos que podem agravar a doença. Geralmente, não dá para identificá-los fazendo um teste de alergia. É preciso fazer um curto período de jejum e em seguida introduzir um alimento por dia, eliminando qualquer um que cause um aumento de dor. Eu gostaria de repetir isso para deixar claro: os níveis elevados de imunoglobulina G (IgG) e imunoglobulina E (IgE) detectados em vários alimentos em testes de alergia são de fato comuns em pacientes com artrite reumatoide e outras doenças autoimunes. No entanto, não há uma correlação clínica garantida entre esses alimentos e aqueles que agravam os sintomas das doenças autoimunes. Outros pesquisadores têm observado a mesma coisa.[46] Eu costumo instruir meus pacientes a economizar e nem fazer esse tipo de teste.

A alimentação é a linha de frente das defesas do organismo

Trabalhar com pessoas com doenças autoimunes como a doença do tecido conjuntivo, miosite, artrite reumatoide e lúpus é muito gratificante. Em geral, esses pacientes chegam convencidos de que nunca ficarão bem e são eternamente gratos por conseguirem recuperar a saúde e largar os remédios. Vários deles chegam a me enviar cartas de agradecimento a exemplo destes que cito:

Em três meses consegui me ver livre dos remédios.
Richard Arroni

Queria gritar por aí: foi o dr. Fuhrman quem me curou.
Fred Redington

Há seis meses eu rezava para morrer, agora estou pronta para viver novamente.
Jennifer Fullum

Obrigada por salvar minha vida.
Harriet Fleming

Quanto *antes* a pessoa buscar uma abordagem nutricional agressiva para curar sua doença autoimune, melhor. É mais fácil resolver o problema em seu começo. Logicamente, quanto mais avançada estiver a doença e os danos causados por ela, menor é a probabilidade de uma resposta positiva ao tratamento. Minha experiência com doenças inflamatórias como a artrite reumatoide é que alguns pacientes são mais sensíveis do que outros à dieta. Já outros têm níveis de inflamação muito elevados e difíceis de resolver apenas com a terapia natural. No entanto, a maioria dos pacientes se beneficia da mudança de hábitos alimentares e, considerando que os medicamentos usados no tratamento dessas doenças costumam ser muito tóxicos e cheios de efeitos colaterais, é bom tentar resolver o problema com a alimentação antes de recorrer a eles. Os medicamentos modernos muitas vezes só pioram a situação dos portadores de doença autoimune e ainda aumentam o risco de câncer. Estudos mostram que o saldo após vinte anos tomando esses remédios é negativo.[47] Um artigo publicado no *British Journal of Rheumatology* mostrou que os principais fármacos para o tratamento da artrite reumatoide — como azatioprina, ciclofosfamida, metotrexato e clorambucil — aumentam a probabilidade de morte por câncer.[48]

Aqueles que usam drogas que suprimem o sistema imunológico esquecem que esse sistema protege o organismo contra infecções e também contra o câncer. Quem toma esse tipo de remédio precisa de uma alimentação de excelência mesmo que não consiga interromper a medicação.

Muitos dos pacientes que atendo, principalmente os que conseguiram se recuperar, ficam com raiva de seus antigos médicos por eles nem sequer terem sugerido uma opção mais natural antes de iniciá-los no uso de medicações. Esses indivíduos geralmente estão cansados de ficar doente e fazem de tudo para melhorar. Eles não consideram a dieta muito restritiva e demonstram entusiasmo e determinação para recuperar a saúde. É muito emocionante ver esses pacientes se recuperarem e eliminarem a necessidade de medicação.

A excelência nutricional cura e ameniza doenças

Outras queixas que também respondem excepcionalmente bem às modificações dietéticas incluem cólicas menstruais e a síndrome do intestino irritável.

Pesquisadores que testaram dietas semelhantes à minha observaram que uma alimentação vegetariana com baixa ingestão de gordura aumenta a globulina do hormônio sexual, uma vez que reduz a atividade do estrogênio.[49] Isso não só reduz o risco de câncer de mama, como também diminui significativamente as dores e o inchaço associados à menstruação.

Recebo também um grande número de pacientes com síndrome do intestino irritável. Alguns se sentem melhor depois de três dias seguindo a dieta. Já outros demoram algumas semanas ou mais para se adaptarem à quantidade relativamente grande de fibras. Tanto os produtos de origem animal quanto aqueles que contêm farinha de trigo são agentes desencadeadores dos sintomas intestinais em muitos indivíduos.[50] Pesquisadores britânicos reportaram que as queixas de desconforto intestinal estão relacionadas ao aumento da produção de metano e outros produtos gasosos, o que acarreta o aumento da fermentação no cólon em razão do consumo de carnes, laticínios e grãos refinados. Contudo, existem outros mecanismos pelos quais uma dieta a base de alimentos naturais ricos em nutrientes e fibras restabelece a motilidade e o tônus intestinal. Pode levar algum tempo para reverter os prejuízos causados por uma vida de alimentação errada — a maioria dos meus pacientes precisa de três meses para perceber melhorias. Claro que, às vezes, a dieta precisa ser modificada para se adaptar à singularidade de cada pessoa. Nesses casos, trabalhar com um médico experiente é útil.

A maioria das doenças crônicas é fruto de toda uma vida de má alimentação, o que acaba resultando em alterações do organismo e em desconforto frequente. Essas doenças não estão fora do nosso controle, não são primariamente genéticas nem são consequência normal do envelhecimento. É verdade que todos temos nossos elos mais fracos regidos pela genética, mas esses pontos fracos só têm a oportunidade de se revelar quando deterioramos nossa saúde. A saúde superior é fruto natural de uma alimentação superior. Nossa predisposição para certas doenças pode permanecer escondida.

Certamente, esse método de cura não é para todos. Alguns preferem comer do modo convencional e tomar qualquer medicação indicada para o seu problema. Esse é um direito inalienável da pessoa. No entanto, também é direito daqueles que estão doentes e sofrendo e que querem buscar uma abordagem natural para sua situação saberem como as intervenções nutricionais radicais podem ser. Eu gostaria de levar esses pacientes em uma passeata pelas ruas da cidade para espalhar nossa palavra de ordem: "Você não precisa continuar doente". Lembre-se: a saúde é a sua maior riqueza!

Capítulo 8
O seu plano para uma perda de peso substancial

O que aprendemos até agora? Primeiro, comer alimentos com pouquíssimos nutrientes é ruim para a saúde. Segundo, uma grande quantidade de produtos de origem animal na sua dieta está relacionada com um grande número de doenças. Por último, produtos de origem vegetal em seu estado natural oferecem a melhor proteção contra doenças. A questão é como transformar esses dados em um programa de saúde que nos ajude a conquistar um peso saudável, maximizar nosso bem-estar e saborear nossas refeições ao mesmo tempo? Isso é, em parte, o que o restante deste livro responderá. A primeira parte deste capítulo descreve exatamente o que eu quero que você faça nas próximas seis semanas. O resto do capítulo mostra como você pode incorporar esses princípios no resto da sua vida de forma prática e sensata — este é o Plano de vida — com mais flexibilidade do que o Plano de seis semanas, incluindo opções vegetarianas e não vegetarianas. O Plano de vida é uma dieta nutriativa. Criei o termo *nutriativo* para descrever alguém que luta por mais micronutrientes por caloria em sua alimentação. Um nutriativo entende que os alimentos possuem poderosos efeitos terapêuticos e protetores e procura consumir uma vasta variedade de micronutrientes através de suas escolhas alimentares.

O Plano de seis semanas

Prepare-se para as seis semanas mais emocionantes da sua vida adulta. Se seguir com rigor o meu programa pelas próximas seis semanas, seu corpo passará por uma notável transformação, e você testemunhará sua milagrosa capacidade de curar a si mesmo. Sem perceber, nessas seis primeiras semanas, você lançará uma reforma bioquímica e fisiológica que o mudará para sempre. Ficará impressionado com a facilidade com que seu peso diminuirá e com as mudanças sutis que experimentará em seu bem-estar físico e emocional. De maneira talvez até mais significativa que a perda de peso, você se sentirá melhor do que em muitos anos. Seu nariz não parecerá entupido, suas alergias podem desaparecer, e você dirá adeus à constipação. A maioria das pessoas se esquece até de que possui um trato digestivo, já que não sente mais dores de estômago, cólicas e desconforto intestinal. Você não precisará mais de remédios para dor de cabeça, analgésicos, ajudinhas para a digestão e outras drogas que tentam aliviar o sofrimento causado por uma alimentação não saudável. Sempre gosto de comparar a saúde de meus pacientes depois da intervenção inicial de seis semanas com a maneira como se sentiam quando vieram até mim, com as reclamações típicas de diabetes, pressão alta, colesterol alto e triglicerídeos fora de controle. Os resultados notáveis quando peso, pressão arterial e taxas sanguíneas são novamente verificados. Encorajo as pessoas a fazer um teste científico: siga a dieta rigorosamente durante seis semanas e veja quanto peso perderá. A maioria fica tão empolgada com os resultados durante o "teste" de seis semanas que se sente motivada a continuar. Os resultados encorajam a mudança e motivam. Quanto mais rigoroso você for, mais rápido seu gosto irá mudar.

O Plano de seis semanas não inclui nenhum dos alimentos opcionais pouco nutritivos descritos mais tarde neste capítulo. Quer você sofra de uma doença grave ou não, seu corpo passará por uma mudança energizante e curativa. Ele superará vícios em comida e fará a faxina fisiológica que tanto pedia. No início será difícil, mas os resultados imediatos vão mantê-lo focado.

Sei que muitos de vocês desistiram de dietas no passado ou ficaram desapontados com seu progresso. Esse não será o caso aqui. A sua vida é importante demais. O seu peso ideal está ao seu alcance. Dê crédito a essa dieta e faça como eu recomendo. Veja quanto peso perderá, como sua taxa de lipídios (colesterol e triglicerídeos) cairá, e quantos sintomas como dores de cabeça, gastrite, indigestão e congestão nasal desaparecerão. Assim que vir os incríveis resultados, ficará tão feliz que se sentirá confortável apenas com deslizes ocasionais dessa dieta ideal. Coma para viver pela primeira vez na sua vida e dê a si mesmo uma oportunidade de mudá-la.

O Plano de seis semanas dá a seu corpo tempo para se ajustar a essa nova forma de se alimentar. No começo, o peso diminui rapidamente, mas, quando você se aproxima do peso ideal, o processo será mais lento. As suas papilas gustativas irão mudar. Na verdade, elas se tornarão mais sensíveis aos sabores sutis dos alimentos naturais, e seis semanas é tempo suficiente para que sintomas vindos da nova dieta diminuam. Resultados geram resultados. Depois de perder cerca de 10kg, você vai sentir vontade de fazer mais exercícios e ficará empolgado ao ver resultados ainda mais espetaculares quando for à academia para esculpir o corpo com que sempre sonhou.

Não é raro que meus pacientes percam 500g por dia nos primeiros dez ou 14 dias desse plano. Às vezes, mais. Um paciente, George, que chegou à mim com pressão alta, perdeu 3kg nos três primeiros dias. Muito foi provavelmente perda de água vinda do corte de todo o sal de sua dieta, que o inchava. Ainda assim, sua pressão baixou, e ele continuou a perder peso pelos meses seguintes, com uma taxa de 4kg por mês. Ele comeu um pouco de peru no Natal e fez outros pequenos desvios do plano, mas achou a dieta fácil. Ele usou algumas das minhas receitas e produtos recomendados e logo perdeu todos os 37kg que precisava perder.

Vegetais crus (incluindo salada)

Esses alimentos podem ser consumidos em quantidades ilimitadas, mas pense grande. Como possuem um efeito calórico negativo, quanto mais você come, mais perde. Alimentos crus também possuem um trânsito mais rápido no sistema digestivo, resultam num aporte de glicose mais baixo e encorajam uma perda de peso maior que seus equivalentes cozidos.[1] O objetivo é comer o máximo possível de vegetais crus, com a meta de 500g diários. Alcançar esses 500g não é difícil. Uma alface romana pequena tem entre 170g e 250g, um tomate médio ou pimentão pesa em torno de 125g a 170g. Inclua vegetais crus como vagens, pimentões vermelhos, cenouras, ervilhas, tomates, pepinos e couves. Os 500g são menos de 100 calorias de comida, e quando você mastiga muito bem e as reparte entre as refeições, verá que é fácil consumir essa quantidade por dia.

Vegetais cozidos

Coma o máximo de vegetais verdes cozidos ou no vapor que puder. Vegetais que não são verdes, mas são densos em nutrientes, como beringela, cogumelos, pimentões, cebolas, tomates, cenouras e couve-flor também são ilimitados. O meu ditado "quanto mais você comer, mais vai perder" também se aplica aqui. Mais uma vez, o objetivo são 500g por dia. Se não conseguir comer tanto, não force, mas a ideia é repensar completamente sua noção de porção; faça-a enorme. Uma das chaves para o sucesso é comer uma quantidade decente de comida, então, quando comer essas verduras e legumes, tente comer uma porção muito maior do que teria comido no passado. Uma xícara e meia de couve cozida pesa 215g, duas xícaras de brócolis cozido ou couve-de-bruxelas pesam pouco menos de 315g e duas xícaras de couve-flor pesam 280g.

Busque a variedade em seus vegetais cozidos usando vagens, brócolis, alcachofras, aspargos, abobrinhas, couve de diferentes tipos, repolho, couve-de-bruxelas, acelga, nabo, escarola, beterraba, espinafre, couve-flor, pimentões, cogumelos, cebolas e tomates.

Lembre-se de que comer 500g de vegetais verdes cozidos e 500g de vegetais crus por dia é uma média para se ter como meta, mas você deve comer apenas a quantidade que lhe for confortável. Algumas pessoas podem se sentir melhor com mais ou menos.

Leguminosas ou legumes

As leguminosas estão entre os alimentos mais perfeitos do mundo. Elas estabilizam a taxa de açúcar no sangue, encobrem o desejo por doces e previnem o apetite do meio da tarde. Mesmo uma pequena porção pode ajudá-lo a sentir-se saciado, mas no Plano de seis semanas eu o encorajo a comer pelo menos uma xícara diariamente.

Grãos contêm fibras solúveis e insolúveis e muito amido resistente. Enquanto os benefícios das fibras são bem conhecidos, o amido resistente tem se provado ser outro componente bastante desejável na alimentação. Apesar de tecnicamente ser amido, ele age mais como as fibras durante a digestão. Tipicamente, amidos encontrados em alimentos ricos em carboidratos são quebrados em glicose durante a digestão, que o corpo usa como energia. Muito parecido com as fibras, o amido resistente passa pelo intestino delgado sem ser digerido. Por isso, alguns pesquisadores classificam o amido resistente como um terceiro tipo de fibra.

As leguminosas são a melhor fonte alimentícia de amido resistente. No geral, o amido desse tipo de alimento é mais ou menos bem dividido entre amido de digestão lenta e amido resistente, apesar de a quantidade do segundo depender do tipo de leguminosa e do método de preparação. Isso significa que uma grande quantidade de calorias de carboidratos listada para as leguminosas não é absorvida.

O amido resistente oferece muitos outros benefícios únicos para a saúde. Ele:

- ajuda na perda de peso e na saúde digestiva;
- ajuda a prevenir a constipação;
- ajuda a manter níveis baixos de açúcar no sangue;
- reduz o risco de desenvolvimento de diabetes e doenças cardíacas;
- reduz o risco de câncer do cólon.

O consumo de legumes e leguminosas é uma variável importante para promover uma vida longa. Um importante estudo de longo período mostrou que um maior consumo de legumes é o fator de dieta mais protetor entre os idosos, independentemente da etnia. O estudo descobriu que legumes eram associados com pessoas de vida longa em várias culturas, incluindo os japoneses (soja, tofu, natto), os suecos (feijão-mulato, ervilhas) e povos mediterrâneos (lentilhas, grão-de-bico, feijão-branco).[2] Leguminosas e verduras são alimentos ligados intimamente na literatura científica à proteção contra câncer, diabetes, doenças cardíacas, derrames e demência.

Considere as leguminosas seu alimento rico em carboidratos preferido. Elas podem ser temperadas de formas interessantes, e você pode comer uma quantidade ilimitada delas. Coma algumas em todo almoço. Entre suas opções estão grão-de-bico, feijão-fradinho, feijão-preto, ervilha, feijão-de-lima, lentilha, feijão-vermelho, feijão-carioquinha, feijão-branco, grãos de soja etc.

Frutas frescas

Coma pelo menos quatro frutas frescas por dia, mas não tome suco de fruta. Despedace ou corte maçãs e laranjas e as adicione à sua salada para mais sabor; elas o ajudarão a se sentir saciado. Tangerinas são um bom complemento para uma salada verde. Abacaxi fica bom com legumes e pode ser cozido com tomates e vegetais para um prato com sabores havaianos. No Plano de seis semanas, nenhum suco de frutas é permitido, a não ser em pequenas quantidades para molhos de saladas e para cozinhar. O suco das frutas faz com que você consuma rapidamente três vezes as calorias das frutas sem suas fibras para regular a absorção. A taxa de nutrientes por caloria é muito mais alta no alimento completo. Frutas congeladas são permitidas, mas evite frutas enlatadas, pois não são tão nutritivas. Se precisar usar frutas enlatadas como condimento (tangerinas, abacaxi), certifique-se de que não são adoçadas.

Frutas secas devem ser usadas apenas em quantidades muito pequenas para adoçar. É interessante experimentar frutas exóticas; isso tornará sua dieta variada e atraente. Algumas das minhas favoritas são laranja sanguínea, caqui e fruta-do-conde. Coma frutas diversas; tente incluir muitas das seguintes: maçãs, damascos, bananas, amoras, mirtilos, tangerinas, uvas, kiwis, seriguela, mangas, melões, nectarinas, laranjas, mamões, pêssegos, peras, caquis, abacaxis, ameixas, framboesas, carambolas e morangos.

COMA PARA VIVER

Plano de seis semanas

Ilimitados

Todos os vegetais crus (objetivo: 500g por dia)

Legumes e verduras ricos em nutrientes cozidos (objetivo: 500g por dia; vegetais não verdes ricos em nutrientes são beringela, cogumelos, pimentões, cebolas, tomates, cenouras, couve-flor)

Leguminosas (objetivo: 1 xícara por dia)

Frutas frescas (pelo menos quatro por dia)

Limitados
Vegetais ricos em amido e grãos integrais: abóbora, milho, batatas, arroz, batata-doce, pão, cereal (não mais que uma porção ou uma xícara por dia)
Nozes, castanhas e sementes cruas (no máximo 30g por dia)
Abacate (no máximo 55g por dia)
Frutas secas (no máximo 2 colheres de sopa por dia)
Linhaça moída (no máximo 1 colher de sopa por dia)

Proibidos:
Laticínios
Produtos animais
Lanches entre as refeições
Sucos de frutas
Óleos

Vegetais ricos em amido e grãos integrais

Essas duas categorias de alimentos estão juntas, pois ambas podem ser as culpadas para aqueles que têm dificuldade em perder peso. Enquanto alimentos integrais ricos em carboidratos são um adicional valoroso numa dieta que previne doenças, são também mais calóricos que vegetais sem amido. Assim, vegetais ricos em amido e grãos integrais cozidos devem ser limitados a uma porção por dia no Plano de seis semanas. Diabéticos, aqueles que querem emagrecer mais rapidamente e aqueles que têm dificuldade em perder peso, não importa o que façam, podem querer restringir esses alimentos totalmente, pelo menos até atingirem o peso desejado. Comer muito verde torna difícil exagerar nos vegetais ricos em amido. Você simplesmente não terá espaço para tanto. Exemplos de vegetais com amido incluem milho, batata-doce, batata, abóbora, pastinaca, castanhas e nabo. Grãos incluem cevada, trigo-sarraceno, painço, aveia, quinoa, arroz integral e arroz selvagem. Em alguns dias, você pode escolher comer uma xícara de aveia ou outro grão integral no café da manhã. Em outros, guarde sua porção de amido para o jantar.

Uma nota final: deixar grãos integrais como arroz integral, trigo-sarraceno ou quinoa de molho por um dia antes de cozinhá-los aumenta seu valor nutricional.[3] Certos fitonutrientes e vitaminas são ativados quando o grão começa a germinar. Entre eles estão poderosos fenóis quimiopreventivos que inibem o crescimento de células anormais.[4] Deixar de molho por 24 horas induz um estágio inicial de germinação, mas você não verá os brotos. Além disso, esse procedimento também reduz o tempo de cozimento.

Nozes e sementes

Trinta gramas de nozes e sementes têm entre 150 e 200 calorias. Comer uma pequena quantidade — 30g ou menos — por dia, no entanto, adiciona valorosos nutrientes a saudáveis gorduras não saturadas. Nozes e sementes são ideais em molhos de saladas, especialmente quando misturadas com frutas, temperos ou sucos de legumes (tomate, aipo, cenoura). Sempre coma nozes e sementes cruas porque, ao assarem, suas gorduras benéficas são alteradas. Nozes e sementes industrializadas são geralmente cozidas em óleos hidrogenados, adicionando gorduras trans e sódio à sua dieta, então estão absolutamente proibidas. Se você achar que está cansado de comer nozes e sementes cruas, tente tostá-las levemente em casa — esse processo não altera suas propriedades benéficas e traz alguma variedade e prazer. Entre as nozes cruas e sementes que você pode adicionar à sua dieta estão amêndoas, castanha-de-caju, nozes tradicionais, castanhas portuguesas, pecãs, avelãs, macadâmias, pignoles, pistaches, gergelim, sementes de girassol, sementes de abóbora, sementes de cânhamo, sementes de sálvia e linhaça.

Temperos, ervas e condimentos

Use todos os temperos e ervas, menos o sal. Quando usar condimentos, um pouco de mostarda não tem problema, mas produtos em conserva contêm muito sal e devem ser evitados. Se você amar ketchup ou molho de tomate, pode encontrar um ketchup de baixa caloria, não adocicado numa loja de produtos naturais e um molho de tomate feito sem óleo. Melhor ainda, faça seu próprio molho de tomate com cebola e alho, mas sem óleo ou sal.

Dez dicas fáceis para viver com o Plano de seis semanas

1. Lembre-se de que a salada é o prato principal: coma-a primeiro no almoço e no jantar.

Tendemos a comer mais do que é servido primeiro, pois é quando estamos com mais fome. Alimentos crus têm um tempo de trânsito rápido; eles saciam e encorajam a perder peso. Você não irá comê-los demais. Controle de peso e boa saúde a longo prazo, como você sabe agora, estão ligados ao seu consumo de verduras cruas. Elas são os alimentos mais saudáveis do mundo. Muitos dos meus pacientes com obesidade ou diabetes comem alface em todas as refeições, inclusive no café da manhã. Eles podem comer alface americana com fruta no café da manhã, uma salada mista no almoço e uma a base de alface romana no jantar. Você pode comer mais de 500g se quiser, mas não se perturbe caso se sinta muito cheio e não puder comer essa quantidade. Esse é apenas um objetivo; apenas relaxe e aproveite sua refeição.

2. Coma quantas frutas quiser, mas pelo menos quatro frutas frescas por dia.

Coma quantas frutas quiser com suas refeições. Quatro frutas têm por volta de 250 calorias, mas aqui não tem problema passar do ponto, mesmo durante o Plano de seis semanas, especialmente se você tiver uma queda por doces. Termine seu almoço ou jantar com uma melancia, um melão ou amoras e morangos. A melhor sobremesa são frutas frescas ou uma mistura de frutas congeladas. Comer muitas frutas frescas satisfaz, sacia e o ajuda a se deixar conquistar pelo estilo de vida Coma para viver.

3. Variedade é o tempero da vida, especialmente quando é o caso das verduras.

Variedade não é simplesmente o tempero da vida, é também uma valorosa contribuição a sua saúde. O legal é que você nunca tem que se preocupar em comer demais vegetais crus, saladas ou verduras cozidas. Há toda uma variedade de alimentos que você pode usar para fazer saladas vegetarianas, incluindo: alface (romana, americana, crespa, lisa, mimosa, rúcula, endívia, chicória), agrião, aipo, espinafre, pepino, tomate, cogumelos, brócolis, couve-flor, pimentões, cebolas, rabanetes, couves, vagens, repolhos, cenouras, beterrabas e todo o tipo de brotos.

Ainda mais tipos de vegetais podem ser consumidos cozidos, como brócolis, alcachofras, couve-de-bruxelas, acelga chinesa, espinafre, acelga, aspargos, quiabo, abobrinha e folhas de mostarda e nabo. Esses vegetais podem ser temperados de várias maneiras. Verduras sempre ficam ótimas com cogumelos, cebola, alho e tomates cozidos. Se você não tiver tempo para cozinhar, simplesmente descongele uma caixa de vegetais congelados. Jogue uma caixa de corações de alcachofra, aspargos ou ervilhas congelados na sua salada. Isso dá menos de 150 calorias de comida. Verduras cozidas são alimentos de baixa caloria, mas lhe dão o poder nutricional de 4kg de outros alimentos. Vegetais congelados como brócolis e ervilhas são nutritivos e práticos: eles são cozidos instantaneamente e congelados logo após colhidos, então são tão nutritivos quanto os frescos.

4. Cuidado com os vegetais ricos em amido.

Para o Plano de seis semanas, limite grãos e vegetais ricos em amido cozidos a uma xícara por dia. Uma xícara nesse caso pode ser tanto uma espiga de milho, uma batata assada pequena ou média, quanto uma xícara de arroz integral ou batata-doce. Encha-se de vegetais crus ou verduras cozidas primeiro. No entanto, a maior parte do seu consumo de amido deve vir de vegetais coloridos contendo essa substância — como abóbora, milho, nabo, pastinaca e batata-doce — e não de grãos ricos em amido.

Todos os grãos integrais devem ser considerados alimentos ricos em amido. Se você gostar de pão, uma fatia de pão árabe integral é uma boa opção para sanduíches, pois representa pouco pão e pode conter recheios saudáveis como verduras, beringela e ervilhas. Quando comer grãos, use os integrais como arroz integral ou selvagem e utilize-os em substituição a um vegetal rico em amido cozido no jantar. Grãos ricos em amido refinados (como pão, massas e arroz branco) e a batata comum devem ser ainda mais restringidos que os amidos encontrados em vegetais, que são mais densos em nutrientes. Restringir a porção de arroz, batata e outros vegetais ricos em amido cozidos a uma por dia não é necessário para todos os que querem perder peso com o Plano de vida, apenas para aqueles cujo metabolismo torna a perda de peso difícil. Muitos podem atingir o peso ideal cortando apenas amido refinado, como pão comum e massa, sem ter que limitar vegetais ricos em amido a uma porção. Sua dieta deve ser ajustada a suas necessidades metabólicas e a seu nível de atividade física.

5. Coma leguminosas todos os dias.

As leguminosas são as melhores amigas de quem está de dieta. No Plano de seis semanas, o objetivo é comer uma xícara inteira delas diariamente; você pode comer mais de uma xícara se quiser. Elas são uma usina de nutrição superior. Reduzem o colesterol e o açúcar no sangue, são repletas de nutrientes por caloria e ajudam a prevenir o desejo por comida. São digeridas lentamente, o que estabiliza a sua taxa de açúcar e resulta em um alto índice de saciedade. Beringela e leguminosas, cogumelos e leguminosas, verduras e leguminosas são todas opções ricas em nutrientes, em fibras, servindo como pratos principais de baixa caloria. Coloque uma xícara na sua salada no almoço. Coma sopas (como sopa de feijão ou de lentilha). Estudos científicos mostram uma relação linear entre o consumo de sopa e uma perda de peso bem-sucedida.[5] Como estratégia para o emagrecimento, tomar sopa ajuda a diminuir sua taxa de consumo e reduz seu apetite ao preencher seu estômago.

6. Elimine produtos animais e laticínios.

Para o Plano de seis semanas, elimine completamente produtos de origem animal ou, se precisar incluí-los, use apenas peixes magros (solha, linguado ou tilápia) uma ou duas vezes por semana e uma omelete uma vez por semana. Nenhum laticínio é permitido no Plano de seis semanas.

7. Coma uma colher de sopa de linhaça moída todos os dias.

Isso lhe dará aquelas gorduras ômega-3 difíceis de encontrar que protegem contra diabetes, doenças cardíacas e câncer.[6] O corpo pode fabricar ácidos graxos eicosapentaenoico (EPA) e docosa-hexanoico (DHA) a partir dessas gorduras ômega-3, para aqueles que não consomem peixe. Fontes adicionais de gordura ômega-3 podem ser nozes ou grãos de soja. O edamame, aquelas vagens de soja que podem ser encontradas na seção de congelados da maioria das lojas de produtos naturais, é muito saboroso e uma rica fonte de ômega-3. Também recomendo suplementos nutricionais contendo DHA, especialmente para aqueles que são maus conversores do ácido (o que pode ser determinado por um exame de sangue). O DHA derivado de vegetais (de microalgas) é uma boa escolha.

8. Consuma castanhas e sementes em quantidades limitadas, não mais que 30g por dia.

Pecãs, nozes, sementes de girassol e outras castanhas e sementes podem ser ricas em calorias e gorduras, mas estudos científicos sempre relatam que esses alimentos oferecem proteção contra ataques cardíacos, derrames e câncer, além de ajudar a abaixar o colesterol.[7] Elas podem ser ingeridas em maiores quantidades quando você atingir seu peso ideal. Castanhas e sementes cruas são alimentos ideais para crianças, atletas e aqueles que querem ganhar peso. Trinta gramas de nozes têm cerca de 200 calorias e cabem na palma da mão, então não coma mais que um punhado de castanhas por dia. Elas são melhores quando usadas em saladas, molhos de saladas e molhos para vegetais, pois aumentam bastante a absorção de nutrientes dessas refeições. Nunca belisque castanhas ou sementes; elas devem fazer parte da refeição.

9. Coma muitos cogumelos o tempo todo.

Cogumelos são um ótimo substituto substancial para carnes. Explorar sua diversidade é uma excelente maneira de adicionar sabores e texturas interessantes aos pratos. Conserve-os em sacos de papel, não de plástico, porque umidade demais acelera a maturação. Tente adicioná-los a leguminosas, temperando com ervas e suco de limão. Apesar de serem fungos e não vegetais de verdade, cogumelos possuem poderosos fitoquímicos, e há quem os associe à diminuição do risco de doenças crônicas, principalmente o câncer.

CEBOLAS ACRESCENTAM RAPIDAMENTE SABOR AOS ALIMENTOS

Pó de cebola seco pode ser adicionado a qualquer molho de salada, sopa ou prato de vegetal com muita facilidade. Cebolas roxas ou cebolinhas salteadas em um pouco de água ou cruas e cortadas finamente são grandes intensificadoras de sabor para saladas e pratos vegetarianos. O alho-poró também é da família da cebola. Use apenas a parte branca e a parte verde de baixo, corte e cozinhe em fogo baixo ou asse com outros vegetais.

10. Simplifique.

Use o plano-base a seguir para criar cardápios. Assim, você saberá o que comer quando não tiver tempo para decidir.

SIMPLIFIQUE, SIMPLIFIQUE, SIMPLIFIQUE

Café da manhã: frutas frescas
Almoço: salada com leguminosas, mais frutas
Jantar: salada ou dois vegetais cozidos (370g), sobremesa de frutas

Você não tem que preparar receitas bacanas o tempo todo. Se for sair por um tempo, pegue apenas algumas sobras da salada; alface e tomate em pão integral ou pão árabe e algumas fatias de fruta. Lave e seque várias alfaces romanas no fim de semana ou quando tiver tempo.

A melhor receita é o conhecimento.
Dr. C. Everett Koop

O Plano de vida

Emagrecer não lhe fará bem a não ser que consiga manter o peso atingido. Quando você adota a dieta nutriativa como um plano para uma vida mais longa, a magreza será um subproduto do seu novo compromisso com uma saúde excelente. Quando o Plano de seis semanas acabar, você passará para o Plano de vida, que oferece mais escolhas. Esse é um ponto crítico. Você perdeu muito peso e não quer voltar para sua antiga dieta não saudável. Precisa decidir não apenas como manter os benefícios que conquistou, mas também como mudar sua alimentação para sempre. Muitos dos meus pacientes encontraram um bom equilíbrio seguindo a regra dos 90%.

A regra dos 90%

Para a longevidade e a perda de peso, a dieta do Plano de vida deve ter por objetivo ser composta por 90% de produtos vegetais *in natura*. Os meus pacientes mais bem-sucedidos tratam alimentos processados e de origem animal como condimentos, constituindo não mais de 10% de seu consumo calórico.

O resultado óbvio do princípio de consumir uma grande quantidade de alimentos ricos em nutrientes é que você deve ingerir quantidades menores daqueles pobres em nutrientes. Assim, se quiser seguir um tipo de dieta nutriativa para atingir imensos benefícios para a saúde e expectativa de vida, você não deve consumir quantidades significativas de produtos animais, laticínios ou alimentos processados. Se desejar esses alimentos, seja parcimonioso na quantidade e frequência, optando por eles apenas para dar sabor a seu prato vegetariano. Depois do Plano de seis semanas, se quiser colocar novamente produtos de origem animal em sua dieta, acrescente um pouco de carne branca de frango ou peru uma vez por semana, e carne vermelha mais raramente. Dessa maneira, poderá alternar: uma noite com uma pequena porção de produto animal e a seguinte com um jantar vegetariano. Use produtos de origem animal principalmente como condimentos, para dar sabor a sopas, vegetais, leguminosas ou tofu, não como o prato principal.

Se após as primeiras seis semanas você quiser reintroduzir laticínios, utilize apenas sem gordura (leite desnatado, iogurte sem gordura). Você pode acrescentar iogurte sem gordura e sem açúcar ou iogurte de soja às frutas do seu café da manhã, mas não coma iogurtes com sabor de frutas, pois contêm açúcar. Seu consumo total de produtos de origem animal (carne bovina, aves, peixe, laticínios) deve se limitar a 370g ou menos por semana. Fique de olho na balança com essas adições.

Como isso funciona em termos de consumo de calorias? O senso comum diz que a mulher "média" deve consumir menos de 1.600 calorias por dia; e o homem, menos de 2.300. Para se manter na regra dos 90%, recomendo às mulheres não consumirem mais de 150 calorias por dia de alimentos de baixos nutrientes ou cerca de 1.000 calorias por semana. Os homens não devem consumir mais de 200 calorias de alimentos de baixos nutrientes diariamente, ou cerca de 1.400 calorias por semana.

Na vida real, isso significa que, se escolher comer um pão do tipo bagel no almoço, você usou sua cota de 150 calorias de baixos nutrientes diária. Se colocar uma colher de sopa de azeite ou alguns gramas de alimento de origem animal na sua salada do almoço, você deve comer apenas vegetais no jantar, sem acrescentar óleos, massa ou pão. Usando a regra dos 90%, você pode comer quase todo tipo de comida, mesmo um biscoitinho ou um bombom, desde que todas as outras calorias do dia venham de vegetais densos em nutrientes.

100 CALORIAS DE ALIMENTOS DE BAIXOS NUTRIENTES SÃO IGUAIS A

- 2½ colheres de chá de azeite
- ½ pão do tipo bagel
- ½ xícara de massa
- um biscoito pequeno
- 60g de frango ou peito de peru grelhado
- 90g de peixe
- 45g de carne vermelha
- 1 fatia fina de queijo
- 1 xícara de leite desnatado

Em geral, o Plano de vida dita que você não deve comer mais que um ou dois itens de alimentos de baixos nutrientes diariamente. Todo o resto devem ser alimentos vegetais não processados. O número de calorias consumidas por dia vai variar de pessoa para pessoa. Aqueles que praticam exercícios ou são naturalmente magros podem comer mais do que aqueles que se exercitam menos e têm problemas de peso. Logo, o número de calorias permitidas desses alimentos pouco nutritivos deve diminuir conforme seu consumo calórico diminui. Aqueles que precisam emagrecer muito devem comer menos de 100 calorias de alimentos pouco nutritivos por dia.

A maioria das pessoas é viciada nos alimentos com que foram criados. Elas sentem falta se a dieta lhes nega os alimentos que tanto amam. Com o Plano de vida, esses amores gastronômicos podem se tornar condimentos ou recompensas para ocasiões especiais. Você vai se surpreender com o quanto vai aproveitar mais uma dieta saudável quando se acostumar com uma maneira diferente de preparar os alimentos e comer. Isso levará tempo; haverá um período de adaptação.

A Pirâmide da USDA é conhecida por muitos e foi desenvolvida em torno dos alimentos que os americanos estão acostumados a comer. O seu objetivo é melhorar os maus hábitos alimentares dos americanos, mas fracassa. A Pirâmide da USDA não estimula o consumo de vegetais densos em nutrientes. Quem seguir as suas orientações, comendo entre seis e 11 porções de grãos refinados por dia (pães, massas e cereais) e entre três e cinco porções de produtos animais e laticínios, certamente não obterá antioxidantes e fitoquímicos suficientes, privando-se da oportunidade de maximizar a prevenção contra doenças comuns. Além do mais, não recomendo uma dieta baseada em grãos. Batatas, arroz e até mesmo grãos integrais não contêm o poder fitoquímico de frutas, legumes e verduras. Como mostrei anteriormente, um alto consumo de grãos refinados está ligado a cânceres comuns. Um alto consumo de frutas tem o efeito oposto. Frutas são uma poderosa proteção contra o câncer.[8]

Minha pirâmide de alimentos representa um tipo de dieta nutriativa que enfatiza alimentos altamente nutritivos como a base da pirâmide. Esses alimentos densos em nutrientes fornecem a maioria das calorias, enquanto outros alimentos contribuem apenas com uma quantidade mínima.

O PLANO DE VIDA
PIRÂMIDE DE ALIMENTOS NUTRIATIVA DO DR. FUHRMAN

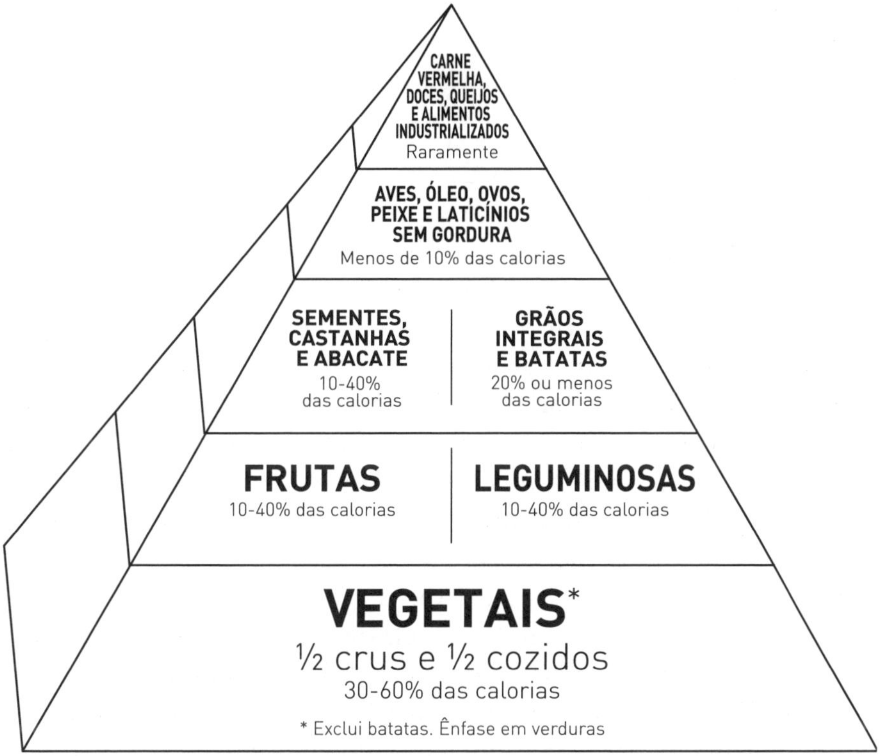

Apostando tudo: doenças sérias pedem intervenções sérias

Antes de chegar ao meu consultório, a maioria dos meus pacientes já havia tentado e não havia conseguido alcançar os resultados desejados. Eles passaram por uma piora da condição cardíaca ou ganho de peso, não importando o programa escolhido, mesmo aqueles que seguiram uma dieta vegetariana. Sob os meus cuidados, esses mesmos pacientes foram capazes de alcançar pela primeira vez resultados impressionantes, pois aderem totalmente ao plano. Para alguns, "tentar" definitivamente não é o bastante; não funciona. Os 10% de calorias opcionais de alimentos de baixos nutrientes são apenas isso, opcionais; você pode achar que se sente melhor e nem precisa de tanto assim. Se quiser perder peso mais rápido, se tiver um metabolismo especialmente lento, diabetes, doença cardiovascular ou for um entusiasta da saúde e da longevidade, dê adeus até mesmo a essas 150 calorias pouco nutritivas e torne o Plano de seis semanas seu Plano de vida. Considerando a luta que é mudar 90%, não é muito mais difícil se transformar 100%.

Agora passarei às perguntas mais comuns que ouço no meu consultório.

E se eu sair da dieta?

Como o objetivo é destinar pelo menos 90% da sua dieta a vegetais densos em nutrientes, se você fugir do plano em uma área, compense em outra. Se você cumprir essa meta — comer todas as quantidades recomendadas de verduras, leguminosas e frutas —, você terá consumido menos de 1.000 calorias de alimentos ricos em nutrientes, com mais de 40g de fibras. Ao consumir tantos nutrientes cruciais e fibras, o desejo do seu corpo de comer demais será reduzido.

Você percebe a diferença entre essas recomendações e aquelas mais tradicionais, de comer menos para perder peso? Com meu programa, você é encorajado a comer mais. Apenas comendo mais dos alimentos certos, conseguirá ser saudável, bem-nutrido e se sentir satisfeito. Com esse plano, você consome dez vezes mais fitoquímicos e dez vezes mais fibras que a maioria dos americanos. Tenha em mente que são os nutrientes desconhecidos em alimentos integrais e naturais que oferecem a maior proteção contra o câncer.

Essa é uma dieta de baixa caloria?

Sim. Calorias em excesso não apenas o deixam acima do peso, mas também diminuem sua expectativa de vida. Esse tipo de dieta permite que as pessoas se sintam saciadas com 1.000 a 2.000 calorias por dia, enquanto anteriormente precisavam de 1.600 a 3.000. O truque simples é receber uma pancada de nutrientes a cada pedaço calórico.

É claro que aqueles que são consideravelmente ativos ou praticantes de exercícios ou esportes precisam de mais calorias, mas tudo bem — eles terão mais apetite e precisarão de mais comida para satisfazer a fome. Eles receberão mais proteínas e outros nutrientes necessários para a prática de exercícios ao consumir mais comida, não com uma dieta diferente.

Algumas pessoas podem perder peso simplesmente trocando a origem de suas calorias por uma alimentação baseada em vegetais, mantendo aproximadamente a mesma quantidade calórica. Os chineses consomem mais calorias do que os americanos, mas são 25% mais magros. Isso ocorre porque a dieta moderna dos americanos recebe 37% de suas calorias da gordura, com muito açúcar e carboidratos refinados. A combinação de muita gordura e muito açúcar é um desastre metabólico que acarreta ganho de peso, independentemente do número de calorias.

Outras pessoas não conseguem perder peso com facilidade. Elas precisam do pacote completo: o benefício metabólico dos alimentos vegetais naturais e a saciedade que resulta do grande volume dos meus alimentos "ilimitados", além do consequente preenchimento em termos de nutrientes. Tais pacientes precisam de ainda menos calorias. A boa notícia é que eles podem se satisfazer com menos calorias permanentemente. O programa Coma para viver possui ambos benefícios, fazendo dele um poderoso plano de normalização do peso assim como a dieta mais saudável possível.

Os cardápios, receitas e estratégias explicadas neste livro também tornam possível seguir as atuais orientações do Instituto Nacional do Coração, Pulmão e Sangue (National Heart, Lung and Blood Institute) dos Institutos Nacionais de Saúde dos Estados Unidos (NIH), para aqueles que desejam perder peso. De acordo com essas diretrizes, as mulheres devem escolher uma dieta com menos de 1.200 calorias diárias e os homens, uma com menos de 1.600.[9]

Uma análise computadorizada de muitas dietas diferentes mostrou que o programa Coma para viver é a única maneira de conciliar as diretrizes dos Institutos Nacionais de Saúde para calorias com as necessidades adequadas de nutrientes e fibras. Mesmo os cardápios de 1.200 e 1.600 calorias publicados no guia do NIH para médicos não atingem as recomendações dietéticas diárias de nutrientes, pois as escolhas tradicionais dos americanos são muito pobres. As dietas do NIH são muito deficientes em nutrientes importantes como cromo, vitamina K, ácido fólico e magnésio, enquanto os planos Coma para viver e cardápios sugeridos superam todas as recomendações diárias sem ultrapassar os limites de calorias do NIH.

Como sei quantas calorias devo ingerir?

Não se preocupe com isso. Tente apenas seguir minhas regras para uma dieta de longevidade e veja seu peso cair. Se nunca conseguiu emagrecer antes, fique feliz com 500g a 1kg por semana. Se não está perdendo peso tão rápido quanto gostaria, escreva o que e quanto come, para ver se realmente está consumindo os 500g de vegetais crus ou os 500g de verduras no vapor diárias. Se você for uma mulher acima do peso seguindo minhas orientações e perdendo entre 500g e 1kg por semana, você provavelmente está consumindo entre 1.100 e 1.400 calorias por dia. Pode contar calorias se quiser, mas não é necessário; você se sentirá saciado e contente com menos calorias do que estava consumindo antes.

Minhas observações ao longo dos anos me convenceram de que uma alimentação saudável faz você perder quilos com eficiência, independentemente do consumo calórico. É como se o corpo quisesse se livrar rápido da camada não saudável. Vi isso acontecer repetidas vezes. Comendo exatamente a mesma coisa, muitos pacientes perdem peso com rapidez e facilidade e então param de perder quando atingem um peso ideal. Várias e várias vezes, vi pessoas que não estavam acima do peso perderem peso após a mudança. Em alguns meses, no entanto, elas voltaram ao seu antigo peso com melhor saúde. É como se o corpo quisesse trocar uma camada não saudável por uma saudável.

E se a minha família não quiser comer assim?

Ninguém deve ser obrigado a comer de forma saudável. Estimule sua família a aprender sobre o que você está fazendo e a ler este livro para que eles possam apoiá-lo. O segredo é eles aprenderem o que você está fazendo por amor e respeito a você, não porque você está forçando-os a engolir esses alimentos. Essa decisão caberá a eles mais tarde. A melhor maneira de ajudar as pessoas é dar um exemplo. Perca peso, tenha uma ótima saúde e espere que seus amigos e família perguntem como você conseguiu. Pouquíssimas pessoas se opõem à presença de alimentos saudáveis desde que você não acabe com seus alimentos prazerosos. Você sempre pode preparar refeições saudáveis para si e outra refeição para o resto da família. Isso fica mais fácil com o tempo. Tenha em mente que algumas pessoas precisam de mais tempo para mudar.

Uma paciente minha, Debra Caruso, encarou um dilema. Os seus filhos adolescentes lhe disseram que não fariam essa dieta de maneira nenhuma. Debra sabia que todos podiam perder peso. Havia tanta besteira para comer em sua casa que era tentador até para ela. Mesmo assim, Debra perdeu mais de 20kg no primeiro ano. Por sorte, ela tinha um marido amoroso que a apoiava e tentava dar seu melhor. A primeira coisa que ele fez foi comprar outra geladeira, que eles colocaram na garagem. Debra e seu marido fizeram uma reunião de família para reforçar a regra de que qualquer alimento não saudável seria mantido na despensa e na geladeira da garagem. Se os adolescentes quisessem algo além da refeição preparada pela mãe, poderiam fazer eles mesmos e arrumar tudo depois. Ela concordou em cozinhar os pratos preferidos deles, o que quer que quisessem, duas vezes por semana. Alguns alimentos proibidos na dieta como sorvete, queijo e outras sobremesas calóricas não seriam permitidos na casa. Eles teriam que ser consumidos em outro local. Debra e o marido também levaram os adolescentes à loja de alimentos naturais para comprar lanches mais saudáveis. Era importante dar aos filhos alguma orientação sobre o que comer. Finalmente, toda a família assistiu a duas de minhas palestras. Depois disso, os filhos de Debra escolheram uma dieta saudável também.

Pode ser que não funcione da mesma maneira para você. O principal é levar para casa compromisso e paciência.

E se eu não for até o fim?

A fórmula do nutriente (S = N/C) lhe permite aproximar o poder relativo de luta contra doenças de sua dieta. Se você for como a maioria dos americanos, cuja dieta tem apenas 5 a 6% de alimentos ricos em nutrientes, qualquer passo na direção certa diminuirá os riscos para a sua saúde.

Se você melhorar sua dieta agora e começar a consumir ao menos 60% de suas calorias a partir de vegetais ricos em nutrientes (isso é dez vezes mais vegetais do que o americano médio consome hoje), é razoável esperar uma queda de 60% no risco de câncer ou de ataque cardíaco.

Fugir do plano em uma refeição deve incentivá-lo a seguir o resto da semana sem reveses. Retome o programa e coma de forma saudável o resto da semana, tornando aquela refeição quase insignificante. Em outras palavras, siga a regra dos 90%. Essa regra dá certa margem de manobra para a imperfeição e ocasiões especiais ou para abusar de vez em quando. Você ainda pode reter os benefícios e o seu corpo magro e saudável se seguir aquela "refeição especial" menos que perfeita com vinte refeições saudáveis.

Foque em suas ações, os resultados virão

Após ler este livro, você aprendeu bastante sobre nutrição humana. Pela minha experiência, conhecimento nesse assunto fornece o mais efetivo e poderoso ímpeto para mudança. Saúde e peso adequado não são mais uma questão de sorte, mas de escolha. Tente não focar tanto o peso, foque o que está fazendo. O peso cairá naturalmente como resultado de uma alimentação inteligente, de exercícios e da adoção de um estilo de vida saudável. Não estamos totalmente no controle da quantidade de peso que você perde ou da velocidade com que o perde. Seu corpo ajustará o ritmo e seguirá rumo ao peso ideal quando você se alimentar de maneira saudável. Não se preocupe se alguns dias passarem sem que você perca peso, seu corpo irá perdê-lo na velocidade que for melhor. Pese-se tanto quanto quiser, mas as pessoas acham que uma vez por semana é suficiente para se manter a par dos resultados.

A maioria das pessoas emagrece e então para quando chega ao seu peso ideal. Não é você quem julga seu peso ideal; é o seu corpo. Como quase todos estão acima do peso, muitas pessoas acham que estão magras demais quando atingem seu peso ideal. Tenho muitos pacientes que, depois de seguir meu plano para reverter diabetes ou doenças cardíacas, relataram: "Todos me dizem que estou magro demais agora." Então meço a sua gordura periumbilical e checo a sua porcentagem de gordura corporal e geralmente mostro a eles que ainda não estão magros o bastante.

Fique no controle estabelecendo uma meta

Seja realista e flexível. Dê tempo para suas papilas gustativas se adaptarem a novas escolhas de alimentos. Mudar seu comportamento é a chave para o sucesso. Moderação, no entanto, não significa que está tudo bem em nos envenenarmos, abusarmos de nossos corpos e então nos sentirmos culpados. Moderação significa nos recuperarmos rapidamente das derrapadas. Alguns de nós precisam planejar trapaças, uma vez por semana ou duas por mês. Mantenha-se fiel a essas escapadas planejadas. Uma trapaça de vez em quando não faz mal se for moderada e se você voltar ao programa imediatamente, não fazendo isso de novo por pelo menos uma semana.

Muitas autoridades em saúde e conselheiros em dieta recomendam apenas pequenas mudanças. Eles temem que uma mudança radical fará com que as pessoas desistam de tudo sem ganhar nada. Eu discordo totalmente. O meu trabalho nos últimos vinte anos mostrou que aqueles que mergulharam com tudo nas primeiras seis semanas são os mais propensos a se manter no plano e alcançar resultados, mês após mês. Aqueles que tentam entrar gradualmente são os que têm maior probabilidade de retornar a sua antiga maneira de se alimentar. Com a abordagem gradual, eles ficam em uma espécie de iôiô entre seus hábitos antigos ruins e os novos e bons. Mudar é difícil. Por que não fazer mais e colher os resultados que sempre buscou de forma rápida e permanente?

A droga preferida da maioria dos americanos: comida!

A maioria das pessoas acima do peso é viciada em comida. Isso significa que quase todos os americanos são viciados em comida. *Viciado* significa que você se sente mal ou desconfortável se não mantém seus hábitos. Diferente do vício em cigarro ou em drogas, no entanto, o vício em comida é socialmente aceitável.

A maioria das pessoas que são empurradas para um ambiente com um suprimento ilimitado de alimentos ricos em calorias e pobres em nutrientes vai se tornar comedora compulsiva. Isto é, o desejo por comida e a preocupação com comida, fora a resultante perda do controle sobre o consumo de alimentos, são as consequências naturais da escassez de nutrientes. O estresse resultante em nosso sistema pode ser tóxico.

Obviamente, há complicados fatores emocionais e psicológicos que tornam mais difícil para alguns superar o vício em comida. Além disso, algumas mudanças físicas podem inicialmente desencorajá-lo. Parar com a cafeína, reduzir o sódio e acabar com a gordura saturada da sua dieta enquanto aumenta a quantidade de fibras e nutrientes pode resultar em mais gases, dores de cabeça, fadiga e outros sintomas de abstinência. Tais sintomas são temporários e raramente duram mais de uma semana. No fim das contas, o grande volume de comida e de nutrientes nela contidos ajudarão a prevenir desejos por comida no longo prazo.

A grande quantidade de comida permitida e estimulada nesse programa reduz sua preocupação em relação a comer demais. Desejos por comida e sintomas de vício acabam para quase todos, já que essa dieta satisfaz o desejo da pessoa de consumir mais comida.

Evitar comportamentos estimulantes como comer demais desmascara a fadiga que sempre esteve presente. A reserva de energia em uma bateria é proporcional a seu uso. Quanto mais a usamos, mais vida ela tem e mais forte ela permanece. Da mesma forma, quando o corpo sofre com o estresse contínuo das comidas estimulantes e da cafeína, temos a falsa sensação de que temos energia, quando na verdade estamos gastando nossa energia nervosa mais rápido. Isso nos envelhece. A fadiga é dissimulada pelos efeitos estimulantes (e envelhecedores) do açúcar, da cafeína e da carga tóxica de proteína. Agora que você está se alimentando de maneira saudável, você pode entrar em maior contato com o sono de que seu corpo precisa e, como resultado, dormir melhor.

Alguns desejos e comportamentos alimentares têm implicações emocionais que vêm da infância ou compensam o estresse e disfunções emocionais. Alguns viciados em comida comem compulsivamente mesmo cientes das consequências. Essas pessoas precisam de um programa mais intensivo do que um livro pode fornecer. Como um programa de reabilitação de drogas de 12 semanas, um programa intensivo de recuperação alimentar deve incluir terapia. Reeducação alimentar pode funcionar até no mais difícil dos casos. Você não tem mais desculpas para desistir; tudo de que precisa é compromisso.

Esse programa não é para todos, porque além do desejo de perder peso deve haver a vontade de firmar um compromisso com a busca do bem-estar. Quando esse compromisso for firmado, no entanto, não precisa haver falhas; com apoio adequado e esse programa, todos podem ser bem-sucedidos.

Vá em frente.

Capítulo 9
Moldando seu futuro na cozinha

CARDÁPIOS E RECEITAS

Eu sigo uma dieta rápida e fácil de preparar e me alimento de maneira simples. Quase sempre, como frutas e castanhas no café da manhã e algo rápido no almoço, sejam algumas frutas e uma salada com uma saudável porção de brócolis (tudo bem ser for congelado), ervilhas (tudo bem se forem congeladas) ou leguminosas por cima e um molho leve. Alimento-me de forma saudável com pouco trabalho ou esforço. Por isso, tentei fazer com que esses cardápios fossem simples. De qualquer maneira, você pode modificá-los significativamente e usar suas próprias ideias e receitas, desde que obedeça as orientações do capítulo anterior. Os alimentos e receitas podem ser trocados e consumidos em diferentes combinações ou diferentes refeições.

Seguem 14 dias de cardápios e receitas deliciosas. Saiba que no mundo real você não precisa necessariamente fazer todos esses pratos e receitas diferentes a cada semana. A maioria de nós faz uma sopa ou prato principal e usa os restos no almoço ou até no jantar do dia seguinte. Lembre-se de que deve repensar o que considera uma porção normal. Seus antigos acompanhamentos (como saladas, sopas e legumes) agora são os pratos principais, e assim o tamanho das porções desses alimentos de baixa caloria deve ser muito maior. É quase impossível comer comida demais, apenas se for a comida errada. Simplifique sua vida. Aproveite sua comida, mas sua vida não tem que girar em torno da preparação de um cardápio. Esta dieta é deliciosa; ela não envolve sacrifício, apenas escolhas diferentes.

A primeira semana de cardápios que dou como exemplo é vegetariana, foi desenvolvida para uma perda de peso agressiva e para aqueles que tiveram dificuldade em emagrecer no passado. Esse tipo de dieta vegetariana também é apropriada para aqueles que procuram reverter doenças cardíacas ou diabetes. Você não deve esperar uma regressão significativa da arteriosclerose (bloqueio das suas artérias), diabetes ou pressão alta, a menos que volte a um peso normal. É a combinação de uma dieta saudável e rica em nutrientes e da perda de gordura que traz melhoras para muitas doenças.

A segunda semana de cardápios apresentados é um pouco menos agressiva. Os cardápios incluem alguns produtos animais (menos de 370g por semana) e uma pequena quantidade de óleo (não mais que uma colher de chá por dia). Uma pequena quantidade de produtos de origem animal pode ser acrescentada a qualquer prato de legume, verdura ou grão para dar sabor, se quiser, desde que não ultrapasse a quantidade de 370g por semana. Prefira carne branca, peixe, ovos ou laticínios com pouca gordura. Evite carnes processadas, curadas e defumadas, bem como laticínios integrais. Você pode tornar os cardápios não vegetarianos mais rigorosos e mais eficientes excluindo todo óleo e limitando o tamanho da porção de grãos integrais e vegetais ricos em amido.

Lembre-se de que você pode comer o quanto quiser de vegetais pobres em amido crus ou cozidos e de frutas frescas e não adoçadas. Tente incluir uma porção de leguminosas como feijões ou lentilhas, assim como 30g (cerca de ¼ de xícara) de castanhas e sementes cruas. Limite-se a uma porção diária de grãos integrais ou vegetais ricos em amido. Sinta-se livre para experimentar. Substitua e acrescente alimentos saudáveis e temperos de que você goste. Como deixará de lado muitos alimentos não saudáveis, deleite-se com um monte de frutas exóticas e deliciosas. Experimente diferentes ervas frescas e temperos para condimentar sua comida. Eles não contêm sal e são muito ricos em antioxidantes e fitonutrientes.

Lista de compras semanal

Tenha sempre uma boa variedade de alimentos saudáveis em casa. A chave para o sucesso é ter o tipo certo de comida disponível para evitar cair na tentação do tipo errado. Sugiro os seguintes itens:

Vegetais para serem comidos crus — cenoura, aipo, pimentão, tomate, pepino, cogumelo, alface e outras verduras para salada, ervilhas.

Vegetais para cozinhar (frescos ou congelados) — brócolis, couve-flor, beringela, cogumelo, tomate, repolho, vagem, couve, acelga, folhas de mostarda, espinafre, couve-de-bruxelas, aspargo, cebola e alho.

Frutas (frescas ou congeladas) — morango, mirtilo, framboesa, kiwi, maçã, laranja, abacaxi, melão, limão, lima, uva, pera, banana, manga, ameixa, pêssego e cereja.

Castanhas e sementes cruas — nozes, amêndoas, castanhas-de-caju, pistache, sementes de girassol, sementes de abóbora, gergelim com casca, linhaça, sementes de sálvia e de cânhamo.

Ingredientes para sopas caseiras — cenoura, aipo, alho, cebola, abobrinha, ervas frescas e secas, temperos sem sal, alho-poró, nabo, leguminosas secas, lentilha e ervilha.

Outros produtos básicos — vinagres balsâmico e aromatizados, limão (seu suco é ótimo em saladas, sopas e pratos vegetarianos), molho de tomate (sem sal), molho para salada (sem sal), abacate, tofu, edamame (grãos de soja verdes) e aveia.

Temperos e ervas frescas ou secas — manjericão, orégano, aneto, salsinha, coentro, cebolinha, alecrim, tomilho, gengibre, alho inteiro ou em pó, cebola em pó, hortelã, pimenta em pó, cominho, tempero de cajun, pimentas diversas, curry em pó, canela.

Os cardápios e receitas a seguir são exemplos de dietas e pratos ricos em nutrientes e fibras, coerentes com os princípios básicos de uma alimentação saudável. Incluí minhas receitas favoritas e aquelas que se tornaram as mais populares entre meus leitores e pacientes. Essas receitas estão entre as mais cotadas no centro de membros do meu site DrFuhrman.com.

7 dias de refeições vegetarianas

Para perda de peso expressiva

* Receitas a seguir

Primeiro dia

Café da manhã

Morangos, laranja e melão salpicados com linhaça moída ou sementes de cânhamo.

Almoço

Salada verde mista com leguminosas e vinagre balsâmico ou aromatizado.

Pão árabe com cogumelos portobello e pimentão vermelho*

Jantar

Salada verde mista com agrião, pimentão vermelho e molho Ranch com tofu*

Sopa cremosa dourada austríaca de couve-flor*

Morangos salpicados de chocolate em pó

Segundo dia

Café da manhã

Café da manhã rápido de banana para viagem*

Almoço

Vegetais crus (cenouras, pimentão vermelho e aipo)

Brócolis no vapor com molho de gengibre com gergelim* ou molho de lentilhas vermelhas*

Melão ou outra fruta fresca

Jantar

Salada com suco de limão e pera cortada

Mix de acelga e legumes*

Gelado de pêssego da Jenna*

Terceiro dia

Café da manhã

Smoothie de frutas Coma suas verduras*

Almoço

Salada de manga com feijão-preto*
Abacaxi ou outra fruta fresca

Jantar

Salada de alface romana e rúcula com molho torta de maçã*
Famosa sopa anticâncer do dr. Fuhrman

Quarto dia

Café da manhã

Damascos secos mergulhados em leite de soja, cânhamo ou amêndoas

Almoço

Salada verde mista com feijão-branco, nozes e molho de mostarda Dijon com tâmaras*
Frutas vermelhas frescas ou congeladas

Jantar

Vegetais crus (vagens, cenouras, brócolis e pimentões)
Guacamole simples*
Adorável ensopado de lentilhas da Lisa*
Couve e cenoura com passas*

Quinto dia

Café da manhã

Aveia com maçã e nozes*

Almoço

Edamame com tempero sem sal
Enchiladas de feijão
Mamão com lima ou outra fruta fresca

Jantar

Salada de alface romana e couve chinesa com limão ou vinagre aromarizado

Curry de vegetais tailandês*

Neve de melão*

Sexto dia

Café da manhã

Smoothie cremoso de frutas*

Almoço

Vegetais crus (cenoura, aipo, ervilhas e cogumelos) com molho de salada

Hambúrgueres de feijão simples* com alface e tomate

Kiwi ou outra fruta

Jantar

Salada verde mista com rúcula e vegetais sortidos e molho cremoso de mirtilo*

Rolinhos de beringela

Aspargos no vapor

Sétimo dia

Café da manhã

Frutas tropicais mistas (abacaxi, manga e banana) salpicadas com linhaça e coco sem açúcar

Almoço

Vegetais crus (pimentão, abobrinha e ervilhas)

Homus de feijão-preto*

Crocantes de tortilla ou pão árabe saudáveis (corte tortillas ou pão árabe integrais em pequenos triângulos e leve-os ao forno em baixa temperatura até ficarem crocantes)

Maçã ou pera

Jantar

Chili vegetariano fácil de três feijões*

Verduras deliciosas*

Sorvete de banana com nozes*

7 dias de refeições não vegetarianas

(Menos rigoroso para perda de peso moderada)

Primeiro dia

Café da manhã

Café da manhã rápido de banana para viagem*

Almoço

Vegetais crus (cenoura, brócolis e pepino) com molho Thousand Island saudável*

Trouxinha de alface com feijão-preto*

Melancia ou outra fruta fresca

Jantar

Refogado de vegetais asiático*

Morangos ou outra fruta fresca com cobertura de chocolate com amêndoas*

Segundo dia

Café da manhã

Tigela de frutas e castanhas (frutas frescas variadas, salpicadas de castanhas e/ou sementes)

Almoço

Peru (55g) com verduras mistas, brotos de brócolis, tomates e mostarda em pão de cereais (opção vegana: substitua o peru por homus de feijão-branco com ervas*)

Uvas ou outra fruta fresca

Jantar

Salada de alface romana e agrião com vinagrete balsâmico*
Bisque de tomate*
Deliciosas barras de banana com aveia*

Terceiro dia

Café da manhã

Smoothie de chocolate*

Almoço

Burrito vegetariano com feijão*
Abacate fatiado
Laranja ou outra fruta fresca

Jantar

Salada de alface romana com molho Caesar* ou outro molho sem gordura e com baixo teor de sódio

Almôndegas sem carne* com molho de macarrão com baixo teor de sódio e sem sal

Espaguete de abóbora no forno

Marinara de espinafre e couve-de-bruxelas*

Quarto dia

Café da manhã

Omelete de vegetais* com molho

Almoço

Salada de aspargos com cogumelos shitake e molho cremoso de gergelim*

Mix de frutas vermelhas

Jantar

Vegetais crus com homus de feijão-branco com ervas
Ensopado de vegetais supersaudável*

Quinto dia

Café da manhã

Aveia com maçã e nozes*

Almoço

Pão árabe recheado com verduras e molho de figo russo*

Abacaxi ou outra fruta fresca

Jantar

Salada verde mista com rúcula e tomates, e molho Ranch com tofu*

Lasanha vegetariana sem massa*

Strudel de maçã da Cara*

Sexto dia

Café da manhã

Wrap de alface com banana e castanha-de-caju

Almoço

Salada verde com nozes e pera*

Pizza vegetariana fácil*

Jantar

Misto de vegetais ao estilo do Sul*

Creme de cogumelos floresta negra*

Sétimo dia

Café da manhã

Salada composta de manga*

Almoço

Salada verde mista com agrião e vegetais sortidos, feijão-branco e sementes de girassol, molho Coma para viver à escolha ou seu vinagre favorito

Melão ou outra fruta fresca

Jantar

Filés de peixe grelhados com molho de manga*
Couve com molho cremoso de castanha-de-caju*
Arroz selvagem e integral com cebolas salteadas na água
Sorvete de chocolate com cereja*

As receitas Coma para viver

Smoothies e saladas compostas

Café da manhã

Molhos e pastinhas

Saladas

Mistura de verduras ao estilo do sul, p. 252
Salada de aspargos e shitake com molho cremoso de gergelim, p. 250
Salada de feijão-preto e manga, p. 252
Salada verde com nozes e peras, p. 253

Sopas e ensopados

Adorável ensopado de lentilha da Lisa, p. 257
Bisque de tomate, p. 258
Creme de cogumelos floresta negra, p. 253
Ensopado de vegetais supersaudável, p. 256
Famosa sopa anticâncer do dr. Fuhrman, p. 255
Sopa cremosa dourada austríaca de couve-flor, p. 255

Pratos principais

Almôndegas sem carne, p. 265
Burrito vegetariano de feijão, p. 271
Chili vegetariano fácil de três feijões, p. 262
Couve com molho cremoso de castanha-de-caju, p. 265
Couve e cenoura com passas, p. 262
Curry de vegetais tailandês, p. 270
Enchiladas de feijão, p. 260
Hambúrgueres simples de feijão, p. 269
Lasanha vegetariana sem massa, p. 266
Marinara de espinafre e couve-de-bruxelas, p. 269
Mix de acelga e legumes, p. 261
Omelete vegetariana, p. 271
Pão árabe com cogumelos portobello e pimentão vermelho, p. 268
Pão arábe recheado com verduras e molho de figo russo, p. 267
Pizza vegetariana fácil, p. 263
Refogado de vegetais asiático, p. 258
Rolinhos de beringela, p. 263
Trouxinhas de alface com feijão-preto, p. 261
Verduras deliciosas, p. 264

Sobremesas

Cozinhe para viver

Sopas e ensopados

Sopas e ensopados são componentes essenciais desse estilo de alimentação. Quando vegetais são cozidos em fogo brando na preparação de uma sopa, todos os nutrientes ficam retidos no líquido. Muitas das minhas receitas de sopa usam sucos frescos de legumes, principalmente suco de cenoura. Esses sucos fornecem uma base em antioxidantes muito rica e saborosa. Se você não tiver uma centrífuga de alimentos, pense em comprar uma. Se não tiver tempo, suco de cenoura engarrafado e de vegetais podem ser encontrados na maioria das lojas de produtos naturais.

Para criar sopas "cremosas", misture castanhas-de-caju cruas ou manteiga de castanha-de-caju. Elas terão uma textura cremosa e ficarão com mais sabor.

Uma grande vantagem das sopas caseiras é que elas são sobras fabulosas. Sopas geralmente se conservam bem por até quatro dias na geladeira, mas devem ser congeladas se desejar mantê-las por mais tempo.

Se às vezes você escolher usar uma sopa pronta, tenha em mente que seu consumo diário de sódio ideal deve manter-se abaixo de 1kg. Alimentos integrais naturais fornecem cerca de 400 a 700mg de sódio por dia, o que dá uma margem de cerca de 300mg. Leia sempre as embalagens. Você ficará impressionado com a quantidade de sódio das sopas enlatadas e outros alimentos processados. Procure selecionar opções sem sal.

Molhos para salada e pastinhas

Molhos para saladas geralmente começam com azeite e vinagre: o azeite fornece a gordura, e o vinagre dá a acidez. Meus molhos para salada utilizam alimentos integrais como amêndoas e castanhas-de-caju cruas, outras castanhas e sementes cruas, abacate e tahine como fontes de gordura. Use um processador de alimentos ou liquidificador potente para misturar as castanhas ou sementes com outros ingredientes saudáveis para criar molhos suaves e cremosos.

Smoothies

Smoothies deliciosos são feitos a partir da mistura de frutas e folhas cruas. Misturar legumes e verduras crus com frutas é uma maneira eficaz de aumentar sua absorção de nutrientes. As paredes celulares dos alimentos são eficientemente esmagadas, tornando mais fácil para seu corpo absorver os fitoquímicos benéficos neles contidos. Um liquidificador poderoso ajuda muito a fazer smoothies e sorbets de frutas.

Cozinhando leguminosas

É aconselhável deixar de molho leguminosas secas como feijão por uma noite antes de cozinhá-las.

Substitua essa água por duas a três xícaras de água fresca para cada xícara do alimento quando for cozinhar. A maioria dos feijões requer de uma hora e meia a duas horas de cozimento para ficarem macios. Lentilhas e vagens requerem apenas uma hora e não precisam ficar de molho antes de cozinhar.

Certifique-se de que os feijões estejam totalmente cozidos, já que são mais difíceis de digerir quando não estão cozidos o bastante. É importante mastigá-los bem. Quando adquirir o hábito de comer esse tipo de leguminosa regularmente, irá digeri-lo melhor.

Salteando com água

Uma técnica culinária básica usada em algumas de nossas receitas é o salteamento em água. É uma alternativa para o cozimento com óleo. Saltear com água é simples e bom para refogados, molhos e muitos outros pratos. Para saltear na água, esquente uma frigideira em fogo alto até que a água respingue quando cair na panela. Coloque pouca quantidade (duas ou três colheres de sopa) de água na frigideira quente, wok ou panela, cobrindo-a de vez em quando e adicionando mais água até que os vegetais fiquem macios. Se estiver refogando um prato de legumes, outras alternativas incluem caldo de legumes não salgado, água de coco, vinho ou suco de fruta.

Receitas Coma para viver

Smoothies e saladas compostas

SALADA COMPOSTA DE MANGA

porção para 2 pessoas

1 manga madura resfriada
1 xícara de espinafre picado
4 xícaras de alface romana picada
¼ de xícara de leite de soja, de cânhamo ou de amêndoas não adoçado

Descasque a manga, depois corte-a e coloque em um processador de alimentos ou liquidificador potente. Adicione o espinafre e metade da alface. Bata a salada até que fique bem misturada. Adicione o leite e o resto da alface. Bata até ficar cremosa.

SMOOTHIE DE CHOCOLATE

porção para 2 pessoas

150g de espinafre
2 xícaras de mirtilo congelado
½ xícara de leite de soja, de cânhamo ou de amêndoas não adoçado
1 banana
2 a 4 tâmaras sem caroço
2 colheres de sopa de cacau em pó
1 colher de sopa de linhaça moída

Bata todos os ingredientes em um liquidificador potente até obter um composto cremoso e suave.

SMOOTHIE CREMOSO DE FRUTAS

porção para 2 pessoas

1 xícara de suco de romã
½ xícara de leite de soja, de cânhamo ou de amêndoas não adoçado
½ xícara de morango congelado
½ xícara de mirtilo congelado
½ xícara de pêssego congelado
1 banana
2 colheres de sopa de linhaça moída

Bata todos os ingredientes em um liquidificador potente até obter um líquido cremoso e suave.

SMOOTHIE DE FRUTAS COM VERDURAS

porção para 2 pessoas

150g de espinafre
1 banana
1 xícara de mirtilo congelado
½ xícara de leite de soja, de cânhamo ou de amêndoas não adoçado
½ xícara de suco de romã ou de outra fruta não adoçado
1 colher de sopa de linhaça moída

Bata todos os ingredientes em um liquidificador potente até obter um composto cremoso e suave.

Café da manhã

WRAP DE ALFACE COM BANANA E CASTANHA-DE-CAJU

porção para 2 pessoas

¼ de xícara de manteiga de castanha-de-caju crua
12 folhas de alface romana
2 bananas fatiadas finamente

Espalhe cerca de 1 colher de chá de manteiga de castanha em cada folha de alface. Coloque algumas fatias de banana sobre a manteiga e enrole as folhas como um burrito.

Nota: é um delicioso e saudável café da manhã ou lanche.

AVEIA COM MAÇÃ E NOZES

porção para 2 pessoas

1⅔ de xícara de água
¼ de colher de chá de canela
¼ de xícara de aveia
2 colheres de sopa de groselha seca
1 xícara de mirtilo fresco ou congelado
1 banana fatiada
1 maçã descascada, sem caroço, fatiada ou ralada
2 colheres de sopa de nozes fatiadas

Em uma panela, junte a água, a canela, a aveia e a groselha. Cozinhe em fogo baixo até que a aveia fique cremosa. Acrescente o mirtilo e a banana e cozinhe por 5 minutos ou até esquentar, mexendo sempre. Junte as maçãs e as nozes.

CAFÉ DA MANHÃ RÁPIDO DE BANANA PARA VIAGEM

porção para 2 pessoas

2 xícaras de mirtilo fresco ou congelado
2 bananas fatiadas
½ xícara de aveia
⅓ de xícara de suco de romã
2 colheres de sopa de nozes fatiadas
1 colher de sopa de sementes de girassol cruas
2 colheres de sopa de groselha seca (opcional)

Misture todos os ingredientes em uma tigela e esquente no micro-ondas por 3 minutos.

Nota: se não for comer logo, misture todos os ingredientes em um recipiente e coma mais tarde, quente ou frio.

MOLHO TORTA DE MAÇÃ

porção para 4 pessoas

2 maçãs descascadas e sem caroço

¼ de xícara de suco de laranja recém-espremido

canela a gosto

Bata todos os ingredientes em um processador de alimentos ou liquidificador potente até obter um composto suave e cremoso.

VINAGRETE BALSÂMICO

porção para 5 pessoas

½ xícara de água

¼ de xícara mais 2 colheres de sopa de vinagre de arroz com alho assado

2 colheres de sopa de azeite

¼ de xícara de vinagre balsâmico

¼ de xícara de uva

4 dentes de alho amassados

1 colher de chá de orégano

½ colher de chá de manjericão seco

½ colher de chá de cebola em pó

Bata todos os ingredientes em um processador de alimentos ou liquidificador potente até obter um líquido suave e cremoso.

HOMUS DE FEIJÃO-PRETO

porção para 6 pessoas

1½ xícara de feijão-preto cozido ou 1 lata (de 460g) de feijão-preto sem sal e de baixo teor de sódio, lavado e escorrido

2 colheres de sopa de água

2 colheres de sopa de suco de limão fresco

2 colheres de sopa de tempero sem sal

2 colheres de sopa de tahine cru

2 colheres de chá de molho de soja de baixo teor de sódio

½ colher de chá de cominho moído

½ dente de alho picado

uma pitada de pimenta-caiena ou mais, a gosto
uma pitada de páprica, para decorar

Bata todos os ingredientes, exceto a páprica, em um processador de alimentos ou liquidificador potente até ficarem cremosos, raspando os lados se necessário. Acrescente mais temperos a gosto. Adicione mais água até obter a consistência desejada. Decore com a páprica.

Nota: sirva com vegetais como minicenoura, brócolis, abobrinha, pepino, folhas de alface romana ou aspargos no vapor.

MOLHO CAESAR
porção para 4 pessoas

4 dentes de alho
⅔ de xícara de leite de soja, de cânhamo ou de amêndoas não adoçado
⅓ de xícara de manteiga de castanha-de-caju crua ou ⅔ de xícara de castanhas-de-caju cruas
1 colher de sopa e 1 colher de chá de suco de limão fresco
1½ colher de sopa de levedura nutricional
2 colheres de chá de mostarda Dijon
Uma pitada de pimenta-do-reino

Preaqueça o forno a 180ºC. Separe os dentes de alho, mantendo a pele. Asse-os por cerca de 25 minutos ou até ficarem moles. Quando esfriarem, descasque-os e bata com o restante dos ingredientes em um processador de alimentos ou liquidificador potente até obter um molho suave e cremoso.

MOLHO DE MIRTILO CREMOSO
porção para 4 pessoas

2 xícaras de mirtilo fresco ou descongelado
½ xícara de suco de romã
¼ de xícara de manteiga de castanha-de-caju ou ½ xícara de castanhas-de-caju cruas
3 colheres de sopa de vinagre de mirtilo selvagem ou vinagre aromatizado com frutas

Bata todos os ingredientes em um processador de alimentos ou liquidificador potente até obter um composto suave e cremoso.

MOLHO DE MOSTARDA DIJON COM TÂMARAS

porção para 4 pessoas

1 xícara de água

⅓ de xícara de manteiga de castanha-de-caju crua ou ⅔ de xícara de castanhas-de-caju cruas

4 colheres de sopa de vinagre de uvas riesling ou vinagre balsâmico

2 colheres de sopa de mix de temperos sem sal

2 colheres de sopa de mostarda Dijon

4 a 6 tâmaras sem caroço

1 a 2 dentes de alho picados

Bata todos os ingredientes em um processador de alimentos ou liquidificador potente até obter um molho suave e cremoso.

MOLHO THOUSAND ISLAND SAUDÁVEL

porção para 4 pessoas

½ xícara de manteiga de castanha-de-caju crua ou 1 xícara de castanhas-de-caju cruas

½ xícara de leite de soja, de cânhamo ou de amêndoas não adoçado

2 colheres de sopa de vinagre balsâmico

2 colheres de sopa de suco de limão fresco

1 colher de chá de aneto seco

1 colher de chá de cebola em pó

½ colher de chá de alho em pó

3 colheres de sopa de extrato de tomate

1 colher de sopa cheia de açúcar de tâmara ou 1 a 2 tâmaras sem caroço

¼ de pepino descascado

¼ de pepino descascado e finamente fatiado

¼ de xícara de cebola finamente fatiada

Em um processador de alimentos ou liquidificador potente, bata as castanhas, o leite, o vinagre, o suco de limão, o aneto, a cebola em pó, o alho em pó, o extrato de tomate, o açúcar de tâmara e o pepino descascado até obter um composto cremoso. Transfira para uma tigela pequena e acrescente o pepino e a cebola finamente fatiados.

HOMUS DE FEIJÃO-BRANCO COM ERVAS
porção para 2 pessoas

2 xícaras de feijão-branco cozido ou enlatado, sem sal, com baixo teor de sódio, lavado e escorrido
1 colher de sopa de suco de limão fresco
2 colheres de sopa de sementes de gergelim com casca
2 colheres de sopa de vinagre de vinho tinto
½ colher de chá de mostarda Dijon
2 colheres de sopa de água
¼ de xícara de manjericão fresco picado
2 colheres de sopa de tomilho fresco picado

Bata os feijões, o suco de limão, a semente de gergelim, o vinagre, a mostarda e a água em um liquidificador potente ou processador de alimentos até ficarem cremosos. Adicione o manjericão e o tomilho e pulse muito brevemente. Não bata demais, pois os pedacinhos das ervas devem ficar visíveis.

MOLHO DE LENTILHAS VERMELHAS
porção para 4 pessoas

½ xícara de lentilhas vermelhas secas
1 cebola média picada
1 dente de alho picado
1½ xícara de suco de cenoura
1 colher de sopa de mix de tempero sem sal
1 colher de chá de cominho em pó
½ colher de chá de vinagre balsâmico

Coloque as lentilhas, a cebola, o alho e o suco de cenoura em uma panela. Deixe ferver, tampe e cozinhe em fogo baixo entre 20 e 30 minutos, até que as lentilhas fiquem macias e pálidas. Adicione mais suco de cenoura se necessário. Bata a mistura de lentilhas, o tempero sem sal, o cominho e o vinagre em um processador de alimentos ou liquidificador potente até obter um purê cremoso. Adicione mais suco de cenoura se ficar muito grosso.

Nota: sirva com brócolis, couve-flor ou outros legumes no vapor.

MOLHO DE MANGA

porção para 4 pessoas

1 manga madura, descascada, sem caroço e cortada em pedaços pequenos

3 cebolinhas picadas

2 colheres de sopa de coentro fresco picado

1 colher de sopa de suco de limão fresco

2 colheres de chá de pimenta jalapenho picada e sem sementes

Misture todos os ingredientes em uma tigela pequena.

MOLHO DE GERGELIM COM GENGIBRE

porção para 4 pessoas

⅔ de xícara de água

½ xícara de tahine cru

2 colheres de sopa de suco de limão fresco

1 colher de chá de misô branco

1 colher de sopa de gengibre fresco finamente ralado

2 tâmaras sem caroço

1 dente de alho amassado

uma pitada de flocos de pimentão amassados

Bata todos os ingredientes em um processador de alimentos ou liquidificador potente. Se necessário, adicione mais água até obter a consistência desejada.

Nota: sirva com legumes no vapor ou salteados na água. Esse molho vai bem com acelga chinesa, aspargos ou couve comum.

GUACAMOLE SIMPLES

porção para 4 pessoas

2 abacates maduros, descascados e sem caroço

½ xícara de cebola picada finamente

¼ de xícara de coentro fresco picado

2 colheres de sopa de suco de limão fresco

¼ de colher de chá de cominho

¼ de colher de chá de pimenta-do-reino fresca moída

Amasse os abacates com um garfo em uma tigela pequena. Adicione o restante dos ingredientes e mexa bem. Tampe e deixe descansar.

MOLHO RANCH COM TOFU
porção para 4 pessoas

185g de tofu cremoso
3 tâmaras sem caroço
1 dente de alho sem pele
¼ de xícara de cebolinha picada bem fino
3 colheres de sopa de água
2 colheres de sopa de suco de limão fresco
1½ colher de sopa de temperos italianos secos
1 colher de sopa de salsinha fresca picada
1 colher de sopa de aneto fresco picado
1 colher de chá de molho de soja de baixo teor de sódio
uma pitada de pimenta-caiena (opcional)

Bata todos os ingredientes em um processador de alimentos ou liquidificador potente até obter um composto suave e cremoso.

Nota: use como molho, pasta ou substituto para maionese em suas receitas preferidas. Guarde na geladeira em um recipiente hermeticamente fechado por até 5 dias.

Saladas

SALADA DE ASPARGOS E SHITAKE COM MOLHO CREMOSO DE GERGELIM
porção para 4 pessoas

Para o molho cremoso de gergelim:

⅔ de xícara e 2 colheres de sopa de sementes de gergelim com casca

1 xícara de leite de soja, de cânhamo ou de amêndoas não adoçado

2 colheres de sopa de vinagre de uva riesling ou vinagre de arroz

1 colher de sopa de manteiga de castanha-de-caju crua ou 2 colheres de sopa de castanhas-de-caju cruas

1 colher de chá de óleo de gergelim tostado

7 tâmaras sem caroço ou a gosto, deixadas de molho por meia hora (reserve o líquido)

½ dente de alho picado

Para a salada:

2 beterrabas médias, descascadas e cortadas em fatias de 1,5cm

½ xícara de água

250g de cogumelos shitake fatiados

500g de aspargos, cortados na diagonal em pedaços de 5cm

1 colher de sopa de mix de temperos sem sal

1 colher de chá de alho em pó

1 pimentão médio, sem sementes e fatiado fino

½ xícara de castanhas fatiadas

4 xícaras de agrião

2 xícaras de broto de feijão

Para fazer o molho, torre levemente 2 colheres de sopa de sementes de gergelim em uma panela em fogo médio por 5 minutos, mexendo sempre. Reserve.

Em um processador de alimentos ou liquidificador potente, bata ⅔ de xícara de sementes de gergelim com os outros ingredientes do molho, menos o líquido reservado das tâmaras, até obter um composto suave e cremoso. Junte, mexendo, as sementes de gergelim. Use o líquido reservado para afinar o molho se necessário.

Para fazer a salada, preaqueça o forno a 200°C. Coloque as beterrabas e a água em uma assadeira. Tampe e asse por 20 minutos. Depois desse tempo, deixe assando, destampado, até que fiquem macias. Se necessário, acrescente mais água para evitar que as beterrabas ressequem. Reserve.

Enquanto isso, salteie os cogumelos em água no fogo alto por 5 minutos, usando apenas água suficiente para evitar que eles queimem. Quando os cogumelos estiverem macios e suculentos, acrescente os aspargos e salteie em água até que fiquem levemente macios, mas ainda crocantes, por cerca de 5 minutos. Adicione o tempero sem sal e o alho em pó. Retire do fogo e misture com o pimentão e as castanhas.

Coloque o agrião em um prato e disponha a mistura de vegetais em cima. Derrame o molho sobre tudo, cobrindo com os brotos de feijão. Arrume as beterrabas assadas nas bordas.

SALADA DE FEIJÃO-PRETO E MANGA

porção para 3 pessoas

1 manga descascada, sem caroço e cortada em cubos
2 colheres de sopa de coentro fresco picado
4 cebolinhas finamente picadas
1 pimentão vermelho médio, sem sementes e picado
½ xícara de milho descongelado ou milho fresco retirado da espiga
3 xícaras de feijão-preto cozido ou 2 latas (460g) de feijão-preto sem sal ou com pouco sal, lavado e escorrido
3 colheres de sopa de suco de limão fresco
1 colher de chá de alho fresco picado
1 colher de chá de orégano seco
1 colher de chá de cominho em pó
uma pitada de pimenta chili em pó
9 xícaras de alface romana picada

Se usar milho fresco, salteie em água por 5 minutos ou até ficar macio. Misture todos os ingredientes, menos a alface, em uma tigela. Deixe descansar por pelo menos 15 minutos e depois sirva sobre a alface.

Nota: a mistura de vegetais sem a manga pode ser feita no dia anterior e colocada na geladeira. Acrescente a manga e um pouco de suco de limão logo antes de servir.

MISTURA DE VERDURAS AO ESTILO DO SUL

porção para 2 pessoas

1 xícara de água
1 dente de alho picado
uma pitada de pimenta-do-reino
1½ xícara de feijão-fradinho ou 1 lata (460g) de feijão-fradinho sem sal e com baixo teor de sódio, lavado e escorrido
1 xícara de pimentão amarelo sem sementes e picado
1 xícara de tomate fresco picado
⅓ de xícara de salsinha fresca picada
¼ de xícara de cebola roxa picada
2 colheres de sopa de vinagre balsâmico ou de figo
310g (cerca de 7 xícaras) de verduras para salada variadas e picadas

Misture a água, o alho e a pimenta em uma panela grande e deixe ferver. Acrescente o feijão-fradinho, tampe e cozinhe em fogo baixo por dez minutos. Escorra.

Em uma tigela, misture o feijão-fradinho, o pimentão, o tomate, a salsinha, a cebola e o vinagre. Tampe e deixe esfriar por 3 horas ou por uma noite. Sirva sobre as verduras.

Nota: se não conseguir achar feijão-fradinho sem ou com pouco sal, use feijão-branco sem ou com pouco sal.

SALADA VERDE COM NOZES E PERAS

porção para 2 pessoas

250g (cerca de 5 xícaras) de mini-hortaliças
60g (cerca de 2 xícaras) de rúcula ou agrião
1 pera descascada, sem caroços e ralada
¼ de xícara de groselha seca
¼ de xícara de nozes picadas
2 colheres de sopa de vinagre de pera d'Anjou ou vinagre de arroz
2 colheres de chá de azeite
2 peras descascadas, sem caroços e fatiadas
¼ de xícara de nozes cortadas ao meio

Misture as mini-hortaliças, a rúcula, a pera ralada, a groselha e as nozes em uma tigela. Despeje o vinagre e o azeite. Finalize com as peras fatiadas e as nozes.

Nota: sirva o máximo possível de agrião em saladas para obter densidade nutricional.

Sopas e ensopados

CREME DE COGUMELOS FLORESTA NEGRA

porção para 6 pessoas

2 colheres de sopa de água
750g de cogumelos frescos mistos (paris, shitake, shimeji), em fatias de 0,5cm
2 dentes de alho picados ou amassados
2 colheres de chá de ervas de Provence
5 xícaras de suco de cenoura

3 xícaras separadas de leite de soja, de cânhamo ou de amêndoa não adoçado

2 cenouras grosseiramente picadas

2 cebolas médias picadas

¾ de xícara de grãos de milho frescos ou congelados

1 xícara de aipo picado

3 alhos-porós, cortados em rodelas de 1,5cm

¼ de xícara de tempero sem sal

¼ de xícara de castanhas-de-caju cruas

1 colher de sopa de suco de limão fresco

1 colher de sopa de tomilho fresco picado

2 colheres de chá de alecrim fresco

2 latas (425g) de feijão-branco sem sal e com baixo teor de sódio, lavado e escorrido

140g de espinafre

¼ de xícara de salsinha fresca picada, para decorar (opcional)

Esquente a água em uma panela grande. Salteie os cogumelos, o alho e as ervas de Provence por cerca de 5 minutos ou até que fiquem macios. Se necessário, adicione mais água para evitar que grude. Reserve.

Em uma panela para sopa grande, coloque o suco de cenoura, 2½ xícaras do leite, as cenouras, a cebola, o milho, o aipo, o alho-poró, o tempero sem sal e deixe ferver. Baixe o fogo e deixe cozinhar até que os vegetais fiquem macios, por cerca de 30 minutos.

Em um processador de alimentos ou liquidificador potente, faça um purê com as castanhas e a ½ xícara de leite restante. Adicione metade do líquido da sopa e os vegetais, o suco de limão, o tomilho e o alecrim. Misture até o purê ficar suave e cremoso.

Devolva-o para a panela de sopa e adicione os feijões, o espinafre e os cogumelos salteados. Esquente até que o espinafre fique murcho e decore com salsinha se quiser.

FAMOSA SOPA ANTICÂNCER DO DR. FUHRMAN

porção para 10 pessoas

½ xícara de ervilha seca
½ xícara de feijão seco (pode usar qualquer variedade)
4 xícaras de água
4 cebolas médias picadas
6 a 8 abobrinhas médias, cortadas em pedaços de 2,5cm
3 alhos-porós picados grosseiramente
2 couves ou outras verduras, sem os talos e partes duras e com as folhas picadas
Suco de 2,3kg de cenouras (5 a 6 xícaras, ver nota)
Suco de 2 talos de aipo (2 xícaras, ver nota)
2 colheres de sopa de mix de tempero sem sal
1 xícara de castanhas-de-caju cruas
230g de cogumelos frescos (shitake, paris e/ou pleuroto)

Coloque as ervilhas, os feijões e a água em uma grande caçarola sobre fogo baixo. Deixe ferver e cozinhe em fogo baixo por 30 minutos. Acrescente as cebolas, as abobrinhas, o alho-poró e a couve. Adicione o suco de cenoura, o suco de aipo e o tempero sem sal. Cozinhe em fogo baixo até que as cebolas, as abobrinhas e os alhos-porós fiquem macios, por cerca de 40 minutos.

Remova 2 xícaras do líquido da sopa, tomando cuidado para deixar os feijões e pelo menos metade da couve na caçarola. Em um liquidificador potente ou processador de alimentos, bata o líquido da sopa com as castanhas. Devolva a mistura cremosa para a caçarola, adicione os cogumelos e cozinhe em fogo baixo por 30 minutos, ou até os feijões ficarem macios.

Nota: suco fresco de cenoura e aipo orgânicos potencializarão o sabor desta sopa.

SOPA CREMOSA DOURADA AUSTRÍACA DE COUVE-FLOR

porção para 4 pessoas

1 couve-flor cortada em pedaços
3 cenouras grosseiramente picadas
1 xícara de aipo grosseiramente picado
2 alhos-porós grosseiramente picados

2 dentes de alho picados
2 colheres de sopa de mix de tempero sem sal
2 xícaras de suco de cenoura
4 xícaras de água
½ xícara de chá de noz-moscada
1 xícara de castanhas-de-caju cruas
5 xícaras de folhas de couve ou de espinafre picadas

Coloque todos os ingredientes, menos as castanhas e a couve, em uma caçarola. Tampe e cozinhe em fogo baixo por 15 minutos ou até os vegetais começarem a ficar macios. Cozinhe a couve no vapor (se estiver usando espinafre, não precisa cozinhá-lo no vapor. Ele vai murchar na sopa quente).

Em um processador de alimentos ou liquidificador potente, bata ⅔ do líquido da sopa e os vegetais com as castanhas até ficarem suaves e cremosos. Devolva para a caçarola e misture a couve no vapor (ou o espinafre cru).

ENSOPADO DE VEGETAIS SUPERSAUDÁVEL
porção para 10 pessoas

4 xícaras de água
2½ xícaras de suco de cenoura
½ xícara de ervilha seca
½ xícara de lentilha seca (lentilha vermelha deixa a sopa mais bonita)
½ xícara de feijão-azuki, de molho por uma noite, ou feijões-azuki enlatados sem ou com pouco sal, lavado e escorrido
1 couve, sem talo e as partes duras, com as folhas grosseiramente picadas
1 couve-galega, sem talos e as partes duras, com as folhas grosseiramente picadas
1 brócolis separado em ramos
230g couve-de-bruxelas fresca ou congelada, cortada ao meio se for grande
230g de cogumelos shitake cortados ao meio
280g de aipo cortados em pedaços de 2,5cm
3 alhos-porós grosseiramente picados
3 cenouras cortadas em pedaços de 2,5cm

3 pastinacas cortadas em pedaços de 2,5cm

3 cebolas médias picadas

4 abobrinhas médias cortadas em cubos

4 dentes de alho picados ou 2 colheres de chá de alho em pó

1 lata (800g) de tomate picado em lata, sem sal e com baixo teor de sódio

¼ de xícara de tempero sem sal

2 colheres de sopa de mix de temperos sem sódio

¼ de xícara de salsinha fresca picada

1 xícara de brotos de brócolis (opcional)

Coloque todos os ingredientes, menos a salsinha e os brotos, numa caçarola grande. Tampe e cozinhe em fogo baixo, até o que feijão-azuki fique macio, por cerca de 1½ hora. (Se usar feijão enlatado, cozinhe até que os vegetais, a lentilha e a ervilha fiquem macios e os sabores se misturem, por cerca de 1 hora.) Em um processador de alimentos ou liquidificador potente, bata ¼ da sopa até que fique cremosa. Devolva para a caçarola e misture a salsinha e os brotos de brócolis (se usar).

ADORÁVEL ENSOPADO DE LENTILHA DA LISA

porção para 4 pessoas

2 xícaras de lentilha seca

6 xícaras de água

½ cebola média finamente picada

⅛ de colher de chá de pimenta-do-reino

1 colher de chá de manjericão seco

3 tomates secos cortados

1 aipo finamente picado

Coloque a lentilha, a água, a cebola, a pimenta e o manjericão em uma caçarola e cozinhe em fogo baixo por 30 minutos. Acrescente o tomate e o aipo e cozinhe por mais 15 minutos ou até a lentilha ficar macia.

BISQUE DE TOMATE
porção para 6 pessoas

3 xícaras de suco de cenoura

700g de tomates cortados ou 1 lata (800g) de tomates inteiros, sem sal e com baixo teor de sódio (os tomates San Marzano são os melhores, menos ácidos e mais doces.)

¼ de xícara de tomates secos picados

2 aipos picados

1 cebola pequena picada

1 alho-poró picado

1 chalota grande picada

3 dentes de alho picados

1 folha de louro pequena

uma pitada de açafrão (opcional)

1 colher de chá de tomilho seco socado

2 colheres de sopa de mix de tempero sem sal

½ xícara de castanhas-de-caju cruas

¼ de xícara de manjericão fresco picado

140g de espinafre

Em uma panela grande, misture todos os ingredientes, exceto as castanhas-de-caju, o manjericão e o espinafre. Cozinhe em fogo baixo por 30 minutos. Descarte a folha de louro. Retire duas xícaras de vegetais com uma escumadeira e reserve. Bata o resto da sopa e as castanhas em um processador de alimentos ou liquidificador potente até ficar cremoso. Devolva os vegetais reservados à panela. Acrescente o manjericão e o espinafre e deixe-o cozinhar até murchar.

Pratos Principais

REFOGADO DE VEGETAIS ASIÁTICO
porção para 4 pessoas

400g de tofu extrafirme cortado em cubos

1 colher de chá de molho de soja de baixo teor de sódio

¼ de colher de chá de flocos de pimentão vermelho amassados

½ xícara de arroz integral e/ou arroz selvagem

2 colheres de sopa de tempero sem sal

¼ de xícara de sementes de gergelim com casca

Para o molho:

¼ de xícara e 2 colheres de sopa de geleia de damasco com 100% de frutas

¼ de xícara de manteiga de amendoim ou de castanha-de-caju crua sem sal

2 colheres de sopa de gengibre fresco picado

4 dentes de alho picados

4 colheres de chá de tempero sem sal

⅓ de xícara de água

¼ de xícara de vinagre de figo negro ou vinagre balsâmico

1 colher de chá de farinha de araruta

¼ de xícara de chá de flocos de pimentão amassados

Para os vegetais:

2 colheres de sopa de água

1 cebola média cortada em gomos e separada em fatias de 2,5cm

4 xícaras de ramos de brócolis pequenos

2 cenouras cortadas diagonalmente em pedaços de 1cm

4 pimentões vermelhos médios, sem sementes e cortados em cubos de 2,5cm

1 xícara de ervilha

2 xícaras de acelga chinesa cortada em pedaços pequenos

3 xícaras de cogumelos frescos (shitake, porcini e/ou paris) sem os talos, fatiados

500g de espinafre fresco

½ xícara de castanhas-de-caju cruas grosseiramente picadas

550g de alface romana rasgada

Marine o tofu por 30 minutos no molho de soja com os flocos de pimentão e o tempero sem sal. Enquanto isso, cozinhe o arroz de acordo com as instruções da embalagem. Reserve.

Preaqueça o forno a 180°C. Jogue as sementes de gergelim sobre o tofu e asse em uma assadeira antiaderente de 30 a 40 minutos, até dourar.

Para fazer o molho, bata todos os ingredientes em um processador de alimentos ou liquidificador potente até obter um mistura cremosa. Transfira para uma tigela pequena e reserve.

Aqueça a água em uma panela grande e salteie a cebola, o brócolis, a cenoura, os pimentões e a ervilha por 5 minutos, acrescentando, se necessário, mais água para evitar que os vegetais grudem. Acrescente a acelga chinesa e os cogumelos, tampe e cozinhe em fogo baixo até que os vegetais comecem a ficar macios. Destampe e deixe evaporar a maior parte da água. Acrescente o espinafre e mexa até murchar.

Adicione o molho e mexa até que todos os vegetais fiquem glaceados e o molho, quente e borbulhante, por cerca de 1 minuto. Misture as castanhas-de-caju e o tofu assado e sirva o refogado sobre a alface rasgada, com ¼ de xícara de arroz por pessoa.

Nota: a receita parece mais difícil do que é. Vale a pena o tempo gasto e é ótima para saborear com os amigos.

Variação: refogue feijões, pedacinhos de peito de frango ou camarão com os vegetais.

ENCHILADAS DE FEIJÃO

porção para 4 pessoas

1 pimentão verde médio, sem sementes e picado

½ xícara de cebola fatiada

1 lata (230g) de molho de tomate sem sal e com baixo teor de sódio

2 xícaras de feijão-preto ou carioca cozido ou enlatado, sem sal, com baixo teor de sódio, lavado e escorrido

1 xícara de milho descongelado ou milho fresco sem a espiga

1 colher de sopa de coentro fresco picado

1 colher de sopa de pimenta chili em pó

1 colher de chá de cominho moído

1 colher de chá de cebola em pó

⅛ de colher de chá de pimenta-caiena (opcional)

6 a 8 tortillas de milho

Refoque o pimentão e a cebola em 2 colheres de sopa de molho de tomate até que fiquem macios. Junte o restante do molho de tomate, o feijão, o milho, o coentro, a pimenta chili, o cominho, a cebola em pó e a pimenta-caiena (se usar). Cozinhe em fogo baixo por 5 minutos. Coloque cerca de ¼ de xícara da mistura de feijões em cada tortilla e enrole. Sirva assim ou asse por 15 minutos no forno a 190°C.

TROUXINHAS DE ALFACE COM FEIJÃO-PRETO

porção para 4 pessoas

2 xícaras de feijão-preto cozido ou enlatado, sem sal, com baixo teor de sódio, lavado e escorrido

½ abacate grande, maduro, descascado, sem caroço e amassado

½ pimentão verde médio, sem sementes e picado

3 cebolinhas picadas

⅓ de xícara de coentro fresco picado

⅓ de xícara de molho meio picante sem sal e com baixo teor de sódio

2 colheres de sopa de suco de limão fresco

1 dente de alho picado

1 colher de chá de cominho moído

8 folhas grandes de alface romana

Em uma tigela, amasse os feijões e o abacate com um garfo até que fiquem bem misturados e apenas levemente empelotado. Adicione todos os outros ingredientes, exceto a alface, à mistura.

Coloque aproximadamente ¼ de xícara da mistura no centro de cada folha de alface e enrole como um burrito.

MIX DE ACELGA E LEGUMES

porção para 4 pessoas

½ xícara de água (ou mais se necessário)

4 dentes de alho picados ou amassados

1 cebola média grosseiramente picada

2 colheres de sopa de mix de tempero sem sal

1 colher de chá de tempero sem sal com pimenta

4 abóboras amarelas pequenas, cortadas em fatias de 1,5cm

2 acelgas sem os talos, com as folhas grosseiramente cortadas

1 pimentão vermelho grande, sem sementes e cortado em pedaços de 1,5cm

1 xícara de tomates-cereja cortados ao meio

2 colheres de sopa de vinagre balsâmico

Coloque ¼ da xícara de água, o alho, a cebola, os temperos e a abóbora amarela em uma caçarola grande. Cozinhe em fogo baixo até que a cebola fique macia, por cerca de 3 minutos, acrescentando mais água se necessário. Adicione a acelga, o pimentão, os tomates e a água restante. Tampe e cozinhe em fogo baixo por cerca de 12 minutos, até que os vegetais fiquem macios. Remova-os com uma escumadeira. Adicione o vinagre balsâmico à caçarola e reduza em fogo alto até formar um caldo. Coloque sobre os vegetais.

COUVE E CENOURA COM PASSAS

porção para 4 pessoas

4 couves, sem talos e partes duras e folhas picadas
4 cenouras raladas
1 pepino médio
½ xícara de passas
¼ de xícara de manteiga de amêndoas cruas
2 colheres de chá de vinagre de uvas riesling ou vinagre balsâmico
1 colher de chá de levedura nutricional
Pimenta-do-reino a gosto

Cozinhe as couves no vapor por 15 minutos. Adicione a cenoura ralada e cozinhe no vapor por mais 5 minutos. Retire da panela e coloque em uma tigela. Bata os outros ingredientes em um processador de alimentos ou liquidificador potente até que fiquem cremosos. Acrescente o molho à couve e à cenoura e misture.

CHILI VEGETARIANO FÁCIL DE TRÊS FEIJÕES

porção para 6 pessoas

500g de tofu firme descongelado
5 colheres de chá de pimenta chili em pó, ou mais, a gosto
1 colher de chá de cominho moído
280g de cebolas congeladas
3 xícaras de brócolis descongelado e finamente picado
3 xícaras de couve-flor descongelada e finamente picada
3 dentes de alho picados
1 lata (425g) de feijão-carioquinha, sem sal e com baixo teor de sódio, lavado e escorrido
1 lata (425g) de feijão-preto, sem sal e com baixo teor de sódio, lavado e escorrido

1 lata (425g) de feijão-vermelho, sem sal e com baixo teor de sódio, lavado e escorrido

1 lata (800g) de tomates picados, sem sal

1 lata (115g) de pimenta chili verde meio picante escorrida

2½ xícaras de grãos de milho frescos ou congelados

2 abobrinhas grandes, finamente picadas

Retire o excesso de água do tofu descongelado e amasse. Coloque o tofu, a pimenta chili e o cominho em uma caçarola e doure rapidamente. Adicione os ingredientes restantes e cozinhe em fogo baixo, tampado, por 2 horas.

PIZZA VEGETARIANA FÁCIL

porção para 4 pessoas

4 pães árabes integrais grandes

2 xícaras de molho de macarrão sem sal e com baixo teor de sódio

½ xícara de cogumelos shitake picados

½ xícara de cebola roxa picada

280g de ramos de brócolis descongelados e finamente picados

1 xícara de queijo de soja (ou sem leite animal) tipo muçarela picado

Preaqueça o forno a 90°C. Coloque os pães árabes em duas assadeiras e aqueça por 15 minutos. Retire do forno e espalhe o molho de macarrão. Salpique os cogumelos, a cebola, os brócolis e o queijo e asse por 30 minutos.

ROLINHOS DE BERINGELA

porção para 6 pessoas

2 beringelas grandes, descascadas e cortadas ao longo em fatias de 1,5cm

2 a 3 colheres de sopa de água

2 pimentões vermelhos médios grosseiramente picados, sem sementes

1 cebola média grosseiramente picada

1 xícara de cenoura picada

½ xícara de aipo picado

4 dentes de alho picados
230g de espinafre
1 colher de sopa de mix de tempero sem sal
2 xícaras de molho de macarrão sem sal e com baixo teor de sódio
170g de queijo de soja (ou sem leite animal) tipo muçarela picado

Preaqueça o forno a 180ºC. Passe um pouco de óleo em uma assadeira não aderente e nela arrume a beringela em camadas únicas. Asse por cerca de 20 minutos ou até ficarem flexíveis o suficiente para enrolar com facilidade. Reserve.

Aqueça 2 colheres de sopa de água em uma panela grande, adicione o pimentão, a cebola, a cenoura, o aipo e o alho. Refogue até começarem a ficar macios, acrescentando mais água se necessário. Adicione o espinafre e o tempero. Transfira para uma tigela. Misture 2 a 3 colheres de sopa de molho de macarrão e todo o queijo picado.

Espalhe cerca de ¼ da xícara do molho na assadeira. Coloque um pouco da mistura de vegetais em cada fatia de beringela, enrole e coloque na assadeira. Ponha o restante do molho sobre os rolinhos. Asse entre 20 e 30 minutos ou até estarem completamente quentes.

VERDURAS DELICIOSAS

porção para 5 pessoas

1 couve grande, sem talos e partes duras, com as folhas picadas
1 acelga, sem os talos e com folhas picadas ou 140g de espinafre
1 colher de sopa de vinagre de pecã apimentado ou outro vinagre aromatizado
½ colher de sopa de tempero sem sal
1 dente de alho picado
1 colher de chá de aneto seco
1 colher de chá de manjericão seco
Pimenta-do-reino a gosto

Cozinhe a couve no vapor por 10 minutos. Acrescente a acelga e cozinhe no vapor por mais 10 minutos ou até ficar macia. Transfira para uma tigela. Misture os ingredientes restantes e adicione às verduras. Se desejar, adicione 2 a 3 colheres de sopa da água do cozimento para ajustar a consistência.

COUVE COM MOLHO CREMOSO DE CASTANHA-DE-CAJU
porção para 4 pessoas

2 couves grandes, sem os talos e partes duras
1 xícara de castanhas-de-caju cruas
1 xícara de leite de soja, de cânhamo ou de amêndoas
¼ de xícara de cebola em flocos
1 colher de sopa de mix de tempero sem sal (opcional)

Cozinhe a couve no vapor por 15 minutos ou até ficar macia. Enquanto isso, bata as castanhas, o leite, a cebola em flocos e o tempero sem sal em um processador de alimentos ou liquidificador potente até ficar suave e cremoso. Quando a couve estiver pronta, pressione-a com papel-toalha para remover o excesso de água, corte e misture com o molho.

ALMÔNDEGAS SEM CARNE
porção para 6 pessoas (18 almôndegas)

1 a 2 colheres de sopa de água ou de caldo de legumes sem sal e com baixo teor de sódio
½ xícara de cebolas cortadas em cubos
3 dentes de alho assados (ver p. 246) e amassados
¼ de xícara de aipo cortado em cubos
2 colheres de sopa de salsinha fresca picada
¼ de colher de chá de sálvia seca
1 colher de chá de manjericão seco
1 colher de chá de orégano seco
1½ xícara de lentilhas cozidas ou 1 lata (425g) de lentilhas sem sal e com baixo teor de sódio, lavadas e escorridas
¼ de xícara de arroz integral cozido
2 a 3 colheres de sopa de extrato de tomate
1 colher de sopa de farinha de araruta ou de farinha de trigo integral
2 colheres de sopa de mix de tempero sem sal
2 colheres de sopa de levedura nutricional
Pimenta-do-reino fresca moída a gosto
2 colheres de sopa de farinha de glúten de trigo, para uma maior consistência (opcional)

Preaqueça o forno a 180ºC. Em uma frigideira, aqueça 1 colher de sopa de água. Acrescente a cebola e o alho e refogue por 5 minutos. Adicione o aipo, a salsinha, a sálvia, o manjericão e o orégano. Refogue por mais 5 minutos, adicionando mais água quando necessário para evitar que grude.

Em uma tigela grande, misture os vegetais refogados com o restante dos ingredientes e misture bem. Amasse levemente com um amassador de batatas. Com as mãos molhadas, faça uma bola macia com duas colheres de sopa da mistura de lentilhas. Repita. Coloque as bolas em uma assadeira com pouquíssimo óleo e asse por 30 minutos.

Nota: sirva com seu molho marinara sem ou com pouco sal.

LASANHA VEGETARIANA SEM MASSA

porção para 8 pessoas

Para a "massa" da lasanha:

2 beringelas grandes, cortadas ao longo com 0,5cm de espessura

3 abobrinhas pequenas, cortadas ao longo o mais fino possível

3 abóboras amarelas pequenas, cortadas ao longo o mais fino possível

Para a "ricota" de tofu:

450g de tofu cremoso

1 cebola pequena, cortada em 4 partes

4 dentes de alho, cortados ao meio

½ xícara de folhas de manjericão frescas

570g de tofu firme, sem líquido e amassado

¼ de xícara de mix de tempero sem sal

2 colheres de sopa de tempero italiano seco

1 xícara de queijo de soja (ou sem leite animal) tipo muçarela ralado

Para os vegetais:

2 brócolis, grosseiramente cortados

4 xícaras de cogumelos variados frescos e picados (shitake, paris, pleuroto)

4 pimentões médios (vermelho, amarelo e/ou laranja), picados e sem sementes

200g de espinafre

3 xícaras de molho de macarrão sem ou com pouco sal

manjericão fresco picado, para decorar

Para fazer a massa da lasanha, preaqueça o forno a 180ºC. Unte uma assadeira com um pouco de azeite. Coloque a beringela, a abobrinha e a abóbora na assadeira e asse por 10 minutos ou até que fiquem flexíveis, mas não completamente cozidas. Trabalhe em fornadas se necessário. Reserve.

Enquanto a "massa" estiver assando, faça a "ricota" de tofu. Bata o tofu cremoso, a cebola e o alho em um processador de alimentos ou liquidificador potente. Adicione as folhas de manjericão e pulse para cortá-las grosseiramente. Transfira para uma tigela média e misture com o tofu firme amassado. Adicione o tempero sem sal, o tempero italiano e o queijo ralado. Reserve.

Para preparar os vegetais, refogue o brócolis, os cogumelos, os pimentões e o espinafre, sem água, em fogo baixo por 5 minutos, até começarem a ficar macios.

Para montar a lasanha, espalhe uma camada fina de molho de macarrão na assadeira. Forme camadas de beringela, vegetais refogados, abóbora amarela, abobrinha e "ricota" de tofu, e espalhe o molho da massa. Repita as camadas, terminando com a "ricota" de tofu. Espalhe o molho restante por cima e asse a 180°C, sem tampar, por 1 hora, ou até ficar quente e borbulhante. Decore com o manjericão picado.

PÃO ARÁBE RECHEADO COM VERDURAS E MOLHO DE FIGO RUSSO

porção para 1 pessoa

Várias folhas de couve, de acelga ou de mostarda sem os talos duros
1 colher de chá de suco de limão fresco
uma pitada de alho em pó
3 colheres de sopa de molho para macarrão sem sal e com baixo teor de sódio
1 colher de sopa de manteiga de amêndoa crua
1 colher de sopa de vinagre de figo negro
1 pão árabe integral
2 fatias finas de cebola roxa
tomate fatiado

Cozinhe as verduras no vapor até que fiquem macias, por cerca de 15 minutos. Regue com o suco de limão e salpique o alho. Deixe esfriar.

Bata o molho para macarrão, a manteiga de amêndoa e o vinagre em um processador de alimentos ou liquidificador potente até ficar cremoso. Recheie o pão árabe com as verduras, a cebola roxa e o tomate. Complete com o molho.

PÃO ÁRABE COM COGUMELOS PORTOBELLO E PIMENTÃO VERMELHO

porção para 4 pessoas

4 cogumelos portobello grandes, sem os talos
½ cebola roxa grande, finamente fatiada
4 pães árabes integrais
2 xícaras de folhas de rúcula
2 pimentões vermelhos assados médios em conserva, sem sementes e cortados em fatias de 1,5cm

Para a pasta de tahine:

⅓ de xícara de tahine cru
½ xícara de água
1 colher de sopa de suco de limão fresco
1 ou 2 tâmaras sem caroço e picadas
1 dente de alho picado
1 colher de sopa de tempero sem sal
1 colher de chá de molho de soja com baixo teor de sódio

Preaqueça o forno a 190°C. Coloque os cogumelos e a cebola em uma assadeira e asse até ficarem macios, entre 15 e 20 minutos.

Enquanto isso, faça a pasta de tahine, misturando todos os ingredientes em um processador de alimentos ou liquidificador em alta potência até obter um composto cremoso.

Quando os cogumelos e a cebola estiverem prontos, abra os pães árabes e aqueça levemente. Espalhe uma quantidade generosa de pasta de tahine em uma das metades de cada pão. Coloque ½ xícara de rúcula, 1 cabeça de cogumelo (seque com papel-toalha para absorver o excesso de líquido) e um quarto da cebola e do pimentão assado na outra metade de cada pão. Feche os sanduíches.

HAMBÚRGUERES SIMPLES DE FEIJÃO

porção para 6 pessoas

¼ de xícara de sementes de girassol cruas

2 xícaras de feijão-vermelho ou rosa cozido ou enlatado, sem sal e com baixo teor de sódio, lavado e escorrido

½ xícara de cebola picada

2 colheres de sopa de ketchup com baixo teor de sódio

1 colher de sopa de gérmen de trigo ou aveia

½ colher de chá de pimenta chili em pó

Preaqueça o forno a 180°C. Unte levemente uma assadeira com azeite em um papel-toalha.

Pique as sementes de girassol em um processador de alimentos ou manualmente. Amasse os feijões no processador ou com um amassador de batatas e misture com as sementes de girassol. Misture os ingredientes restantes e divida em seis hambúrgueres. Coloque os hambúrgueres na assadeira e asse por 25 minutos. Retire do forno e deixe resfriar levemente, até que você consiga pegar cada hambúrguer e pressioná-lo firmemente com as mãos para dar forma. Coloque-os novamente na assadeira, fundo para cima, e asse por mais dez minutos.

MARINARA DE ESPINAFRE E COUVE-DE-BRUXELAS

porção para 4 pessoas

500g de couve-de-bruxelas

400g de espinafre

¼ de xícara de água

4 dentes de alho picados

1 cebola pequena picada

1 lata (400g) de tomates picados sem ou com pouco sal

1 colher de sopa de tempero sem sal

Cozinhe as couves-de-bruxelas e o espinafre no vapor por 8 minutos ou até que as couves fiquem quase macias. Enquanto isso, aqueça a água em uma caçarola grande e refogue o alho e a cebola em água até que a cebola fique macia, por cerca de 5 minutos. Adicione as couves-de-bruxelas, o espinafre, os tomates picados e o tempero sem sal. Cozinhe em fogo baixo por dez minutos.

CURRY DE VEGETAIS TAILANDÊS

porção para 8 pessoas

4 dentes de alho finamente picados
2 colheres de sopa de gengibre fresco finamente picado
2 colheres de sopa de hortelã fresca picada
2 colheres de sopa de manjericão fresco picado
2 colheres de sopa de coentro fresco picado
2 xícaras de suco de cenoura
1 pimentão vermelho médio, sem sementes e finamente fatiado
1 beringela grande, descascada, se desejar, e cortada em cubos de 2,5cm
2 xícaras de feijão-verde (na vagem), cortados em pedaços de 5cm
3 xícaras de cogumelos shitake fatiados
1 lata (230g) de broto de bambu escorrido
2 colheres de sopa de tempero sem sal
½ colher de chá de curry em pó
2 xícaras de folhas de agrião
3 colheres de sopa de manteiga de amendoim natural, sem sal e com pedaços
900g de tofu firme, cortado em fatias de 0,5cm
½ xícara de leite de coco light
½ xícara de castanhas-de-caju cruas, picadas
folhas de hortelã, manjericão ou coentro fresco picadas, para decorar (opcional)

Coloque o alho, o gengibre, a hortelã, o manjericão, o coentro, o suco de cenoura, o pimentão, a beringela, o feijão-verde, os cogumelos, os brotos de bambu, o tempero sem sal, o curry em pó e 1 xícara de agrião em uma panela wok ou frigideira grande. Ferva, tampe, cozinhe em fogo baixo, agitando de vez em quando, até que os vegetais fiquem macios. Misture a manteiga de amendoim. Adicione o tofu, cozinhe em fogo baixo e mexa até ficar quente. Adicione o leite de coco e deixe esquentar. Finalize com a outra xícara de agrião e as castanhas-de-caju. Decore com a hortelã, o manjericão ou as folhas de coentro, se desejar.

Nota: o prato pode ser servido com arroz integral ou quinoa. Podem-se usar vegetais congelados em vez de frescos.

BURRITO VEGETARIANO DE FEIJÃO

porção para 6 pessoas

2 a 3 colheres de sopa de água

1 brócolis (só as flores) picado

½ couve-flor (só as flores) picada

2 cenouras picadas

2 pimentões vermelhos médios, picados e sem sementes

1 abobrinha média picada

1 cebola média picada

4 dentes de alho picados

1½ colher de sopa de mix de tempero sem sal

1 colher de chá de manjericão seco

1 colher de chá de orégano seco

1 colher de chá de salsinha seca

1 xícara de castanhas-de-caju cruas

½ xícara de leite de soja, de cânhamo ou de amêndoas não adoçado

1½ xícara de feijão-carioquinha cozido ou 1 lata (425g) sem sal e com baixo teor de sódio, drenada e lavada

6 tortillas integrais ou folhas de alface romana grandes

Coloque duas colheres de sopa de água, o brócolis, a couve-flor, a cenoura, o pimentão, a abobrinha, a cebola, o alho, o tempero sem sal, o manjericão, o orégano e a salsinha em uma grande caçarola e tampe. Refogue por 15 minutos ou até ficarem macios, acrescentando mais água se necessário. Enquanto isso, coloque as castanhas-de-caju e o leite em um processador de alimentos ou liquidificador potente e bata até obter um creme suave. Adicione a mistura de castanha e os feijões aos vegetais e misture bem. Espalhe a mistura nas tortillas e enrole em forma de burritos.

OMELETE VEGETARIANA

porção para 2 pessoas

1 cebola média cortada em cubos

1 pimentão verde ou vermelho médio, sem sementes e cortado em cubos

1½ xícara de cogumelos shitake picados

1 xícara de tomates frescos cortados em cubos

¼ de xícara de manjericão seco
4 ovos batidos
Pimenta-do-reino a gosto (opcional)

Unte levemente uma frigideira com azeite. Refogue a cebola, o pimentão, os cogumelos e o tomate em fogo médio por dez minutos ou até ficarem macios. Adicione o manjericão e os ovos e cozinhe em fogo médio/alto até ficar pronto, por cerca de 8 minutos, virando com uma espátula na metade do tempo. Salpique com a pimenta-do-reino se desejar.

Sobremesas

COBERTURA DE CHOCOLATE COM AMÊNDOAS

porção para 10 pessoas

1⅓ xícara de amêndoas cruas ou ⅔ de xícara de manteiga de amêndoas cruas
1 xícara de leite de soja, de cânhamo ou de amêndoas não adoçado
1 colher de chá de extrato de baunilha
1 colher de sopa de cacau em pó natural
⅔ de xícara de tâmaras sem caroço

Bata todos os ingredientes em um liquidificador potente até que fique cremoso e suave, adicionando mais leite se necessário.

Nota: Use como cobertura para morangos frescos ou pedaços de frutas.

SORVETE DE BANANA COM NOZES

porção para 2 pessoas

2 bananas maduras congeladas (ver nota)
⅓ de xícara de leite de soja sabor baunilha, de cânhamo ou de amêndoas
2 colheres de sopa de nozes picadas

Bata todos os ingredientes em um liquidificador potente até que fique cremoso e suave.

Nota: Congele as bananas maduras pelo menos 24 horas antes. Para congelar, descasque-as, corte-as em três e envolva-as firmemente em filme-plástico.

NEVE DE MELÃO

porção para 3 pessoas

1 melão amarelo, descascado, sem sementes e cortado em pedaços

2 xícaras de gelo

6 a 8 tâmaras sem caroço

Bata todos os ingredientes em um liquidificador potente até que fique suave.

Variação: use pêssegos ou nectarinas em vez do melão.

STRUDEL DE MAÇÃ DA CARA

porção para 4 pessoas

¼ de xícara de suco de maçã

⅓ de xícara de extrato de baunilha

1 colher de chá de canela

1 clara de ovo

¼ de xícara de leite de soja sabor baunilha, de cânhamo ou de amêndoas

3 maçãs descascadas, sem caroço e cortadas

¼ de xícara de passas picadas

½ xícara de aveia

Preaqueça o forno a 180°C. Em uma tigela, misture o suco de maçã, a baunilha, a canela, a clara de ovo e o leite até ficar uniforme. Acrescente a maçã, as passas e a aveia. Coloque em uma assadeira quadrada. Asse, sem cobrir, por 1 hora.

SORVETE DE CHOCOLATE COM CEREJA

porção para 2 pessoas

½ xícara de leite de soja sabor baunilha, de cânhamo ou de amêndoas

1 colher de sopa de cacau em pó

4 tâmaras sem caroço

1½ xícara de cerejas negras doces congeladas

Bata todos os ingredientes em um liquidificador potente até obter um composto cremoso e suave. Se usar um liquidificador normal, acrescente apenas metade das cerejas e bata até ficar suave, depois adicione o restante e continue a bater.

Variação: use frutas vermelhas ou bananas em vez de cerejas. Congele bananas maduras com 24 horas de antecedência. Para congelá-las, descasque-as, corte-as em três e envolva-as firmemente em filme-plástico.

GELADO DE PÊSSEGO DA JENNA

porção para 2 pessoas

1 banana madura congelada (ver nota)
3 pêssegos ou nectarinas descascados e sem caroço
2 a 4 tâmaras, sem caroço
¼ de xícara de leite soja sabor baunilha, de cânhamo ou de amêndoas
1 colher de chá de extrato de baunilha
⅛ de colher de chá de canela

Bata todos os ingredientes em um liquidificador potente até que fique cremoso e suave.

Nota: congele bananas maduras com 24 horas de antecedência. Para congelá-las, descasque-as, corte-as em três e envolva-as firmemente em filme-plástico.

DELICIOSAS BARRAS DE BANANA COM AVEIA

porção para 8 pessoas

2 xícaras de aveia de cozimento rápido (não instantâneo)
½ xícara de raspas de coco
½ xícara de passas ou tâmaras picadas
¼ de xícara de nozes picadas
2 bananas grandes maduras amassadas
¼ de xícara de molho de maçã não adoçado (opcional, ver nota)
1 colher de sopa de açúcar de tâmara (opcional, ver nota)

Preaqueça o forno a 180ºC. Misture todos os ingredientes em uma tigela grande até ficar uniforme. Transfira a mistura para em uma assadeira quadrada, pressionando bem, e asse por 30 minutos. Deixe esfriar em uma grelha. Quando estiver frio, corte em quadrados ou barras.

Nota: adicione o molho de maçã e o açúcar de tâmaras para barras mais doces e molhadinhas.

Capítulo 10
Perguntas frequentes

Agora você tem o conhecimento necessário para conseguir emagrecer. Muitas dessas informações podem ser novas e contradizer o que é dito por aí. As perguntas e respostas a seguir solidificam e reforçam o que apresentei e ajudam-no a esclarecer qualquer dúvida.

Devo tomar vitaminas e outros suplementos nutricionais?

Muitas vezes recomendo que as pessoas tomem vitaminas e minerais de alta qualidade, para garantir a ingestão adequada de vitamina D, vitamina B12, zinco e iodo. Também é uma boa ideia consumir ácidos graxos ômega-3 ou DHA em suplemento. Poucas pessoas comem corretamente, e alguns de nós requerem mais nutrientes do que outros, então é sensato certificar-se de ingerir quantidades adequadas de todas essas substâncias importantes.

Deficiência de vitamina D, a vitamina do sol, é muito comum. Muitos de nós evitam a exposição à luz solar, usam filtro solar diariamente ou passam a maior parte do tempo em locais fechados. Estudos recentes indicam que o nível médio de vitamina D dos americanos caiu na última década. Tal queda está ligada a um aumento geral na insuficiência em vitamina D ingerida por quase três entre quatro adolescentes e adultos americanos.[1]

Evitar a luz solar pode protegê-lo de danos na pele, mas a deficiência em vitamina D pode contribuir para a progressão da osteoporose. Ela também é associada com taxas mais altas de câncer e de doenças autoimunes.[2] Uma metánalise de 2009 de 19 estudos estabeleceu uma forte relação inversa entre os níveis de circulação de vitamina D e a incidência de câncer de mama: mulheres com maior nível de vitamina D tinham um risco 45% menor de desenvolver esse tipo de câncer.[3] Outra análise de 25 estudos descobriu que níveis suficientes de vitamina D tinham uma forte associação com a redução do risco de câncer colorretal.[4]

A vitamina B12 ajuda a produzir hemácias e mantém seu sistema nervoso funcionando de maneira correta. Ela é encontrada em alimentos de origem animal. Apesar de algumas pessoas cujas dietas diminuem o consumo de produtos animais reduzirem drasticamente o risco de desenvolver certas doenças e aumentarem a expectativa de vida, elas precisam de uma fonte suplementar de vitamina B12 porque são incapazes de absorvê-la naturalmente enquanto se alimentam (especialmente quem tem mais de cinquenta anos).[5] Então um suplemento muitas vezes é necessário para otimizar a imunidade, principalmente para pessoas mais velhas.

Instruo meus pacientes a evitar sal, que contém iodo. Como o sal é a fonte primária de iodo na dieta da maioria das pessoas, um complexo multivitamínico pode assegurar o consumo diário dessa substância para aqueles que evitam sal.

Também é uma boa ideia ingerir algum DHA (o ácido docosa-hexanoico do ácido graxo ômega-3) extra. Esse ácido graxo essencial é conhecido por sua importância para o funcionamento saudável do cérebro e para a proteção cardíaca. Ele é naturalmente convertido a partir das gorduras ômega-3 encontradas em certas verduras, nozes, linhaça, sementes de sálvia e de cânhamo. Estudos mostram que a capacidade de fazer tal conversão varia de pessoa para pessoa. Muitos não conseguem obter o suficiente desses ácidos graxos de fontes alimentícias naturais, e em geral os homens convertem menos que as mulheres, especialmente à medida que envelhecem.

O principal problema em tomar suplementos é que eles podem expô-lo a nutrientes extras de que você não precisa. Mais nem sempre é melhor. Apesar de a maioria das pessoas certamente se beneficiar de complexos multivitamínicos bem-desenvolvidos mais vitamina D e ácidos graxos ômega-3 adicionais, é importante fazer as escolhas certas. O excesso de algumas vitaminas e minerais pode ser tóxico ou ter efeitos negativos sobre a saúde no longo prazo.

Evite tomar suplementos que contenham estes ingredientes: vitamina A, doses altas (200UI ou mais) de vitamina E isolada, ácido fólico, betacaroteno e cobre. Ingerir vitamina A e betacaroteno de suplementos em vez de alimentos pode interferir na absorção de outros carotenoides crucialmente importantes, como luteína e licopeno, aumentando potencialmente seu risco de câncer.[6]

O ácido fólico é a forma sintética do folato adicionado aos alimentos ou utilizado como ingrediente em suplementos vitamínicos. O folato é naturalmente encontrado em frutas, legumes, grãos e outros alimentos. Ingerir muito dessa vitamina através da alimentação não é motivo de preocupação porque vem naturalmente embalado com outros micronutrientes, e o corpo regula sua absorção.[7] Todos, incluindo grávidas, devem adquirir quantidades adequadas de folato de fontes vegetais naturais. Recentemente, alguns estudos perturbadores ligaram suplementos de ácido fólico ao câncer. Cada vez mais há evidências que sugerem que suplementos de ácido fólico podem aumentar significativamente o risco de câncer.[8]

Lembre-se de que suplementos dietéticos são *suplementos*, não substitutos para uma dieta saudável. Sozinhos, eles não podem oferecer uma proteção ideal contra doenças, e você não pode transformar uma dieta não saudável em saudável apenas por consumi-los.

Restringir meu consumo de produtos de origem animal ou seguir uma dieta estritamente vegetariana pode me levar a ter carência de vitaminas?

Uma dieta estritamente vegetariana pode gerar deficiência de vitamina B12 em alguns indivíduos. Se você escolher seguir uma dieta completamente vegetariana (vegana), é essencial que consuma um complexo multivitamínico ou outra fonte de B12, como leite de soja fortificado. Meus cardápios vegetarianos e sugestões dietéticas são, por sua vez, ricos em cálcio e contêm ferro suficiente vindo de verduras e grãos. Eles possuem quantidade adequada de proteínas e são extremamente densos em nutrientes.

Minha experiência sugere que vegetarianos seriam loucos se não forem cautelosos, seja consumindo um suplemento de B12, um complexo multivitamínico ou alimentos que tenham sido fortificados com vitamina B12. Outra opção para quem abomina tomar vitaminas é fazer exames de sangue periodicamente. Checar apenas seu nível de vitamina B12 não é suficiente. Seu ácido metilmalônico (MMA) deve ser checado para medir corretamente se o nível de B12 no seu corpo é suficiente para você.

E suplementos ou ervas para me ajudarem a perder peso?

Não seja enganado por pílulas dietéticas, mágica num vidrinho ou absorvedores de gordura. Nada que seja de fato eficiente é completamente seguro, e os que são seguros não são eficientes. Para lidar com o problema real, você deve fazer mudanças reais. Aqui estão algumas informações sobre quatro dos mais populares remédios.

Açaí: Enquanto todas as frutas vermelhas são anti-inflamatórias e ricas em antioxidantes, o açaí, tão na moda, não oferece benefícios mágicos adicionais para a saúde ou para a perda de peso. Não há evidência que sugira que produtos com açaí irão ajudá-lo a emagrecer, secar sua barriga, limpar seu cólon, aumentar o desejo sexual, curar a calvície ou qualquer outra melhoria propagandeada. Essa fruta vem como suco, polpa, pó e cápsula e é um triunfo do marketing sobre a ciência. Na verdade, as empresas que vendem açaí nos Estados Unidos estão sob investigação após inúmeras reclamações dos consumidores.

Garcinia cambogia (ácido hidroxicítrico): Apesar de uma teoria interessante e alguns estudos intrigantes em animais, os estudos em humanos não são expressivos. No melhor até agora, um estudo duplo-cego, uma parte de 135 pacientes recebeu 1.500g diários de ácido hidroxicítrico, e a outra parte, um placebo. Todos foram submetidos a uma dieta de alto teor de fibras e baixa caloria. Depois de 12 semanas, o grupo que recebeu o placebo perdeu mais peso.[9] Conclusão: a garcinia cambogia não funciona.

Quitosana: Essa forma de quitina, derivada da carapaça dos crustáceos, supostamente "absorve" gordura no intestino e é frequentemente vendida como absorvedora de gordura. Uma análise dos dados disponíveis parece indicar que você precisaria consumir uma garrafa inteira todo dia para reduzir de fato a absorção de gordura. A quantidade de gordura absorvida é minúscula, e dados clínicos mostram que a quitosana não promove a perda de peso.[10] Conclusão: não funciona.

Efedrina (Ma Huang): Apesar de esse estimulante natural ter um efeito leve na redução de apetite, a FDA emitiu um alerta a respeito de efeitos colaterais sérios e potencialmente letais associados ao uso de produtos contendo a substância, incluindo arritmias, ataques cardíacos, derrames, psicoses, funcionamento anormal do fígado, convulsões, aumento do ritmo cardíaco, ansiedade e dor de estômago.[11] A efedrina é tão perigosa que foi ligada a mortes — mesmo uma dose baixa tem efeitos nefastos sobre a saúde. Conclusão: não vale o risco.

E remédios para emagrecer?

Lembre-se: qualquer coisa, para ser eficaz, tem que ser para sempre. Mesmo se os remédios fossem incrivelmente eficientes, você teria que estar disposto a tomá-los para sempre; no minuto em que parasse, os benefícios lentamente seriam perdidos. No longo prazo, ainda é a alimentação que determina a saúde e o peso. Os inibidores de apetite com anfetaminas receberam muita atenção da imprensa e eram muito populares até que seus perigos se tornaram mais conhecidos. Eles nunca foram aprovados para uso de longo prazo, logo nunca foi muito inteligente utilizá-los.

As duas drogas aprovadas pela FDA para a redução de peso são a sibutramina (Meridia) e o orlistato (Xenical). A sibutramina pode causar dores de cabeça, insônia, constipação, boca seca e hipertensão e só ajuda um pouco. O Xenical, inibidor de gordura, pode causar dores abdominais e diarreia, bem como reduz a absorção de vitaminas solúveis em gordura como a D, a E e a K. Pode ajudar aqueles que seguem uma dieta não saudável, rica em gordura, mas mesmo assim dificilmente compensa os efeitos colaterais. Em geral, remédios são drogas: são um mau substituto para uma vida saudável.[12]

Eu nunca mais vou poder comer chocolate, sorvete ou outro tipo de besteira?

Às vezes você pode comer qualquer coisa que desejar, mas não torne isso um hábito. Tente ser bastante rígido nos primeiros três meses para registrar quanto peso você pode esperar perder ao se alimentar de maneira racional. Todos somos tentados por essas besteiras. É mais fácil resistir se você proibi-las completamente em casa. Todas as escapadelas devem ser feitas fora de casa. Se possível, junte-se a amigos que o apoiem na recuperação da sua saúde — ou que se unam a você na tentativa de ser saudável.

Quando recuperar sua saúde e sentir-se ótimo, você terá uma menor probabilidade de desejar esses alimentos ou sentir-se tão tentado. Então, quando se desviar de uma dieta saudável, é provável que se sinta mal, tenha uma sensação persistente de boca seca e não durma bem. Se sair de sua dieta e comer besteiras às vezes, marque no seu calendário e considere uma ocasião especial que você não repetirá com frequência.

Ninguém é perfeito; no entanto, não caia no efeito sanfona. Você deve aderir ao plano com o máximo de rigor para nunca mais ganhar o peso perdido.

Exercícios são essenciais para o emagrecimento, mas que tipo de exercício é o melhor?

Exercitar-se é importante, mas, se sua capacidade de ser ativo e fazer exercícios for limitada, não se desespere. Meus cardápios mais agressivos ainda assim permitirão que você perca peso. Obviamente, aqueles impossibilitados de se exercitar requerem uma dieta mais rígida. Algumas pessoas sofrem de doenças que impedem que se exercitem muito. Todavia, você ainda deve conceber um plano de exercícios que se adeque às suas capacidades. Quase todos podem fazer alguma coisa. Mesmo aqueles que não podem andar podem fazer exercícios com os braços usando pesos leves ou utilizar um aparelho para os braços.

Exercícios facilitarão sua perda de peso e irão torná-lo mais saudável. Exercícios vigorosos têm um efeito poderoso na promoção da longevidade. Se você quiser adotar este plano e cuidar bem de si mesmo, encontrará vontade de se exercitar. “Não ter tempo” não é desculpa. Se você tem tempo de escovar os dentes, tomar banho ou ir ao banheiro, pode arrumar tempo para fazer um pouco de atividade física. Faça pausas frequentes de cinco minutos para se exercitar — suba escadas ou levante-se e sente-se devagar em sua cadeira vinte vezes. Mesmo pessoas sem tempo para alguma atividade física ou para ir à academia podem subir e descer escadas em casa e no trabalho. Tente subir e descer quantos lances puder duas ou três vezes por dia. Subir e descer vinte ou mais lances por dia é uma maneira eficiente de alcançar seu objetivo. A maioria dos meus pacientes tem uma academia em casa — ou seja, uma escada levando ao segundo andar e outra ao porão. Recomendo que subam e desçam os dois lances dez vezes de manhã antes de tomarem banho e dez vezes à noite. Leva apenas cinco minutos, mas realmente funciona.

Estimulo meus pacientes a entrarem em uma academia de verdade e usarem vários equipamentos para movimentar muitas partes do corpo, atingindo melhores resultados. Quanto mais grupos musculares forem exercitados, mais jogadores metabolicamente ativos você tem no seu time para ajudá-lo a atingir suas metas. Ter acesso a uma variedade de equipamentos esportivos definitivamente ajuda, como elípticos, bicicletas ergométricas, esteiras, steps e vários outros aparelhos de resistência. Quando cansar de um aparelho, pode mudar para outro.

Há outras estratégias para a vitória na guerra contra o sobrepeso?

Este não é um livro sobre gerenciamento do estresse, apoio social ou controle de estímulos. Muitos livros foram escritos sobre esses assuntos. Com certeza, é difícil se alimentar de forma saudável em nosso mundo louco, onde parece que todos estão em uma missão suicida com a comida. Dito isso, algumas das sugestões seguintes se provaram proveitosas para pessoas procurando perder peso.

Apoio social: Inclua família e amigos em seu plano. Peça aos outros que leiam este livro — não com o objetivo de recrutá-los para esse estilo de alimentação, mas para que eles possam ajudá-lo e entender por que você está comendo dessa maneira. Se forem seus amigos de verdade, irão apoiá-lo em seu desejo de melhorar sua saúde e tentarão conviver com as suas opções de alimentação quando você estiver por perto. Talvez até tentem se juntar a você nessa jornada. Ajuda muito encontrar pelo menos um amigo para acompanhá-lo ou apoiá-lo em seu caminho rumo a uma saúde de excelência.

Controle de estímulos: Implemente estratégias para evitar a tentação e a exposição a atividades sedentárias ou a comer como atividade social. O mais importante na técnica de controle de estímulos é estruturar seu ambiente. Isso significa retirar a tentação da sua casa e rechear a despensa e a geladeira com os alimentos adequados. Coma apenas na mesa da cozinha, não enquanto assiste à televisão. Quando terminar de comer, arrume tudo, saia da cozinha, escove os dentes e passe o fio dental para não ficar tentado a voltar e beliscar novamente. Deixe suas roupas de ginástica prontas para se lembrar de começar o dia seguinte com seu programa de exercícios.

Quando for a encontros sociais, coma antes ou leve a própria comida se não puder garantir que o evento terá uma opção de comida que atenda suas necessidades. Ofereça-se para levar comida para os outros convidados também, assim você terá algo para comer sem se preocupar. Tente não tornar a comida o centro da sua vida. Mantenha interesses que desviem sua atenção do ato de comer.

Pensamento positivo e outras técnicas de relaxamento: Relaxamento muscular progressivo e meditação são feitos para reduzir a tensão e fornecem uma distração de eventos estressantes.[13] Para muitos, o estresse antecede uma alimentação relapsa e não saudável. Precisamos de exercícios, descanso suficiente e uma boa noite de sono para lidar melhor com o estresse em nossas vidas. Se você não estiver dormindo bem, pode ficar sobrecarregado com mais facilidade por situações de tensão. Uma fita ou CD para guiá-lo no relaxamento pode ser de grande ajuda para reduzir o estresse e dormir melhor.

Automonitoramento: Aceite que a dieta é um compromisso para a vida inteira. O indivíduo mais propenso a ser bem-sucedido é aquele que mudou seus hábitos assim como sua forma de pensar. Diários de alimentação, pesagens semanais, registros de atividades físicas e estabelecimento de objetivos são maneiras eficazes de se manter na linha. O objetivo primário do automonitoramento é se tornar consciente de comportamentos e fatores que influenciam positiva e negativamente suas escolhas alimentares e atividades. Pesquisas mostram que o automonitoramento é uma ferramenta importante para obter resultados.[14]

Sugiro que você faça uma lista de objetivos que o emagrecimento irá ajudá-lo a conquistar e coloque-a em algum lugar visível de sua casa. De tempos em tempos, adicione itens e marque aqueles que atingir. Pense em objetivos bem específicos para você, como:

- Ficarei confiante na minha capacidade de resistir a doenças.
- Conseguirei perder peso e ter uma excelente saúde.
- Conseguirei entrar novamente nas minhas antigas roupas, inclusive o meu vestido azul preferido.
- O meu colesterol vai melhorar pelo menos cinquenta pontos.
- Vou ficar bonita de biquíni no verão.
- Terei mais energia e conseguirei andar de bicicleta com meus filhos.
- O meu/minha marido/esposa/companheiro vai me achar mais atraente.
- O meu trabalho ficará menos cansativo, meu desempenho será melhor e ganharei mais dinheiro.
- Economizarei dinheiro com médicos e conseguirei guardar mais para a minha aposentadoria.
- Terei mais vida social e condições de atrair Fulano (ou Fulana).
- Os meus joelhos e costas não vão mais doer.
- Ganharei respeito dos meus colegas.
- Minhas alergias, constipação, indigestão, dores de cabeça e acne desaparecerão.
- Terei menos medo de problemas graves de saúde e da morte.

Apoio adicional do dr. Fuhrman: Criei um site para fornecer informações adicionais, ferramentas e suporte para ajudá-lo a conquistar seus objetivos. Em DrFurhman.com, você tem acesso às informações mais atuais sobre saúde e nutrição, assim como às histórias mais inspiradoras e impressionantes sobre perda de peso constante e restauração da saúde. Você encontrará artigos que escrevi explicando recentes descobertas científicas e medicina nutricional — distinguindo os mitos dos fatos reais. Também é o melhor lugar para saber mais sobre minhas próximas palestras e eventos. Todo ano, organizo uma semana de retiro saudável, que lhe dá a oportunidade de mergulhar em informações importantes sobre sua saúde, aproveitar e aprender como fazer refinadas receitas nutriativas e amizades para toda a vida com pessoas que o apoiarão e que pensam como você. O retiro oferece palestras, ateliês culinários, aulas de exercícios e filmes sobre saúde, além de atividades e entretenimento, em um lindo resort.

Tornar-se membro do site DrFuhrman.com é uma maneira especificamente desenvolvida para assegurar que você será bem-sucedido, seja porque necessita de orientação e estímulo, seja apenas para aproveitar a informação e o companheirismo. Os membros podem recorrer ao site para obter ideias atualizadas, receitas, cardápios, contatos e até mesmo meus conselhos pessoais. Você pode ler minhas respostas a milhares de questões e fazer as suas perguntas também. Além disso, terá a oportunidade de se conectar diretamente com outros membros que estão apenas começando ou que já alcançaram os seus objetivos e podem passar dicas úteis. Lembre-se de que você alcançará as suas metas mais rapidamente quando tiver o apoio de outros que já o fizeram.

Aconselhamento estruturado: Alguns indivíduos se dão melhor quando outros acompanham seus resultados e os encorajam. Há os que maximizam o sucesso com uma variedade de ajudas, inclusive consultas regulares a um médico, nutricionista ou psicólogo. Quando pacientes me veem todos os meses, revemos o que eles conquistaram e o que deverá ser feito para que atinjam a meta do mês seguinte. Melhorias na pressão sanguínea, peso, funcionamento do fígado, níveis de lipídio e parâmetros de diabetes são todos de grande ajuda para manter as pessoas focadas em alcançar seus objetivos. Se você estiver tomando remédios, deve ir ao médico regularmente para ajustar a dosagem e talvez interromper uma medicação que tenha se tornado desnecessária com a perda de peso. Também pode pedir ao seu médico que leia este livro e trabalhe com você, apoiando-o na volta ao bem-estar completo.

Clínicas e SPA: Se não conseguir, ou não cumprir o programa sozinho, você não é um fracassado. Alguns precisam de um ambiente estruturado para começar o caminho para o sucesso. Para outros, é essencial para sua saúde que consigam perder peso relativamente rápido. Se você se comprometer com o sucesso, não há razão para se satisfazer com menos do que resultados espetaculares em sua saúde, bem-estar e forma física. Algumas pessoas podem precisar de um período inicial de supervisão que ofereça um programa mais disciplinado e estruturado no qual tudo o que comam seja preparado para elas.

Logo elas são reeducadas em uma alimentação apropriada e aprendem a se adaptar às mudanças que devem fazer. Elas podem provar várias maneiras diferentes de preparar comida saudável.

Uma dieta vegetariana ou vegana é mais saudável que uma dieta que contenha uma pequena quantidade de produtos animais?

Não posso garantir. A maior parte das evidências sugere que uma dieta quase vegetariana ou vegetariana é a melhor. No enorme Projeto China, a redução na incidência de câncer continuou a ser observada enquanto os participantes reduziam o consumo de alimentos de origem animal até apenas uma porção por semana. Não há dados suficientes que avaliem quantidades abaixo dessa. Alguns outros estudos menores sugerem que um pouco de peixe adicionado a uma dieta vegetariana traz benefícios, o que provavelmente é resultado da maior concentração de gordura DHA no peixe.[15] Esse mesmo benefício muito provavelmente poderia ser alcançado em uma dieta estritamente vegetariana incluindo linhaça moída e castanhas contendo ômega-3, como nozes. Se quiser os benefícios do DHA adicional contido no peixe, mas continuando em uma dieta estritamente vegetariana, pode consumir DHA derivado de algas.

Quer você seja estritamente vegetariano ou não, sua dieta deve ser predominantemente baseada em vegetais para uma saúde ideal, reduzindo ao máximo o risco de câncer. Uma dieta vegetariana ou vegana pode ser saudável ou não, dependendo das escolhas de certos alimentos, mas uma dieta como a da maioria dos americanos — isto é, contendo uma quantidade significativa de produtos de origem animal — não pode se tornar saudável. Para aqueles que não querem deixar tais produtos de lado, limitem seu consumo a 340g ou menos por semana. Senão, o risco de doenças aumenta consideravelmente. Muitos dos meus pacientes escolhem comer apenas comidas veganas em casa e deixam produtos animais como um "presente", para consumir uma vez por semana, quando saem.

Uma dieta rica em nutrientes e de baixa caloria é a melhor para todos?

Eu não recomendo a mesma dieta para todos, mas a minha fórmula S = N/C nunca muda. Em raríssimas ocasiões cruzo com um indivíduo que precisa de alguma mudança nessa dieta. Há algumas doenças, como a doença inflamatória do intestino, para as quais essa dieta teria que ser ajustada, pois os pacientes podem não tolerar a grande quantidade de legumes e frutas crus. Adapto e personalizo os planos alimentares e suplementos nutricionais para indivíduos com necessidades médicas e metabólicas especiais. Se você for uma dessas pessoas ou se precisar de uma maneira saudável de ganhar peso, entre em contato comigo ou outro médico com conhecimento na área para recomendações mais específicas.

Eu não bebo seis a oito copos d'água por dia. Isso é ruim?

Somente aqueles que se alimentam com uma dieta de estilo americano, tão rica em sal e tão pobre em frutas, legumes e verduras com grande teor de água precisam beber tanta água. Na minha dieta rica em fibras e fluidos, a necessidade de água extra diminui. Três copos por dia geralmente são suficientes; mas, se você fizer exercícios ou estiver em ambientes quentes, obviamente precisa beber mais para repor os líquidos perdidos com a transpiração.

Como modificar suas recomendações sobre nutrição superior e prevenção de doenças para crianças e pessoas que não precisam perder peso?

Eu acredito que a alimentação que oferecemos a nossos filhos é a razão pela qual vemos infecções com tanta frequência e níveis tão altos de alergias, doenças autoimunes e câncer nos Estados Unidos. Infelizmente, o que comemos no começo da vida tem um efeito mais poderoso na nossa saúde final (ou saúde doente) do que o que comemos mais tarde. Tenho quatro filhos e entendo as dificuldades de tentar criar crianças saudáveis no mundo insano de hoje. Parece que estamos em um ambiente em que os pais estão criando, de propósito e com empolgação, uma nação de adultos doentes.

Onde vivo, pais e vizinhos, sem perceber, tentam envenenar seus filhos a qualquer oportunidade. Eles não se limitam simplesmente a alimentar seus filhos com uma dieta entupida de açúcar e gordura, mas em cada festa de aniversário, evento esportivo e social, trazem bolinhos cobertos de açúcar, rosquinhas e balas para todo mundo. Eu esperaria que, como pais, todos tivéssemos o mesmo objetivo de tentar fazer nossos filhos comerem mais alimentos nutritivos: legumes, verduras, frutas, castanhas e sementes cruas e leguminosas. No entanto, nenhuma criança comerá de forma saudável se for autorizada a comer alimentos não saudáveis regularmente.

A única forma de fazer uma criança comer de maneira saudável é retirar todos os alimentos não saudáveis de casa. Assim, quando estiver com fome, ela será forçada a escolher entre opções saudáveis. Crianças comerão bem, pelo menos em casa, se tiverem apenas opções de alimentos adequados. Para outras informações, pense em ler meu livro *Disease-Proof Your Child*.

As regras dietéticas deste livro são restritas demais em termos de calorias e gordura para uma criança ou atleta magro. Todavia, os princípios para uma alimentação saudável e para a longevidade não mudam. Tudo o que tem que ser feito para aumentar a densidade calórica ou de gorduras é acrescentar mais fontes integrais de gordura e calorias, como castanhas e sementes cruas, manteigas de castanhas e abacates. Vegetais ricos em amidos e grãos integrais podem ser consumidos em maior quantidade e pratos de legumes e grãos podem ser temperados com molhos feitos a partir de castanhas e sementes.

Se você quiser ganhar peso, comer mais — ou comer para ficar mais forte —, adicionará mais gordura a seu corpo. É excepcionalmente raro alguém ganhar mais músculos apenas comendo mais. Forçar-se a consumir mais alimentos do que seu corpo quer não lhe interessa muito. Se quiser ganhar peso, levante pesos para desenvolver músculos; assim o exercício aumentará seu apetite de forma adequada. Quando você se mantém em uma dieta saudável, a natureza faz com que você carregue apenas a massa de que precisa; seus músculos aumentarão apenas se forem forçados a fazer mais esforço. É claro que este livro é feito para aqueles que estão acima do peso e desejam emagrecer. Aqueles que são realmente magros demais e precisam engordar devem modificar esse plano alimentar de modo a satisfazer suas necessidades individuais.

É perigoso comer mais frutas, legumes e verduras por causa do aumento do uso de pesticidas? Tenho que comprar produtos orgânicos?

Os efeitos da ingestão de pesticidas em quantidades muito pequenas presentes em legumes, verduras e frutas são desconhecidos. O dr. Bruce Ames, diretor do Instituto Nacional do Centro de Ciências da

Saúde Ambiental na Universidade da Califórnia (National Institute of Environmental Health Sciences), em Berkeley, dedicou sua carreira a examinar essa questão e acredita que são quantidades diminutas e não representam risco algum.

Ele e outros cientistas defendem essa visão, pois humanos e outros animais são expostos a pequenas quantidades de toxinas naturais em cada pedaço de comida orgânica. O corpo normalmente quebra resíduos metabólicos que ele mesmo produz e substâncias cancerígenas naturais em alimentos, assim como pesticidas, e excreta essas substâncias perigosas a cada minuto. Como 99,99% de substâncias químicas potencialmente cancerígenas consumidas estão naturalmente presentes em todos os alimentos, reduzir nossa exposição ao 0,01% que é sintético não reduzirá a incidência de câncer.

Tais cientistas argumentam que os humanos ingerem milhares de substâncias químicas naturais que normalmente são mais tóxicas e estão presentes em doses mais altas do que a quantidade diminuta de resíduos de pesticida que permanece na comida. Além disso, estudos em animais sobre o potencial cancerígeno de substâncias químicas sintéticas são feitos com doses mil vezes mais altas do que aquelas ingeridas com a comida. Ames argumenta que uma alta porcentagem de todas as substâncias químicas, naturais ou não, é potencialmente tóxica em altas doses — "a dose faz o veneno" — e que não há evidência do possível risco de câncer a partir dos mínimos resíduos químicos presentes nos produtos de origem vegetal.

Outros acreditam que possa haver um leve risco, embora seja difícil de provar. Com certeza, há uma preocupação justificável de que algumas substâncias químicas sejam bastante tóxicas e potencialmente perigosas em doses mais baixas do que as usadas em experiências com roedores. Nenhum cientista defende que por isso devemos reduzir nosso consumo de vegetais, mas muitos (inclusive eu) acreditam ser prudente reduzir nossa exposição a vários resíduos tóxicos presentes em nossa comida. Eu, sem dúvida, defendo evitar as cascas dos alimentos considerados com maior índice residual de pesticidas. E, é claro, todos os vegetais devem ser lavados antes de consumidos.

Se você se preocupa com pesticidas e substâncias químicas, tenha em mente que produtos de origem animal, como laticínios e carne vermelha, contêm os resíduos de pesticidas mais tóxicos. Como bois e vacas comem grandes quantidades de alimentos contaminados, certos pesticidas e substâncias químicas perigosas são encontrados em altas concentrações em sua carne e derivados. Por exemplo, a dioxina, que é predominantemente encontrada em carnes gordurosas e laticínios, é uma das toxinas mais potentes, ligada a vários tipos de câncer em humanos, incluindo linfomas.[16] Ao basear sua dieta em vegetais *in natura*, você automaticamente reduz sua exposição às mais perigosas substâncias químicas.

De acordo com o Grupo de Trabalho Ambiental (Environmental Working Group),[17] estes são os "12 vilões", constantemente considerados os vegetais mais contaminados, em ordem decrescente:

1. Aipo
2. Pêssego
3. Morango
4. Maçã
5. Mirtilo
6. Nectarina
7. Pimentão
8. Espinafre
9. Cereja
10. Couve
11. Batata
12. Uvas importadas

É sensato comprar as versões orgânicas desses alimentos.

Cebola, milho, aspargos, ervilhas, repolho, beringela, brócolis, tomates e batatas-doces são legumes com menor possibilidade de ter pesticidas. Abacates, abacaxis, mangas, kiwis, mamões, melancias e toranjas são as frutas com a menor possibilidade de ter resíduos de pesticida.

É bom descascar as frutas, se possível, e não comer a casca das batatas, a menos que você possa comprar o produto sem pesticida. Descarte as folhas mais externas de alfaces e repolhos que não forem orgânicos; outras superfícies que não podem ser descascadas devem ser lavadas com água e sabão ou um produto específico para lavar vegetais. Lavar apenas com água remove entre 25 e 50% dos resíduos de pesticidas.

Todos os estudos feitos até agora sobre o consumo de alimentos e sua relação com o câncer mostram que, quanto mais frutas e vegetais as pessoas comem, menos câncer e doenças cardíacas elas têm. Todos esses estudos foram feitos com pessoas que consomem produtos convencionalmente cultivados, não orgânicos. Fica claro que os benefícios comuns de legumes, verduras e frutas compensam qualquer risco hipotético.

Meu médico notou que minha pele ficou amarelada e disse para cortar alimentos contendo caroteno, como manga, cenoura e batata-doce.

Um tom levemente amarelo-alaranjado na sua pele não é um problema, é um sinal de que você se alimenta de forma saudável. Ao contrário, qualquer pessoa que não tenha algum grau de carotenemia na pele não está comendo de modo adequado, e tal padrão alimentar a coloca sob risco de câncer — inclusive câncer de pele. Eu não tomo suco de cenoura; no entanto, minha pele tem uma leve nuance amarelada, principalmente em contraste com a pele de pessoas que comem da forma tradicional. Quando meus pacientes aderem a uma dieta rica em nutrientes, a pele deles também muda de cor levemente. Diga a seu médico que é ele que tem um tom de pele perigoso. De todo modo, não recomendo tomar vitamina A ou altas doses de betacaroteno em suplementos. Tanto a vitamina A quanto o betacaroteno em forma de suplemento têm sido associados ao aumento da mortalidade.[18]

E o argumento de que nossos ancestrais eram caçadores e colhedores que comiam um monte de carne?

É claro que havia populações primitivas que possuíam dietas ricas em carne e havia povos primitivos com dietas predominantemente vegetarianas. Os humanos estavam desesperados por calorias, então comiam o que aparecesse. As duas questões que devemos examinar são as seguintes: quanto tempo eles viviam com essa alimentação? Que dieta para humanos lhe dá a melhor proteção contra doenças e a maior expectativa de vida nos tempos modernos?

Particularmente, eu quero fazer melhor que nossos ancestrais pré-históricos. Uma visão abrangente e uma interpretação racional das evidências científicas dão base à conclusão de que podemos aumentar a longevidade humana e prevenir doenças se fizermos escolhas alimentares específicas. Ainda temos a fisiologia de primatas — uma fisiologia que depende de um alto consumo de vegetais —, o que é relevante para explicar nossa capacidade de sobreviver em uma dieta predominantemente vegetariana.

A dra. Katharine Milton, da Universidade da Califórnia, em Berkeley, está entre os poucos antropólogos da nutrição no mundo que trabalham com e estudam culturas e povos primitivos não influenciados por tecnologias modernas. Ela concluiu que a dieta de ambos, povos primitivos e primatas selvagens, é largamente baseada em vegetais.[19] A maior diferença entre as dietas primitivas e a nossa é o consumo por parte deles de vegetais selvagens densos em nutrientes e a falta de acesso a alimentos pobres em nutrientes e ricos em gorduras, como queijo, óleo e grãos refinados.

Temos uma oportunidade única na história humana: temos produtos de origem vegetal frescos em prateleiras de mercados de todo o planeta. Podemos tirar vantagem dessa abundante variedade de vegetais frescos para consumir uma dieta com mais densidade de fitoquímicos e diversidade do que nunca. Temos a oportunidade de tomar decisões sobre o que comer, algo impossível para nossos ancestrais pré-históricos. Felizmente, temos o conhecimento que eles não tinham e podemos usá-lo para viver mais do que nunca.

Sei que você não recomenda manteiga comum ou margarina, então o que eu passo no pão e nos legumes?

A manteiga comum carrega uma quantidade perigosa de gordura saturada; margarinas contêm óleos hidrogenados repletos de gorduras trans, que aumentam o LDL, o mau colesterol. Quanto mais sólida for a margarina em temperatura ambiente, mais gordura trans ela contém. Ao avaliar os tipos de gordura consumidos, pesquisadores descobriram que a manteiga aumenta o nível de colesterol e que quantidades variadas de margarinas e óleos trazem vários efeitos prejudiciais.[20] A melhor resposta é não usar nada, ou comprar um pão integral que seja saboroso sem a adição de uma camada gordurosa. Se você ama o sabor da manteiga, use moderadamente uma margarina em tubo ou líquida e que não contenha óleo hidrogenado. Muitos dos meus pacientes gostam de molho de tomate sem sal, uma mistura de tomate picante, abacate ou cogumelos no vapor sobre o pão. É claro que a melhor maneira de perder o hábito de comer essas camadas gordurosas é simplesmente não comer pão.

Produtos derivados de soja ou grãos de soja são alimentos saudáveis?

Produtos derivados de soja como hambúrgueres, leite e queijo são muito mais populares e disponíveis hoje do que no passado. A FDA considera produtos contendo soja benéficos para o coração e permite que proteínas de soja sejam anunciadas como saudáveis.

Estudos mostraram os efeitos benéficos da soja sobre o colesterol e outros fatores de risco cardiovascular. No entanto, não há razão para não esperar os mesmos resultados de leguminosas, como feijões, de qualquer tipo; é que simplesmente há mais estudos feitos sobre a soja do que sobre as outras leguminosas.

Há também numerosos estudos indicando que grãos de soja são ricos em vários componentes anticancerígenos, como isoflavonas. Apesar dos mitos populares, a literatura científica é clara: o consumo de grãos de soja, ou produtos de soja minimamente processados como tofu ou tempeh, está ligado à redução do risco de câncer de mama.[21] No entanto, eu não recomendo consumir grandes quantidades de produtos derivados de soja na esperança de diminuir o risco de câncer. O grão de soja é a única fonte de isoflavonas. A maioria das leguminosas como feijões são ricas em componentes anticancerígenos e em muitos flavonoides diferentes com efeitos anticancerígenos são encontrados em grãos de todo tipo. Uma dieta saudável inclui uma variedade de leguminosas e não se baseia em apenas um alimento para uma cota desproporcional de calorias. Sempre recomendo o consumo de uma ampla variedade de alimentos ricos em fitoquímicos para maximizar a saúde, e as leguminosas não são exceção.

Tofu e grãos de soja congelados são boas fontes de gordura ômega-3 e cálcio, mas castanhas de soja, leite de soja e outros produtos processados não retêm muitos dos componentes benéficos encontrados no grão natural. Quanto mais o alimento é processado, mais os componentes benéficos são destruídos. A maioria dos produtos de soja processados pode ser adições saborosas a uma dieta de base vegetariana, mas em geral são alimentos ricos em sal e pobres em nutrientes, então você deve utilizá-los raramente.

Como conclusão, o grão de soja é um alimento superior, contendo as gorduras ômega-3 difíceis de encontrar. Leguminosas como feijões são alimentos importantes na luta contra o câncer e doenças cardíacas, e é por isso que você vai se beneficiar se incluir vários deles em sua dieta.

Qual é a quantidade de sal permitida nesse programa nutricional?

Este livro foi desenvolvido para aqueles que querem perder peso e para aqueles que querem manter uma excelente saúde e prevenir doenças. Qualquer excesso de sal adicionado à comida, fora aquele contido naturalmente nos alimentos, pode aumentar o risco de desenvolver doenças. O consumo de sal está ligado ao câncer de estômago e à hipertensão.[22] Para uma saúde ideal, recomendo que nenhum sal seja adicionado a nenhum alimento. O famoso estudo DASH, desenvolvido pelo Instituto Nacional do Coração, Pulmão e Sangue, do NIH, claramente indica que os americanos consomem entre cinco e dez vezes mais sódio do que precisam e que altos níveis de sódio ao longo dos anos aumentam a pressão sanguínea.[23] Só porque você não tem pressão alta, não significa que não terá. Na verdade, provavelmente terá pressão alta se continuar comendo muito sal.

O sal também ajuda a eliminar o cálcio e outros traços de minerais na urina quando seu excesso é excretado, o que contribui para a osteoporose.[24] Se isso não for o bastante, o alto consumo de sódio indica um aumento de mortes por ataque cardíaco. Em um amplo estudo publicado no respeitado periódico médico *Lancet*, há uma assustadora correlação entre o consumo de sódio e as causas de morte em homens acima do peso.[25] Os pesquisadores concluíram: "O alto consumo de sódio indica mortalidade e risco de doenças coronarianas, independentemente de outros fatores de risco cardiovascular, incluindo pressão alta. Esses resultados fornecem evidências diretas dos efeitos danosos do alto consumo de sal na população adulta."

Isso significa que o sal traz prejuízos significativos independentemente de seus efeitos na pressão sanguínea. É muito provável que aumente a tendência das plaquetas a formar coágulos, por exemplo.

Recomendo que as pessoas resistam a acrescentar sal aos alimentos e procurem alimentos sem sal adicionado. Como a maior parte vem de alimentos processados, do pão e de enlatados, não deve ser tão difícil evitar o sódio adicionado.

Dito isso, se você desejar salgar sua comida, faça-o só depois que o prato estiver na mesa e você estiver pronto para comer. O sabor será mais salgado se estiver na superfície da comida. Você pode adicionar montes de sal a vegetais ou sopas enquanto estiver cozinhando e mal sentir o gosto. Use ervas, temperos, suco de limão, vinagre e outros componentes sem sal para dar sabor à comida. Condimentos como ketchup, mostarda, molho de soja, teryaki e relish têm um teor de sódio muito alto, então, se não puder resistir a eles, use com moderação as versões com baixo teor de sódio.

Idealmente, todos os alimentos devem ter menos de 1mg de sódio por caloria. Alimentos naturais contêm cerca de 0,5mg. Se uma porção de determinado alimento tiver 100 calorias e 400mg de sódio, o teor de sal é muito alto. Se a porção tiver 100 calorias e menos de 100mg de sódio, é um alimento com quase nenhum sal adicionado e é adequado à sua dieta. Tente evitar produtos com mais de 200mg por 100 calorias. Seguindo essas orientações, você deve ser capaz de manter seu consumo médio diário de sódio ao redor ou abaixo de 1.000mg.

Se você não usar sal, suas papilas gustativas vão se adaptar com o tempo, e sua capacidade de sentir o gosto dele melhorará. Quando você usa muito sal, sua capacidade de sentir o gosto desse condimento diminui, e sua comida parece sem sabor a não ser que seja fortemente temperada ou apimentada. O estudo DASH observou o mesmo fenômeno que eu vinha notando durante anos: leva algum tempo para que as papilas gustativas saturadas de sal se acostumem a um baixo teor de sódio. Se você seguir minhas recomendações nutricionais com rigor, evitando todos os alimentos processados ou muito salgados, sua capacidade de detectar e aproveitar os sabores sutis de frutas, legumes e verduras também irá melhorar.

E o café?

Claramente, o consumo excessivo de bebidas contendo cafeína é perigoso. Viciados em cafeína correm um maior risco de sofrer arritmias cardíacas, que podem causar mortes súbitas.[26] O café aumenta a pressão sanguínea, assim como o colesterol e homocisteína, dois fatores de risco para doenças do coração.[27] Uma xícara de café por dia provavelmente não causa um risco significativo, mas beber mais do que isso pode interferir em sua saúde e até em sua meta de emagrecimento.

Além do aumento do risco de doenças cardíacas, há dois outros problemas com a cafeína. Primeiro, é um estimulante que permite que você faça as coisas dormindo menos e diminui a profundidade do sono. Tal diminuição do sono resulta em maiores níveis de cortisol, o hormônio do estresse, e interfere no metabolismo da glicose, levando à resistência à insulina.[28] Essa resistência à insulina e o subsequente aumento do nível básico de glicose levam mais tarde a doenças do coração e outros problemas. Falando sem rodeios, o consumo de cafeína interfere no sono, e menos sono promove doenças e envelhecimento precoce. Um sono adequado também é necessário para evitar comer em excesso. Não há substituto para um sono adequado.

O segundo problema com a cafeína é que comer com mais frequência e em maior quantidade suprime dores de cabeça e outros sintomas de abstinência de cafeína. Quando você finalmente terminar de digerir uma refeição, seu corpo limpará a casa com mais eficiência. Nesse momento, viciados em cafeína sentem uma compulsão por comer mais para suprimir os sintomas da abstinência. Logo, eles são levados a comer mais do que comeriam se não fossem viciados em cafeína.

Você nunca estará em contato com os sinais da fome verdadeira de seu corpo enquanto for viciado em estimulantes. Para algumas pessoas, desistir do café é mais difícil que seguir as restrições dietéticas que recomendo. Sugiro a essas pessoas a aderir com cuidado às minhas recomendações, sem bebidas com cafeína nas primeiras seis semanas. Depois, quando seu vício não existir mais, você pode decidir se realmente não pode deixar de lado aquela única xícara de café. Tenha em mente que as dores de cabeça da abstinência da cafeína levam de quatro a cinco dias para passar, uma vez que você decida parar de beber café. Se os sintomas forem muito severos, tente reduzir seu consumo aos poucos, com cerca de meia xícara a cada três dias.

Se um pouco de café permitisse a continuidade da minha dieta, eu não teria uma forte objeção. Perder peso é o objetivo mais importante para a sua saúde em geral. No entanto, uma quantidade grande de cafeína não torna mais fácil controlar seu apetite e desejos por comida;

torna mais difícil. Seria muito melhor se você testasse de verdade esse plano. Perceba que se sentirá bem e quanto peso pode perder em seis semanas. Talvez até lá você tenha perdido o desejo por substâncias estimulantes.

Quanto de álcool é permitido?

Beber moderadamente foi associado com uma mais baixa incidência de doenças coronarianas em mais de quarenta estudos. Isso se aplica apenas a beber moderadamente — o que é definido como um copo ou menos por dia para as mulheres e dois copos ou menos para os homens. Mais do que isso, há aumento da gordura abdominal e outros problemas potenciais.[29] O consumo de álcool também leva a leves sensações de abstinência no dia seguinte, comumente confundidas com o apetite. Um copo de vinho por dia provavelmente é insignificante, mas sou contra doses mais altas.

As propriedades anticoagulantes do álcool garantem alguns efeitos protetores contra ataques cardíacos, mas esses efeitos só são válidos se a pessoa ou a população consumir uma dieta que promova doenças do coração. É muito mais inteligente evitar os efeitos nocivos do álcool completamente e proteger-se de doenças cardíacas com a excelência nutricional. Por exemplo, mesmo o consumo moderado de álcool está ligado a taxas mais altas de câncer de mama e à ocorrência de fibrilação atrial.[30] Se possível, evite o álcool e alimente-se de maneira saudável, mas, se aquele copo diário fizer com que você siga o plano com mais rigor, então beba-o.

Eu me sinto melhor quando faço uma dieta rica em proteínas, com muitos produtos de origem animal. Isso significa que as recomendações de adotar uma dieta de base vegetariana não são para mim?

Tenho milhares de pacientes que consomem dietas vegetarianas ou quase vegetarianas e nos últimos 15 anos notei uma porcentagem mínima do total que inicialmente relatava se sentir melhor com uma quantidade significativa de produtos animais em sua dieta e pior com uma dieta vegetariana. Quase todas essas reclamações se resolveram com o tempo na nova dieta. Acredito que as principais razões são as seguintes.

Uma dieta repleta de produtos animais coloca toxinas nos sistemas de desintoxicação do corpo. Como quando se para com a cafeína, o cigarro ou a heroína, muitos observam sintomas de abstinência por um período curto, geralmente incluindo fadiga, fraqueza, dores de cabeça ou desarranjos intestinais. Em 95% dos casos, esses sintomas desaparecem em duas semanas.

É mais comum que o período de ajuste temporário dure menos de uma semana, no qual você pode sentir fadiga, ter dores de cabeça, gases ou outros sintomas leves enquanto seu corpo se livra de seus hábitos tóxicos anteriores. Não caia na mentira de que "você precisa de mais proteína". Os cardápios deste livro oferecem proteínas suficientes — e déficit de proteínas não causa fadiga. Mesmo meus menus veganos suprem cerca de 50g de proteína por 1.000 calorias, uma quantidade elevadíssima. Não ingerir mais alimentos perigosos, mas estimulantes, causa fadiga temporária.

Podem-se sentir mais gases e desarranjos intestinais ocasionais ao se iniciar uma dieta contendo tantas e tão diferentes fibras, com que o sistema digestivo nunca teve contato antes. Em tantos anos, o corpo ajustou suas secreções e movimentos peristálticos (contrações intestinais relativas à digestão) a uma dieta com baixo teor de fibras. Esses sintomas também melhoram com o tempo. Mastigar muito bem, mesmo saladas moídas, ajuda nesse período de transição. Algumas pessoas devem evitar leguminosas como soja e feijão inicialmente, depois usá-los apenas em pequenas quantidades, adicionando-as aos poucos durante as semanas, para treinar o sistema digestivo a lidar e digerir essas novas fibras.

Certas pessoas têm maiores necessidades de gorduras, e o tipo de dieta vegetariana que seguiram no passado pode não ter sido rica o suficiente em certas gorduras essenciais para elas. É o caso daqueles que consomem uma dieta baseada em vegetais que inclua muito trigo de baixa caloria e outros grãos. Frequentemente, adicionar linhaça moída ou óleo de linhaça à dieta para fornecer as gorduras ômega-3 adicionais pode ajudar. Alguns indivíduos, especialmente magros, precisam de mais calorias e mais gordura para manter o peso. Isso em geral é "consertado" ao incluir castanhas cruas, manteigas de castanhas cruas, abacates e outros alimentos saudáveis que são ricos em nutrientes, gorduras e calorias. Mesmo as pessoas magras melhorarão significativamente a saúde e diminuirão o risco de doenças degenerativas se reduzirem a dependência de alimentos de origem animal e consumirem mais gorduras de origem vegetal, como a de castanhas, no lugar.

Há também as raras pessoas que precisam de fontes mais concentradas de proteínas e gordura devido a deficiências digestivas como a doença de Crohn, síndrome do intestino curto ou outras doenças pouco comuns. Em raras ocasiões também tive pacientes que se tornaram magros demais ou malnutridos com o que eu consideraria uma dieta ideal, densa em nutrientes. Em tais ocasiões, foram necessários mais produtos de origem animal para reduzir o conteúdo de fibras, frear o ritmo da digestão e ajudar a absorção e a concentração de aminoácidos em cada refeição. Esse problema geralmente é resultado de alguma deficiência digestiva ou dificuldade de absorção. Vi apenas alguns casos assim nos últimos vinte anos de prática. Em outras palavras, segundo minhas estimativas, nem sequer um em cem casos precisa de produtos animais regularmente em sua dieta. Essas pessoas ainda seguem minhas recomendações gerais para terem uma excelente saúde e conseguem adaptar suas necessidades individuais mantendo o consumo de produtos de origem animal em níveis comparativamente baixos.

Você recomenda adoçantes de baixa ou sem caloria?

Agentes adoçantes como o aspartame, a sacarina e a sucralose são adicionados a milhares de alimentos e remédios. Muitos gurus da saúde hoje recomendam substituir os adoçantes artificiais pela estévia. Recentemente aprovada pela FDA, a estévia é feita a partir de folhas de um arbusto sul-americano e pode ser considerada natural.

Muitas pessoas usam adoçantes em um esforço para controlar o peso. Não funciona, apenas perpetua seu desejo por comidas não saudáveis. Quando pesquisadores compararam o consumo calórico de mulheres que tomavam bebidas adoçadas com aspartame com o de mulheres a quem foram dadas bebidas de mais alta caloria, as que ingeriram aspartame apenas consumiram mais calorias em seguida.[31] O uso de adoçantes não calóricos como uma estratégia de restrição de calorias continua a ser criticada por cientistas.[32] Acredita-se que consumir algo de sabor doce prepara o corpo para uma recepção de calorias que não acontece. Como resultado, usuários de adoçantes não calóricos apenas procuram mais doces para satisfazer desejos do corpo. Adoçantes não calóricos sinalizam para o corpo que o açúcar está a caminho e estimula o pâncreas a secretar insulina, o que não é benéfico.

Se você sofre de dores de cabeça, cuidado com produtos que contêm aspartame. Estudos mostraram que aqueles que sofrem de enxaqueca experimentam sintomas mais frequentes e severos após ingerir aspartame.

Recomendo agir com segurança e limitar-se a alimentos naturais. A segurança de todos os adoçantes artificiais, assim como a dos açúcares naturais, tem sido questionada de uma maneira ou de outra. Conclusão: tente aproveitar suas escolhas alimentares sem adoçantes. Frutas frescas e às vezes um pouco de açúcar de tâmaras ou tâmaras moídas são as opções mais garantidas. Recomendo deixar de lado refrigerantes, chás gelados e sucos. Se não contiverem adoçantes artificiais, estarão recheados de açúcar. Coma alimentos integrais e beba água. Melões batidos com gelo é uma opção de verão deliciosa e refrescante. Eu acredito de verdade que, se você estiver muito acima do peso, o risco desse estado provavelmente excede qualquer outro associado com os adoçantes. No entanto, não estou convencido de que muitas pessoas descobriram nos adoçantes de baixa ou nenhuma caloria a solução para o problema de peso.

Você recomenda o xarope de agave como adoçante?

O agave se tornou o adoçante preferido de muitos promotores da saúde, mas não o recomendo. É apenas outro adoçante concentrado de baixos nutrientes. Além disso, ele pode provocar alguns problemas de saúde significativos.

Uma de suas armas de propaganda é seu baixo índice glicêmico por possuir cerca de 85% de frutose, que é metabolizada de forma diferente de outros açúcares. Em vez de ir para a corrente sanguínea (onde poderia aumentar o nível de açúcar do sangue), a maior parte vai direto para o fígado. É por isso que seu índice glicêmico é baixo, mas ainda assim promove acúmulo de gordura e ganho de peso. Enquanto muitos veem o baixo índice glicêmico como algo positivo, a frutose, ou qualquer adoçante concentrado rico em frutose, pode causar a elevação dos triglicerídeos e aumentar o risco de doenças cardíacas. Também pode aumentar o risco de síndrome metabólica, especialmente para quem já apresenta resistência à insulina e/ou está acima do peso ou é obeso.[33] São as mesmas razões pelas quais devemos evitar produtos feitos com xarope de milho, com altas doses de frutose, que possui mais dessa substância que o açúcar tradicional.

Como fora com frequência, por isso é muito difícil me manter no plano. O que fazer para tornar a transição mais fácil?

Escolha restaurantes que tenham opções saudáveis e conheça os lugares que suprirão suas necessidades. Se possível, fale previamente com o gerente ou chef. Quando viajar, procure restaurantes com bufês de saladas. Esse não é um plano de tudo ou nada. Ao conhecer essa ideia, cada pessoa pode melhorar sua dieta. As pessoas tendem a gostar mais das comidas a que estão acostumadas. Tenha em mente que no fim das contas você perderá o desejo por alguns dos alimentos não saudáveis que come hoje e aproveitará mais os prazeres de comidas saudáveis e naturais. Eu de fato gosto mais de comer alimentos saudáveis do que alimentos prejudiciais porque eles são gostosos e eu me sinto bem. A maioria dos meus pacientes relata a mesma sensação. Preferências alimentares são aprendidas: você pode aprender a gostar de alimentos saudáveis, assim como aprendeu a gostar das não saudáveis.

Você pode seguir a dieta fora de casa se estiver comprometido com ela — apenas dá mais trabalho planejar onde comer e assegurar-se de que haverá algo para você no cardápio. Crie o hábito de pedir uma salada verde dupla com o molho separado, para usar apenas uma pequena quantidade ou, se preferir, apenas esprema um limão sobre a salada.

Lembre-se de que essa não é uma dieta temporária, é seu plano de vida. Temos que considerar como nossa saúde é afetada pelo que escolhemos comer. Todos temos que fazer escolhas inteligentes para aproveitar o máximo de nossas vidas. Isso não significa que você tenha que ser perfeito. Mas significa que não importa como se alimente, quer adote todas as minhas recomendações ou apenas algumas delas, sua saúde melhorará como resultado desses progressos. Depois de um tempo, a alimentação saudável irá se tornar um hábito. Se você tentar de verdade, talvez descubra, como outros, que não é tão difícil como achava, e você provavelmente vai passar a gostar.

Você acha que no fim das contas todos vão assumir essa forma de alimentação?

Não. As forças econômicas e sociais que empurram nossa população para a obesidade e outras doenças não serão derrotadas por um livro que prega a conquista da saúde superior com a excelência nutricional. A "boa vida" continuará mandando a maioria dos americanos para uma cova prematura. Esse plano não é para todos. Não espero que a maioria das pessoas viva de modo tão saudável. Todavia, elas devem pelo menos estar conscientes dos fatos, em vez de ter suas escolhas alimentares moldadas por informações incorretas e pela indústria alimentícia. Algumas pessoas escolhem fumar, alimentar-se mal ou seguir outros hábitos imprudentes. Todas têm o direito inalienável de viver suas vidas da maneira que quiserem. Não acrescente estresse à sua vida tentando convencer cada pessoa que encontrar a se alimentar da mesma forma que você. Ter uma boa aparência e sentir-se saudável serão suas melhores ferramentas de persuasão.

Uma crítica comum ao meu plano de alimentação, que todas as autoridades conhecedoras do assunto concordam ser saudável, é que a maioria das pessoas não vai se manter fiel a um regime tão restritivo. Não importa. Desde quando é o que as "massas" acham socialmente aceitável que constitui o critério de valor? O valor ou a correção desse método independe de quantos irão escolher seguir minhas recomendações; esse é outro assunto.

O ponto crucial é o quanto essas recomendações são eficazes para garantir um corpo em forma, uma vida longa, uma saúde duradoura. Todos aqueles opositores erraram o alvo. Meu plano não foi desenvolvido para ganhar um concurso de popularidade.

Muitos indivíduos ficaram entusiasmados porque se beneficiaram dessa fonte de conhecimento e a consideram uma bênção especial. É uma oportunidade de ter uma vida muito mais saudável, mais feliz e mais agradável. Não nos sentimos privados; em vez disso, aproveitamos refeições saborosíssimas que também são saudáveis. Desenvolvemos uma aversão a besteiras alimentares. Nessa altura do campeonato, comida saudável simplesmente tem um gosto melhor. Outra questão é: quão agradável é a vida daqueles atormentados por um monte de sérios problemas médicos?

Escolher um estilo de vida saudável ou não saudável é uma decisão pessoal, mas esse não é um plano de tudo ou nada. Como profissional da saúde, é meu trabalho estimular as pessoas a proteger sua saúde futura. Não podemos comprar boa saúde, devemos conquistá-la. Só recebemos um corpo nesta vida, então encorajo você a cuidar bem dele. Com o tempo, sua saúde e felicidade estarão inescapavelmente ligadas. Você não ganha um novo corpo quando destrói sua saúde com alimentos causadores de doenças. Estou 100% comprometido com seu sucesso e bem-estar, então, por favor, entre em contato comigo se encontrar obstáculos para recuperar sua saúde. Desejo-lhe uma vida longa e uma saúde duradoura. Elas podem ser suas.

Glossário

Angiografia ou cateterismo: passagem de um pequeno cateter na circulação cardíaca para liberar uma tintura radiográfica que permite a visualização do lúmen e a detecção de anormalidades cardíacas.

Angioplastia: expansão de um vaso sanguíneo através de um cateter-balão inserido no vaso escolhido.

Arteriosclerose: depósitos de ocorrência comum de placas amareladas contendo material lipoide que engrossam e endurecem as paredes dos vasos. Esses depósitos podem estreitar o lúmen, causando dor no peito (angina) ou ruptura. Podem se formar coágulos que levam a ataques cardíacos.

Cetose: concentração alta e anormal de corpos cetônicos no sangue, causada por diabetes malcontrolada (alta taxa de glicose) ou carência prolongada de carboidratos, como em jejuns ou dietas com restrição de carboidratos.

Cirurgia de redução do estômago: divisão permanente e separação da seção principal (segmento inferior) do estômago para criar uma pequena bolsa estomacal com o resto do segmento (superior), que então é religado ao intestino delgado.

Desintoxicação: tentativa do corpo para reduzir sua carga tóxica mudando a matéria irritante por uma forma menos prejudicial ou uma que possa ser mais prontamente eliminada; ou tentativa do corpo para forçar a expulsão de tais substâncias através de canais de eliminação como muco, urina ou pele.

Êmbolo: coágulo ou obturação trazido pelo sangue de seu local original a um lugar onde fecha o lúmen de um vaso menor.

Epidemiologista: médico cujo campo de estudo são os fatores que afetam a frequência e a distribuição de doenças.

Fitoquímicos: numerosos micronutrientes recém-descobertos presentes em alimentos de origem vegetal com grande capacidade de maximizar as defesas do corpo contra doenças em desenvolvimento, inclusive proteção contra toxinas e substâncias cancerígenas.

Gastroplastia: cirurgia para reduzir o tamanho do estômago.

Hipertensão: alta pressão sanguínea.

Homocisteína: uma proteína intermediária na síntese da cisteína, que se eleva como resultado de certas deficiências nutricionais (especialmente de vitamina B12 ou ácido fólico) ou por causa de divergência bioquímica. A elevação da homocisteína é associada a doença arterial coronariana e em ataques cardíacos.

Isquemia: deficiência na circulação do sangue e consequente oxigenação, situações secundárias à constrição ou obstrução de um vaso sanguíneo.

Lipídios: grupo de substâncias formadas por gorduras solúveis em água que possuem funções biológicas no corpo: uma expressão para representar o grupo de lipoproteínas que afetam o risco de doenças do coração, como o colesterol, os triglicerídeos e os subtipos que os compõem.

Macronutrientes: gorduras, carboidratos e proteínas que fornecem calorias (energia) e são necessários para o crescimento e funcionamento normal do organismo.

Micronutrientes: elementos essenciais da alimentação requeridos em pequenas quantidades para diversas necessidades do corpo, mas que não são fontes de calorias.

Nutriativo: pessoa que prefere alimentos e/ou um estilo de alimentação rico em micronutrientes.

Quelação: infusão intravenosa de um composto químico que sequestra íons metálicos, tradicionalmente usada no tratamento contra o envenenamento por metais pesados, mas promovido, de maneira controversa, como intervenção para reverter a arteriosclerose.

Receptor: molécula especialmente moldada em uma célula que reconhece ou se liga com outra célula de forma similar, induzindo uma resposta específica dentro da célula.

Revascularização: restauração do fornecimento normal de sangue por meio de enxerto de um vaso sanguíneo, como em uma cirurgia de ponte de safena.

Saciação: total satisfação do apetite ou sede sem desejo subsequente de ingerir comida ou bebida.

Sequelas: doenças ou afecções tardias causadas por uma doença ou afecção inicial.

Trombo: agregação de fatores do sangue formando um coágulo, frequentemente causando obstrução vascular em seu ponto de formação.

Vascular: relativo a vaso sanguíneo.

Agradecimentos

Minha gratidão e meus agradecimentos a...

Tantas pessoas maravilhosas que permitiram que eu usasse seus nomes reais e seus casos neste livro. Elas deram vida a ele, transmitindo aos outros esperança, entusiasmo e motivação para realizar as próprias conquistas.

Lisa Fuhrman, minha querida esposa, que sempre acreditou e encorajou meus sonhos profissionais, minha mensagem e minha visão. A sua assistência e investimento contínuos em todo o meu trabalho resultaram em muitas contribuições a este manuscrito.

Os meus quatro filhos — Talia, Jenna, Cara e Sean —, todos maravilhosos e com talentos únicos. Foram compreensivos com a minha necessidade de trabalhar frequentemente neste manuscrito enquanto estava em casa.

Dr. Steve Acocella, meu grande amigo, que passou muitas horas entediantes colhendo e compilando dados sobre doenças e consumo de alimentos do mundo inteiro, além de fazer ligações para oficiais de saúde estrangeiros a fim de esclarecer e confirmar estatísticas para mim.

A Associação Nacional de Saúde, que apoiou meu trabalho ao longo dos anos e contribuiu com uma bolsa de pesquisa para ajudar na coleta de dados para este livro.

Dr. William Harris, cujas ideias e conselhos científicos ajudaram enormemente meu trabalho.

As notas e o índice remissivo deste livro estão disponíveis no site http://www.euconsigoemagrecerolivro.com.br/.

Produção
Adriana Torres
Ana Carla Sousa
Thalita Ramalho

Produção editorial
Luana Luz

Preparação de originais
Mariana Elia
Thiago Braz

Revisão
Anna Beatriz Seilhe
Clarisse Cintra
Maria Fernanda Barreto
Mariana Moura

Diagramação
Leandro Collares

Indexação
Marina Sant'Ana

Este livro foi impresso em 2013, pela Edigráfica, para a Agir.
A fonte usada no miolo é Iowan Old Stile corpo 10,5.
O papel do miolo é avena 80g/m², e o da capa é cartão 250g/m².